Ostéopathie du cerveau – Applications thérapeutiques

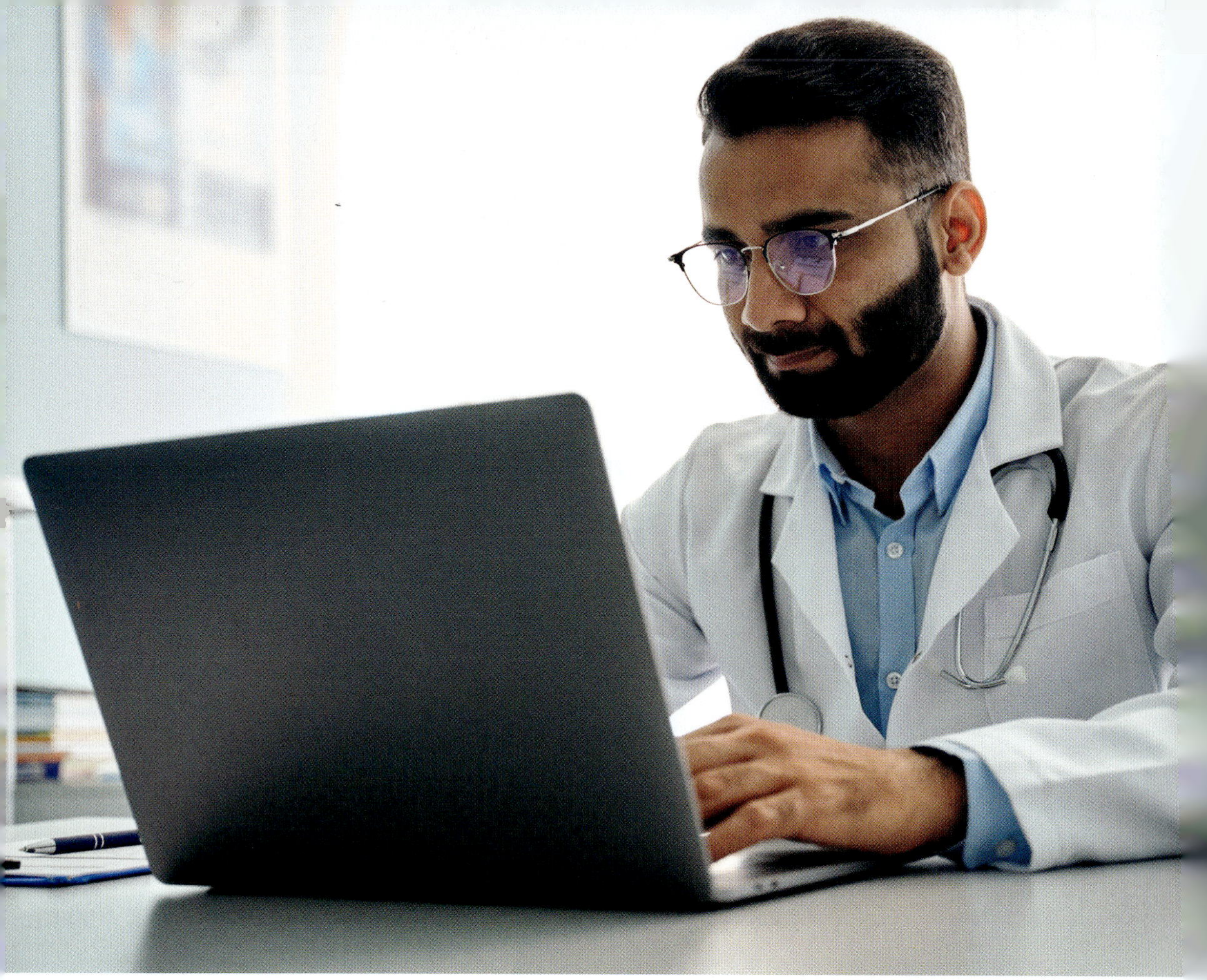

Ostéopathie

Ostéopathie du cerveau – Applications thérapeutiques

Jean-Pierre Barral

Ostéopathe DO, diplômé de la European School of Osteopathy (Maidstone, Angleterre) et de la faculté de médecine de Paris-Nord (département ostéopathie et médecine manuelle)

Elsevier Masson

ELSEVIER

Elsevier Masson SAS, 65, rue Camille-Desmoulins, 92442 Issy-les-Moulineaux cedex, France

Ostéopathie du cerveau – Applications thérapeutiques, de Jean-Pierre Barral.

Note de l'éditeur : Elsevier adopte une position neutre en ce qui concerne les conflits territoriaux ou les revendications juridictionnelles dans le contenu qu'il publie, y compris dans les cartes et les affiliations institutionnelles.

ISBN : 978-2-294-78636-5

Table des matières

Abréviations

AVC	accident vasculaire cérébral
CGRP	*Calcitonin-Gene Related Peptide*
ERO	espèce réactive de l'oxygène
GABA	acide gamma-aminobutyrique
IRM	imagerie par résonance magnétique
LCS	liquide cérébrospinal
S2	deuxième vertèbre sacrée
TAU	*Tubulin Associated Unit*

Chapitre 1

Le concept mécanique et biomécanique

Plan du chapitre

Généralités

Dans ce livre nous abordons le diagnostic et le traitement ostéopathiques de certaines pathologies cérébrales qu'on est amené à soigner.

Il vaut mieux considérer ce livre comme un *modus operandi* que comme un strict catalogue de tout ce qu'il faut faire dans les différents types de maladie. Chacun a son idée et son propre schéma thérapeutique, mais la lecture de ce livre peut vous apporter quelques clés pour augmenter votre efficacité.

Nous avons eu la chance de soigner de nombreux patients qui nous ont permis d'établir des protocoles de traitement, ne les prenez pas au pied de la lettre, mais ils vous seront utiles, le cerveau a des capacités de plasticité inouïes, à nous aussi de faire preuve de la même faculté. Voici quelques notions de base, indispensables à nos traitements.

Main avant tout

Ce livre est établi sur l'expérience, sur ce que ressent la main, il y a deux façons de procéder pour soigner une personne, soit partir d'une théorie et ajuster sa main sur celle-ci, soit s'appuyer sur la pratique et essayer ensuite d'acquérir et de comprendre les données anatomiques et physiologiques que la main a reçues.

En tant que thérapeute manuel, notre choix s'est naturellement appuyé sur la 2e solution.

Une chose est certaine, nous sommes des thérapeutes manuels et c'est notre main qui doit faire le diagnostic et le traitement du patient. Nous n'avons pas les compétences des psychologues, des psychiatres, des neurologues et des scientifiques, laissons notre main nous guider, elle nous permet de comprendre à notre manière le cerveau, même si le cerveau restera toujours mystérieux, sa connaissance manuelle est un atout précieux pour aider les patients.

De la mécanique à la mécanobiologie

Les ostéopathes ont longtemps été enfermés dans une logique purement mécanicienne, le paragraphe suivant montre que nos traitements dépassent largement la simple théorie mécaniste et que nous sommes plutôt des biomécaniciens.

Nous avons souvent des difficultés à expliquer au monde médical nos concepts, nos techniques et surtout leurs effets, nous nous sommes servis d'un article de René-Marc Mège de l'institut Jacques-Monod (université Paris-Diderot) et de Benoît Ledoux (Mechanobiology Institute de Singapour) pour expliquer en partie notre manière de travailler l'organisme.

Ostéopathie du cerveau - Applications thérapeutiques

Contraintes mécaniques physiologiques

Elles permettent de réguler les processus d'activité des cellules. Les contraintes n'activent pas uniquement des réactions mécaniques mais aussi mécanobiologiques, à l'interface de la physique et de la chimie. C'est ce qu'on appelle la transduction.

Finalement, chaque cellule possède des mécanorécepteurs comme un tout petit muscle, qui, lorsqu'ils sont activés, induisent une réponse mécanique, chimique et hormonale. Elle a besoin d'une contrainte mécanique pour assurer ses différentes fonctions !

La mécanobiologie est importante pour la morphogenèse, pour la réparation des tissus et la stimulation du système neuro-endocrine.

N.B. : toute force propulsive agit sur le système biomécanique ; bien sûr, on pense à la position, érigée, aux mouvements du diaphragme et du système ostéoarticulaire, mais ce n'est pas tout, les poussées fluidiques comme le sang, la lymphe, les dilatations alvéolaires pulmonaires, le remplissage vésical, les activités métaboliques viscérales apportent chacune leur part.

> **À notre niveau**
>
> Les différentes techniques que nous employons ont un effet mécanique sur les tissus eux-mêmes ou en jouant sur les pressions barométriques des enceintes qui les entourent. La mécanobiologie peut nous aider à comprendre les résultats que nous obtenons, dépassant souvent les réactions simplement mécaniques des tissus. En tant que thérapeute manuel, comme nous l'avons souligné, c'est surtout la main qui établit d'abord un diagnostic topographique du problème pour le traiter, c'est ensuite que nous nous servons de nos connaissances médicales pour interpréter ce que la main a trouvé pour optimiser le traitement.

De la macrostructure à la microstructure

Pour atteindre les zones à traiter, on se sert de l'écoute, et c'est surtout à la fin de l'écoute que se situe la microzone tissulaire qui va le mieux répondre à notre action. Finalement le vrai traitement a lieu dans les derniers millimètres de l'écoute, c'est à ce niveau qu'on « parle » aux cellules.

Des centimètres aux derniers millimètres

Ils se situent à la partie terminale de l'écoute et ils sont fondamentaux, c'est au moment où celle-ci diminue, juste avant qu'elle ne s'arrête, que nous avons un contact subtil et privilégié avec les tissus, c'est le cœur du volcan ! C'est vraiment à la fin de l'écoute, qu'on pousse un petit peu plus la main, en ayant l'impression que le parenchyme cérébral produit une petite force de retour ; et c'est à ce moment seulement qu'on effectue un traitement en intensification/stimulation.

Sans ce petit signe, sorte de clic de retour, les techniques sont bien moins efficaces.

La 3e main, le thorax

Dans presque toutes les techniques concernant le crâne et le cerveau, on utilise notre thorax pour aider nos mains. Il nous permet d'augmenter la précision des manœuvres en diminuant les forces de compression exercées par les mains, il permet aussi de mieux faire intégrer nos informations en 3D au cerveau du patient. L'action conjuguée du thorax et des mains assure une position optimale de notre corps, en soulageant le travail de la main, elle la rend beaucoup plus précise.

Demandez à un confrère d'effectuer une technique avec et sans l'aide du thorax, vous comprendrez immédiatement la différence !

Du corps au cerveau, du cerveau au corps

Dans notre concept, lorsqu'on libère une partie du corps, on obtient un effet local qui fournit des informations centrales, le cerveau ensuite, par le phénomène de feedback (ou de rétroaction), renforce notre action locale.

Après avoir traité localement la personne, on fait une écoute du cerveau pour repérer la partie qui a réagi, on l'intensifie et stimule pour augmenter l'effet feedback. Ceci permet d'obtenir de meilleurs résultats et surtout plus durables, la durabilité est essentielle dans nos traitements, il est facile d'obtenir un changement, mais beaucoup plus difficile de le perpétuer.

Intuition et connaissance

Il existe un adage en médecine qui dit que le coup d'œil du médecin l'emporte toujours sur sa vaste érudition ! Pour nous, on va vite oublier la vaste érudition, mais discuter de l'intuition et de la connaissance.

Il est vrai que sans intuition, on ne peut avoir de bon diagnostic, mais sans connaissance de l'anatomie et de la physiologie, l'intuition est largement insuffisante. Déjà, l'intuition, en voyant un patient, on doit s'oublier et mettre toute notre attention et nos connaissances à son service. Les thérapeutes imbus d'eux-mêmes, qui n'ont aucun doute et qui connaissent tout sur tout, ne donnent aucune chance au patient d'exister. On apprend plus en se rendant compte de nos insuffisances et c'est loin d'être un frein et au contraire plutôt un encouragement à plus travailler et se perfectionner.

Le mathématicien Henri Poincaré a dit : « C'est par la logique que nous prouvons, mais c'est par l'intuition que nous découvrons. » On peut dire qu'il a parfaitement résumé la correspondance entre intuition et connaissance !

L'intuition correspond à ce que nous ressentons au premier contact avec une personne, tout en se méfiant des préjugés et des pressentiments qui relèvent plus de notre histoire et de notre culture que de celles du patient. Pour mieux détecter ce qui pose problème au patient, on doit avoir une nouvelle approche visuelle lors de notre premier contact.

Nouvelle approche visuelle du patient (figure 1.1)

Quand on voit un patient, surtout la première fois, il faut apprendre à le laisser venir vers nos yeux et non à pousser notre regard vers lui.

Normalement, en médecine, le praticien a un comportement de dominant, il plonge son regard vers le patient pour l'interroger, la relation est avant tout verbale. Comme le thérapeute manie mieux la conversation médicale, le patient suit progressivement le diagnostic du médecin.

Il existe un autre moyen d'aborder le patient, d'être moins dominant et de lui donner toute son importance, c'est de ne pas pousser votre regard vers lui, mais de le laisser venir vers vos yeux. C'est alors sa vraie nature, à la fois physique et psychologique, qui vient vers vous et non son aspect superficiel et sa catégorie sociale qui brouillent le message.

Ceci permet d'abandonner l'étiquette que vous lui auriez attribuée systématiquement, de le connaître mieux intuitivement en recevant plus clairement les messages de son corps. C'est seulement après que vous pouvez établir le diagnostic médical qui est une donnée plus intellectuelle.

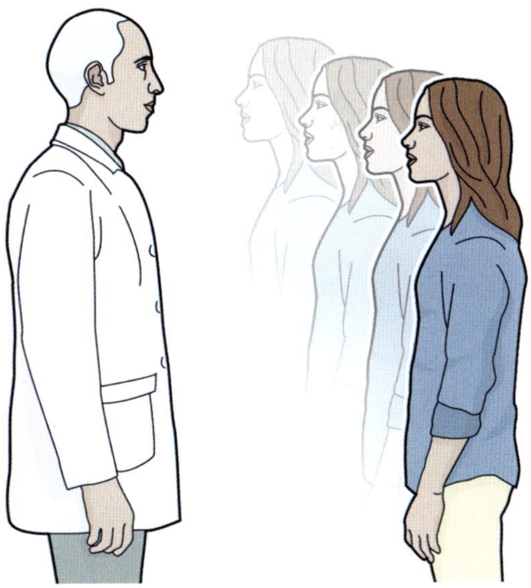

Figure 1.1. La nouvelle approche visuelle du patient.
Source : Cyrille Martinet.

Est-ce une approche plus électromagnétique ?

Faisant face à une personne, vous laissez son image venir vers vous et une partie de son corps viendra spontanément vers vos yeux, cela ne veut pas dire que c'est à ce niveau que réside le problème, mais que vous êtes connecté.

En général, vous constaterez que c'est très souvent la partie thoracique haute qui vient spontanément vers vous, et surtout sa partie médiane gauche. Nous pensons que c'est l'activité électromagnétique du cœur que vous ressentez, ce serait la connexion électromagnétique avec le patient.

Les dernières recherches sur l'activité électrique du cerveau et du cœur montrent que c'est ce dernier qui produit le plus d'énergie électrique et c'est vraisemblablement pour cette raison qu'on ressent plus le cœur.

Grâce à cette connexion électromagnétique, vous pouvez procéder plus finement aux écoutes générales et locales et après seulement vous faites l'anamnèse.

Trop laisser le patient exprimer ses symptômes vous entraîne progressivement vers ce qu'il voudrait que vous lui fassiez. L'exemple d'une douleur chronique de l'épaule droite, sans traumatisme est assez explicite, la plupart du temps, elle provient d'un problème hépatique lié chez les femmes à un déséquilibre hormonal. Traiter directement la douleur et la raideur de l'épaule génère des douleurs et renforce la raideur, c'est surtout en libérant les tensions hépatiques qu'elle retrouvera rapidement sa mobilité.

Si vous aviez écouté le patient, vous auriez sans hésitation traité uniquement l'épaule, sans grand résultat et en négligeant notre concept qui veut que ce soit les messages du corps qui priment sur la communication verbale.

Chapitre 2

L'examen clinique médical et ostéopathique

Plan du chapitre

Rappel des examens cliniques

Tension artérielle

Il est indispensable de prendre la tension artérielle quand on sait que l'hypertension est l'une des grandes causes des accidents vasculaires cérébraux.

On ne peut pas toujours se fier à la valeur de la tension systolique, en raison du syndrome de la blouse blanche, même si c'est un paramètre à ne pas négliger.

La tension diastolique est plus fiable, elle est moins sensible au syndrome de la blouse blanche, elle correspond à l'état et à la résistance générale de l'arbre artériel, et elle doit toujours rester en dessous de 9.

Tension artérielle bilatérale

Nous prenons systématiquement la tension artérielle des deux bras ; avant la quarantaine, elle doit être la même ; après elle, peut être différente de 1 ou 2 points, voire plus.

Une différence indique un problème le plus souvent situé du côté de la tension la plus faible. Son origine se situe fréquemment au niveau des défilés thoraciques et parfois plus caudalement.

Elle peut aussi signifier qu'une partie du cerveau est moins irriguée, on peut le confirmer par le test d'Adson-Wright cérébral qu'on étudie après.

Test d'Adson-Wright général

Le patient est assis, le dos appuyé contre vous.

Il consiste à prendre les pouls radiaux, le membre supérieur en abduction à 90° et l'avant-bras à 90° sur le bras.

Une abolition ou une diminution importante du pouls signifie qu'il existe une tension tissulaire anormale homolatérale du défilé thoracique, le problème peut se situer aussi plus caudalement.

Test d'Adson-Wright thoraco-cérébral

Les artères vertébrales et le tronc basilaire qui les prolongent sont dépendants de la circulation des artères subclavières.

Le patient est en décubitus, les membres supérieurs en abduction à 90°, les coudes sur la table, vos mains sont en position d'écoute crânienne.

Demander au patient d'amener, progressivement en arrière, le membre supérieur, jusqu'à ce que sa main repose sur la table.

Toute modification de l'écoute indique une gêne circulatoire homolatérale du cerveau, en relation probable avec le défilé thoracique.

Le test est fréquemment positif quand le patient souffre de déséquilibre, de perte de stabilité ou de vertiges, en raison d'une tension tissulaire trop forte située dans le défilé thoracique.

Prise des pouls propre au cerveau (figure 2.1)

Elle permet d'apprécier la force, le rythme et l'intensité de circulation artérielle, nous les avons étudiés dans le livre *Manipulations des nerfs crâniens*, coécrit avec Alain Croibier.

Un pouls faible est souvent le signe d'un problème ancien et chronique.

Un pouls fort trop marqué signifie habituellement une lutte de l'artère contre une adhérence, une tumeur, une hyperdensité, une fibrose, en cas de chronicité le pouls devient de plus en plus faible, selon la pression exercée sur l'artère.

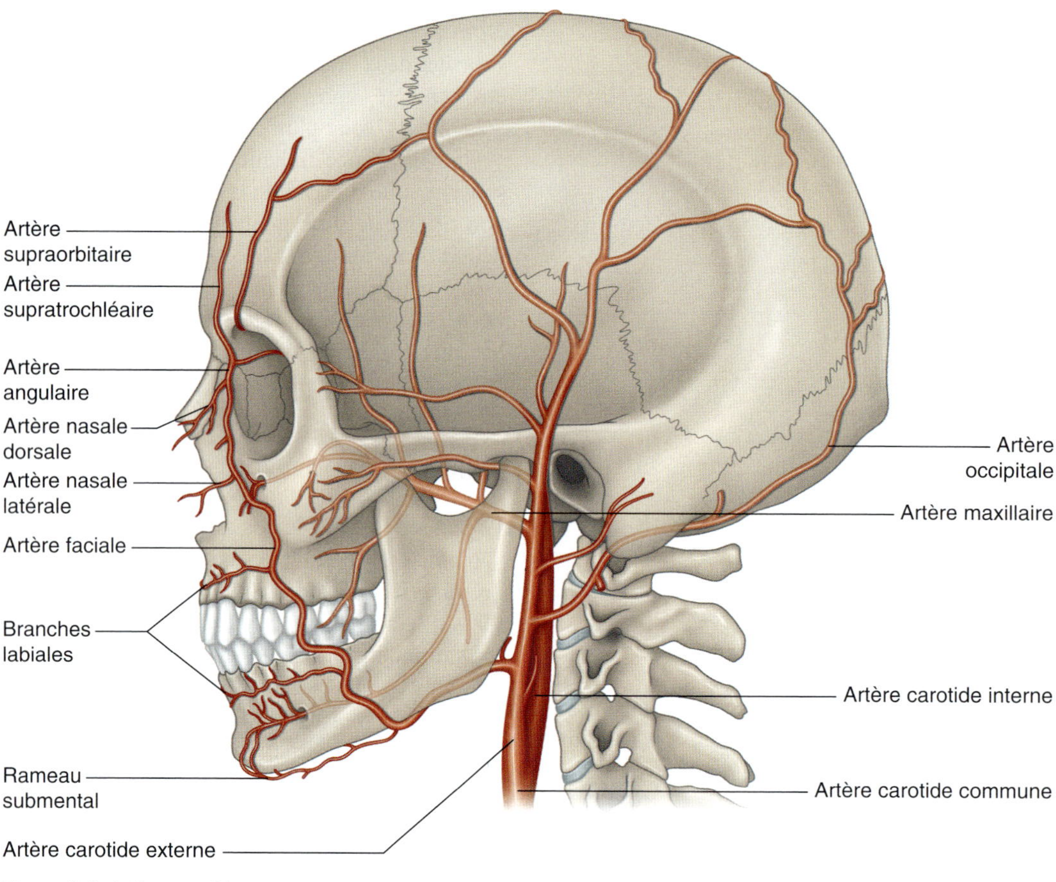

Figure 2.1. Artère carotide commune

Source : Manipulations vasculaires viscérales, 978-2-8101-0095-8, Barral J.-P., Croibier A., © Elsevier Masson, 2009.

De nombreux pouls permettent d'apprécier la circulation du cerveau, ils ont été vus dans le premier volume, page 53, voici les principales artères qu'on évalue :
• la carotide commune ;
• la bifurcation carotidienne ;
• la carotide externe ;
• la carotide interne ;
• la supraorbitaire ;
• la supratrochléaire ;
• l'occipitale ;
• la vertébrale.

Réflexes musculotendineux

Une abolition d'un réflexe musculotendineux doit être expliquée, mais attention aux patients hypercontrôlés (voir *Nouvelle approche manipulative. Colonne cervicale*, p. 126 et 127).

Une hyporéflexie et une aréflexie peuvent être d'origine locale, médullaire ou centrale, quand elles sont réelles, on doit leur trouver leur cause.

De manière générale, l'absence de réflexes accompagnée de douleurs est souvent liée à un problème affectant les neurones moteurs et sensitifs.

Tests oculaires

Test des muscles oculaires

Nous avons remarqué qu'il existe très souvent une relation, en cas d'atteinte cérébrale, entre les pressions intraoculaires et les pressions intracrâniennes. En relâchant les tensions du système musculaire de l'œil, on agit sur la pression intraoculaire et par son intermédiaire sur la pression intracrânienne.

Nous avons vu leurs tests et leurs manipulations dans notre premier ouvrage. On demande souvent aux patients de faire eux-mêmes des petites mobilisations passives des yeux.

Les premiers symptômes des maladies neurodégénératives concernent fréquemment la vue.

Test du nerf optique

Nous n'insisterons jamais assez d'affirmer que l'œil et le nerf optique sont en fait une partie intégrante du cerveau. Le nerf optique est entouré des méninges, un œdème cérébral induit un œdème ou une congestion de la pie-mère, associé à une tension anormale de la dure-mère.

La dure-mère est la seule partie du cerveau qui possède un circuit lymphatique, il nous semble que celle qui entoure le nerf optique permet son drainage en cas de congestion cérébrale, ce serait une voie de secours.

Quant à la pie-mère, elle pourrait contribuer à drainer le système glymphatique et vasculaire.

Le test et la manipulation consistent à attirer le globe oculaire en direction latérocaudale. (voir volume 1, p. 155, figures 2.2 et 2.3). Nous décrivons plus loin une nouvelle manipulation du nerf optique.

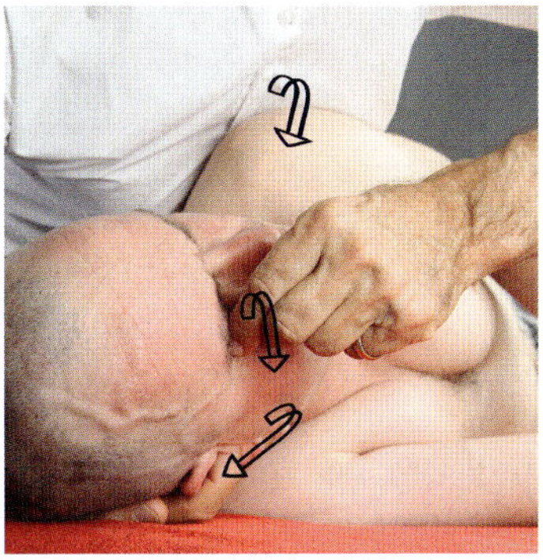

Figure 2.2. Technique du nerf optique en latérocubitus - 1re modalité
Source : Approche ostéopathique du cerveau, 978-2-294-77366-2, Barral J.-P., © Elsevier Masson, 2021.

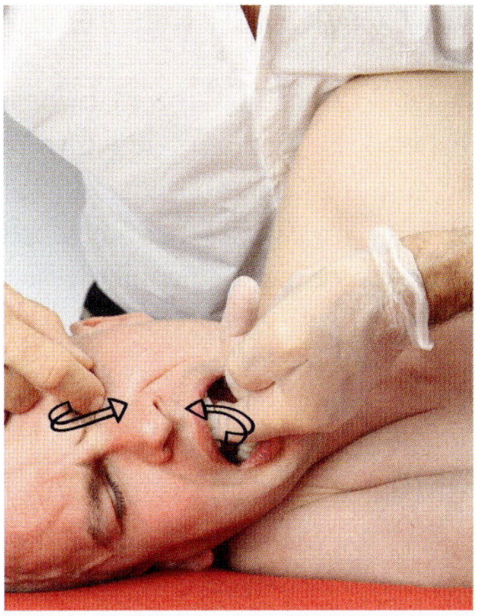

Figure 2.3. Technique du nerf optique en latérocubitus - 2e modalité
Source : Approche ostéopathique du cerveau, 978-2-294-77366-2, Barral J.-P., © Elsevier Masson, 2021.

Test du chiasma optique

Décrit dans le premier volume, le test du chiasma optique permet de tester les deux nerfs optiques, les artères et les veines ophtalmiques et par anastomose le système vasculaire de l'hypophyse (voir volume 1, p. 156).

Nouveaux examens cliniques ostéopathiques

Tension artérielle en rotation cervicale

Nous avons l'habitude de prendre systématiquement la tension artérielle des 2 bras qui doit être sensiblement la même. La différence de tension artérielle des 2 bras signifie qu'une artère brachiale ou radiale est plus en vasoconstriction due au système nerveux cervical, ou qu'elle est comprimée au niveau du défilé thoracique.

On reprend la tension artérielle en demandant au patient de faire une rotation cervicale controlatérale pour apprécier un éventuel changement ; si c'est le cas, on traite d'abord la colonne cervicale.

Pouls radiaux en fonction des fixations cervicales (figure 2.4)

Le patient en décubitus, d'une main on prend le pouls radial et de deux doigts de l'autre main, on exerce une compression antérieure sur les processus épineux ou transverses des vertèbres fixées. Si le pouls est modifié, le problème se situe au niveau vertébral.

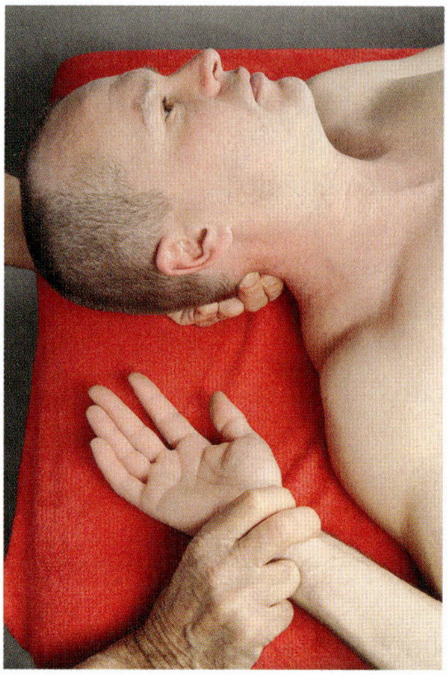

Figure 2.4. Pouls radiaux en fonction des fixations cervicales.
Source : Photographie de Pierre-François Couderc.

Test oculofacettaire cervical (figure 2.5)

Assis derrière le patient qui est en décubitus, vous comprimez de deux doigts, tour à tour, les facettes articulaires de C2 à C6, tout en demandant au patient de diriger ses yeux à droite et à gauche, sans bouger la tête.

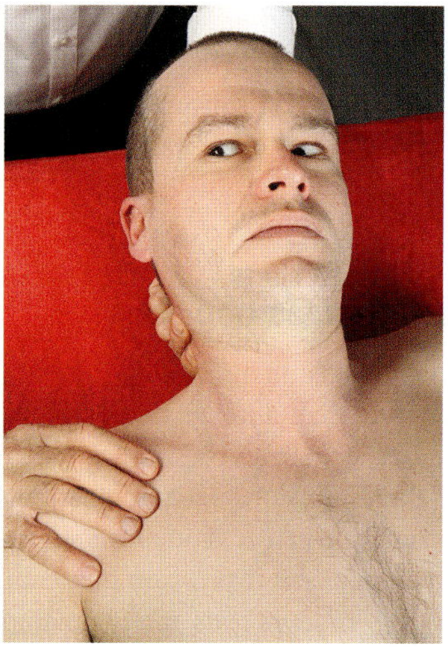

Figure 2.5. Test oculofacettaire cervical.
Source : Photographie de Pierre-François Couderc.

Vous focalisez votre action sur la facette la plus fixée, si la fixation augmente en bougeant les yeux, cela signifie qu'il existe une tension trop forte des muscles de l'œil, du nerf optique et surtout de la dure-mère pour la deuxième cervicale. Rappelons que la dure-mère s'attache sur la partie postérieure du corps de l'axis.

Test cervicovasculaire

On prend les pouls radiaux en faisant exécuter au patient une rotation/flexion latérale du côté opposé à la prise du pouls. Une modification du pouls signifie un problème cervical qui peut éventuellement aussi influencer la circulation des artères et des veines vertébrales.

Prise des pouls en cas d'arythmie

L'arythmie peut mettre le cerveau en danger, et c'est une cause d'accident vasculaire cérébral. Quand un patient a une arythmie, on vérifie une éventuelle participation de la position du corps pour cette raison, on prend les pouls radiaux en décubitus, latérocubitus droit et gauche et procubitus. On lui conseille de se reposer et de s'endormir dans la position où l'arythmie est la moins forte. On lui demande de faire des mouvements respiratoires profonds dans cette position, ce qui a un effet sur la régularité du rythme cardiaque et améliore en plus son apport d'oxygène.

On vérifie aussi du côté où l'arythmie est la plus marquée, l'éventuelle participation d'un organe en le comprimant, c'est souvent le cas pour le cœur, les poumons et le foie.

Anisocorie

La différence de dilatation des pupilles est le résultat d'un déséquilibre sympathique/parasympathique, communément trouvé dans les affections du cerveau.

La mydriase est l'augmentation du diamètre de la pupille par contraction du muscle dilatateur de la pupille, due au système sympathique. C'est fréquent après un traumatisme crânien, une compression intracérébrale et aussi avec la consommation de certaines drogues.

Nystagmus

Lors d'un traumatisme crânien léger, on demande classiquement au patient de suivre le mouvement d'un doigt ou d'un stylo. En cas de problème l'œil réagit par des saccades, avec un temps de fixation ou un temps de réaction trop long, c'est le nystagmus, sorte d'oscillation rythmique.

Nystagmus physiologique

Il existe un nystagmus physiologique normal dû à la coordination des muscles oculaires en dirigeant son regard vers un objet ou une personne, surtout s'ils sont en mouvement.

Nystagmus pathologique

La stabilité du regard due à l'action des six muscles de l'œil dépend du tronc cérébral, en cas d'atteinte neurologique, l'œil a du mal à se stabiliser et c'est souvent accompagné d'un léger strabisme.

Dans le cas d'un nystagmus important, il faut penser à un problème vestibulaire, cérébral, comme dans la sclérose en plaques, à un accident vasculaire cérébral, à un traumatisme cérébral, parfois à une intoxication éthylique, médicamenteuse ou à la consommation de drogues.

Tests de saturation en oxygène

Test oxymétrique du membre supérieur

On utilise un oxymètre sur un doigt qui fonctionne par transillumination pour mesurer le taux de saturation en oxygène de l'hémoglobine des capillaires sanguins. En principe, il se situe entre 95 et 100, en dessous de 94, l'organisme manque d'oxygène. Il est important de connaître le taux de saturation en oxygène de l'organisme, en raison du besoin impérieux du cerveau en oxygène.

Il est intéressant de voir si le test se modifie en utilisant la respiration diaphragmatique. Chez un patient qui a un indice de saturation en oxygène un peu faible, on lui demande de faire une dizaine d'inspirations amples et on vérifie si le test se modifie. Une modification positive prouve que l'organisme va bien, mais qu'il a besoin d'être stimulé.

Attention l'amélioration est fréquente ! Mais il faut s'assurer de sa stabilité, refaire le test quelques minutes plus tard. Si le taux est toujours trop bas, diriger le patient vers son médecin, surtout si son rythme cardiaque est trop rapide, qu'il est fatigué et qu'il souffre de maux de tête.

Test oxymétrique du membre inférieur (figure 2.6)

On place l'oxymètre sur le 2e orteil du pied gauche, normalement le taux de saturation doit être sensiblement le même que celui du membre supérieur.

Dans le cas d'un taux plus bas, c'est peut-être le signe d'un problème d'artères ou de veines pulmonaires et plus rarement d'une coarctation de l'aorte.

Effectuer le traitement vasculaire bimanuel du thorax qui devrait modifier rapidement le taux de saturation d'oxygène. S'il reste trop bas, en fonction des symptômes, confier ce patient à son médecin.

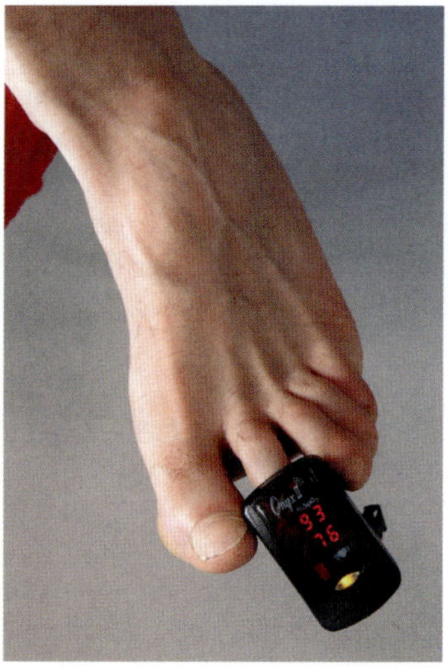

Figure 2.6. Test oxymétrique du membre inférieur.
Source : Photographie de Pierre-François Couderc.

Chapitre 3

Le diagnostic manuel

Plan du chapitre

L'ostéopathie est une médecine manuelle, la main peut sentir des choses que les paroles du patient ne peuvent exprimer, c'est déjà là une très grande différence avec les diagnostics classiques, reposant sur le système questions/réponses. De même, les moyens d'investigation par imagerie ne peuvent pas toujours repérer ce que la main peut diagnostiquer, ce qui n'enlève rien à leur côté indispensable en cas de tumeur.

Nous avons aussi besoin de connaissances anatomiques, physiologiques et cliniques pour dénommer précisément l'atteinte de l'organisme pour savoir si on peut soigner ce patient ou le diriger vers un autre praticien.

Rappel des diagnostics manuels

Différentes écoutes et tests

Il est important pour nous de ne pas laisser le patient établir son diagnostic. Si une partie de son corps est douloureuse, il n'a de cesse que vous lui traitiez cette zone, en vous poussant à faire un traitement symptomatique. On ne doit pas négliger les symptômes, mais ils ne doivent pas non plus diriger le diagnostic et le traitement.

Par rapport à tout ce qu'il faut savoir nos connaissances sont très limitées, l'organisme a une mémoire phénoménale, laissons-le exprimer ses problèmes.

Écoute tissulaire générale

Le patient se tient debout, vous êtes derrière lui, la paume de la main, posée sur la tête, se laisse attirer passivement vers la partie du corps qui est en tension mécanique ou en souffrance, n'importe quel tissu peut attirer la main : organe, os, fascia, ligament, muscle, artère, veine, canal lymphatique, etc.

Elle est dite générale, car elle se dirige grosso modo vers la direction de la zone problématique générale du corps.

Écoute tissulaire locale

Quand à la fin de l'écoute globale la paume de la main a situé grossièrement le problème, vous déplacez votre paume sur cette zone et vous faites une autre écoute plus précise. Si la paume effectue une rotation ulnaire ou radiale, c'est le signe d'une lésion tissulaire plus importante.

Ostéopathie du cerveau - Applications thérapeutiques

Écoute crânienne en décubitus

C'est celle qu'on utilise le plus, on pose la paume de la main dominante sur le crâne avec un appui un peu plus fort que celui du poids de la main. L'autre paume est sous le crâne, contre l'occiput, si bien que les deux paumes peuvent nous indiquer la profondeur du problème.

Écoute crânienne en procubitus

On pose la paume d'une main sur la zone occipitale au-dessus de la jonction occipitovertébrale et l'autre alternativement des deux côtés contre les régions temporo-pariéto-occipitales.

On emploie cette écoute, quand celle en décubitus nous indique un territoire plus postérieur, notamment le tronc cérébral et le cervelet. Pour ce dernier, l'écoute est plus latérale.

Écoute manuelle cérébrale en décubitus

C'est le meilleur moyen de trouver les zones qui perturbent le fonctionnement du cerveau.

Il nous a fallu des dizaines d'années pour éduquer notre main, on s'est progressivement rendu compte que l'écoute manuelle était presque toujours en concordance avec les résultats de l'imagerie médicale.

La palpation d'un organe peut vous donner des informations sur son fonctionnement, en revanche, ce n'est pas la même chose pour le cerveau, c'est seulement grâce à l'écoute qu'on peut détecter les zones problématiques.

L'écoute est un diagnostic de localisation, ce n'est pas un diagnostic médical, ce sont ensuite vos connaissances qui établissent ce diagnostic.

Attention : en aucun cas la main ne peut différencier une tumeur bénigne d'une tumeur maligne.

Hétérogénéité cérébrale

Quand on fait une écoute cérébrale, si la main reste assez superficielle, on est en contact avec le scalp et le crâne, quand elle se dirige un peu plus profondément, on est au niveau des méninges, des sinus veineux et du sinus sagittal supérieur.

Ensuite on est vraiment sur le parenchyme cérébral avec tout son système fluidique, vasculaire, neural, lymphatique, glymphatique, les zones de forte ou de faible densité, des cicatrices, des fibroses, d'éventuelles tumeurs.

Comme pour l'écoute du reste du corps, quand la main glisse superficiellement cela traduit plutôt une dysfonction, si la main s'enfonce plus profondément, c'est le signe d'une atteinte structurelle.

Écoute fonctionnelle

La main ressent et suit l'activité d'une fonction qu'on a provoquée, par exemple, on fait entendre un son à la personne et on suit son trajet et son aboutissement cérébral en écoute.

Soit la main reste immobile, signe que la fonction est très perturbée, soit un seul côté est normalement activé, signe de la dominance d'une oreille ou d'un centre auditif, soit l'écoute est interrompue, indiquant qu'il faut reconnecter cette partie en intensification/stimulation.

Écoute émotionnelle

Elle est très différente des autres écoutes.

La main est en appui très léger, à la limite de perdre le contact, mais toujours en contact avec le crâne. Elle est attirée vers une zone cérébrale qui a mémorisé une tension émotionnelle marquante.

On peut procéder de deux manières, soit on pose des questions au patient et ce sont ses réponses qui guident la main, soit on ressent spontanément la localisation émotionnelle, la main est alors attirée vers la zone émotionnelle déterminante.

Nous verrons plus loin que l'écoute émotionnelle peut être encore plus précise et permettre une datation, une interprétation et une dissipation plus efficaces.

Diagnostic thermique manuel

Il consiste à apprécier avec la paume de la main les différences de température en regard de certaines parties du corps. En principe, les zones conflictuelles ont une température plus élevée, mais on évoque plutôt un changement de température, il peut arriver qu'on se trompe et ressente une zone plus chaude alors qu'elle est plus froide, en revanche, la différence de température est réelle.

Ce diagnostic est sensiblement le même que le diagnostic électromagnétique décrit dans les nouveaux diagnostics.

Même chez un patient habillé, on ressent les différences de flux thermiques, ce qui prouve que l'on ressent plutôt les projections électromagnétiques, car les habits diminuent fortement les projections thermiques.

Test de viscoélasticité

Le diagnostic de viscoélasticité met en relief les différentes densités des tissus traités. Il consiste à comprimer les tissus et à étudier la pression utilisée et la qualité du retour à leur forme initiale, alors que pour l'élasticité, le retour à la forme initiale est immédiat.

Conseil : chaque fois que vous êtes en présence d'une lésion structurelle du cerveau, confirmée par l'iconographie, effectuez les tests de viscoélasticité pour entraîner votre main.

Nouveaux tests

Diagnostic vibratoire cérébral (figure 3.1)

On a coutume de dire que le cerveau a la consistance d'une *panna cotta* ou d'un flan, avec quelques différences naturelles de densité selon ses composants, parenchyme cérébral, dure-mère (avec la faux et la tente du cervelet), artères, veines, nerfs, liquide cérébrospinal.

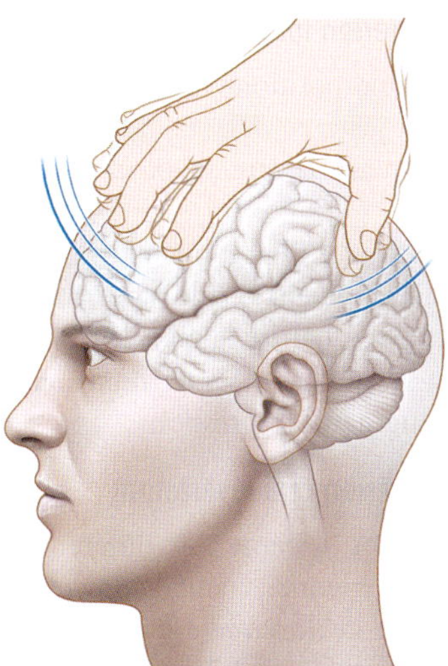

Figure 3.1. Le diagnostic vibratoire cérébral.
Source : Cyrille Martinet.

Dans différentes atteintes du cerveau, comme dans les maladies neurodégénératives, les suites de traumatismes, les accidents vasculaires cérébraux, les tumeurs, les densités cérébrales ne sont pas les mêmes. On peut les localiser soit en écoute, soit en faisant des compressions vibrées avec la paume de la main sur le crâne.

Le diagnostic vibratoire analyse la rapidité avec laquelle les tissus laissent passer les vibrations.

Par exemple une tumeur et une zone ischémique forment une zone dure que traversent plus rapidement les ondes vibratoires.

Une équipe de l'Inserm (Institut national de la santé et de la recherche médicale) de Lyon, dirigée par Ali Zorgania, a étudié le déplacement des ondes dans l'encéphale par élastographie, plus l'élasticité des tissus traversés est forte, formant un amas ferme, plus les ondes les traversent rapidement. Cet examen est pratiqué aussi pour le foie et la thyroïde.

Cette équipe a aussi enregistré le fond sonore du cerveau reposant sur les circulations fluidiques du cerveau.

> **Le test**
>
> On entoure, de part et d'autre des deux mains, les parties du crâne que l'écoute crânienne a révélées.
> De la paume d'une main, le poignet en flexion dorsale, on exerce une compression vibrée pour déterminer les zones les plus denses qui se laissent facilement traverser, à l'inverse des moins denses.
> On réalise le test vibratoire en effectuant simultanément une expiration.
> Au début, c'est le crâne osseux qui crée la résistance, puis les parties endocrâniennes, les vibrations peuvent révéler des zones larges, étroites, linéaires et courbes.
> Le diagnostic vibratoire permet aussi avec l'habitude de distinguer la séparation des lobes, surtout pour la partie supérieure du cerveau, ainsi on peut délimiter les lobes frontaux, pariétaux et temporaux.

Test intraosseux et dure-mérien en tapotement (*tapping test*)

Rappelons que la dure-mère est intimement attachée à l'os et qu'il est hasardeux de séparer les deux. Elle a comme particularité, en cas de fixation, de créer des augmentations de pression intracrânienne associées à un spasme des muscles attachés sur le crâne.

On tapote d'un doigt différentes parties du crâne et on demande au patient s'il perçoit mieux ou moins bien une zone particulière. C'est un bruit plus sourd qui indique le problème intra-osseux, mais parfois il peut indiquer une différence de densité cérébrale.

Ostéophonie

Une chose interpelle c'est la conduction osseuse des sons jusqu'à l'oreille interne qui n'est efficace que lorsque les os du crâne n'ont pas de fixation intraosseuse. En principe, tous les os du crâne, à divers degrés, ont un effet sur les vibrations transmises par le crâne, mais les plus déterminants sont constitués par les os temporal, sphénoïde et zygomatique, à cela il faut ajouter les articulations temporomandibulaires.

Quand on parle, on n'entend pas vraiment notre réelle voix, nous la percevons plus basse et profonde qu'elle n'est en réalité, car les sons à basse fréquence se propagent mieux dans les os que dans l'air. Les sons se répercutent sur le tympan, puis se propagent sur les osselets de l'oreille moyenne pour arriver dans la cochlée dans l'oreille interne. Les sons entendus par ostéophonie se propagent par les os du crâne qui transmettent les ondes sonores directement à la cochlée qui est en contact avec l'os temporal.

Test ostéophonique

Le patient en décubitus, on effectue des tapotements sur les os du crâne et on demande au patient où les sons transmis par les os sont plus graves. On trouve presque toujours les mêmes zones correspondantes au test de compressibilité des os du crâne, montrant une résistance plus forte.

Test auditif

On demande au patient de parler comme il a coutume de le faire et ensuite de parler en se bouchant les conduits auditifs externes avec les index. Il les enfonce d'abord médialement, puis ventralement et il évalue une éventuelle différence de la voix qui paraît plus grave et métallique. C'est du côté où elle est le plus aiguë que se situe le problème de conduction osseuse.

Test intraosseux en compression/ décompression

On effectue des deux paumes une compression et une décompression du crâne, contre la partie osseuse révélée par l'écoute, on apprécie la qualité de la résistance à la compression et à son retour.

Les compressions se font dans les grands axes du crâne, sagittalement, longitudinalement et transversalement. Une fois la zone fixée trouvée, on refait des compressions plus précises pour bien préciser les tensions.

Test dure-mérien crânien

Test maxillo-crânien

Le patient est en décubitus, vous êtes assis derrière lui, le thorax contre lui, en fonction de la grosseur du crâne, vous placez un ou deux doigts par voie buccale contre la partie interne des maxillaires que vous allez écarter.

Pendant l'écartement, vous poussez le thorax là où vous sentez une résistance pour augmenter la tension, il est souvent difficile de différencier, par ce test, la partie intraosseuse de la dure-mère.

Test dure-mérien longitudinal

Dans la même position, vous placez deux doigts d'une main juste en dessous de l'inion et l'index de l'autre main contre le processus palatin du maxillaire.

Les doigts sous l'inion tractent l'occiput dorsalement et légèrement vers le haut, pendant que le doigt intrabuccal attire le maxillaire ventralement et un peu vers le haut. Votre thorax, en appui sur le crâne, augmente la pression.

Test dure-mérien craniovertébral

Très important, il permet de différencier les tensions dure-mériennes crâniennes seules de celles qui associent la dure-mère crânienne à celle de la dure-mère spinale. Rappelons que la colonne vertébrale représente une voie de secours en cas d'hypertension crânienne.

Test pie-mérien (figure 3.2)

La pie-mère a comme principales caractéristiques d'épouser très intimement tous les contours du cerveau, contrairement à la dure-mère, qui passe le plus souvent en pont sur les parties profondes du cerveau, la pie-mère s'insinue dans toutes les anfractuosités.

Pourvue de nombreuses artérioles et veinules, elle a un rôle circulatoire indéniable qui contribue à la nutrition et à l'élimination des déchets du cerveau, de plus, comme le système immunitaire dépend d'une bonne circulation, elle contribue à défendre le cerveau contre les attaques microbiennes.

Écoute

L'écoute tissulaire attire la main vers la zone du cerveau où la pie-mère est en tension, précisons d'abord qu'il est quasiment impossible de faire la différence entre les écoutes pie-mériennes et

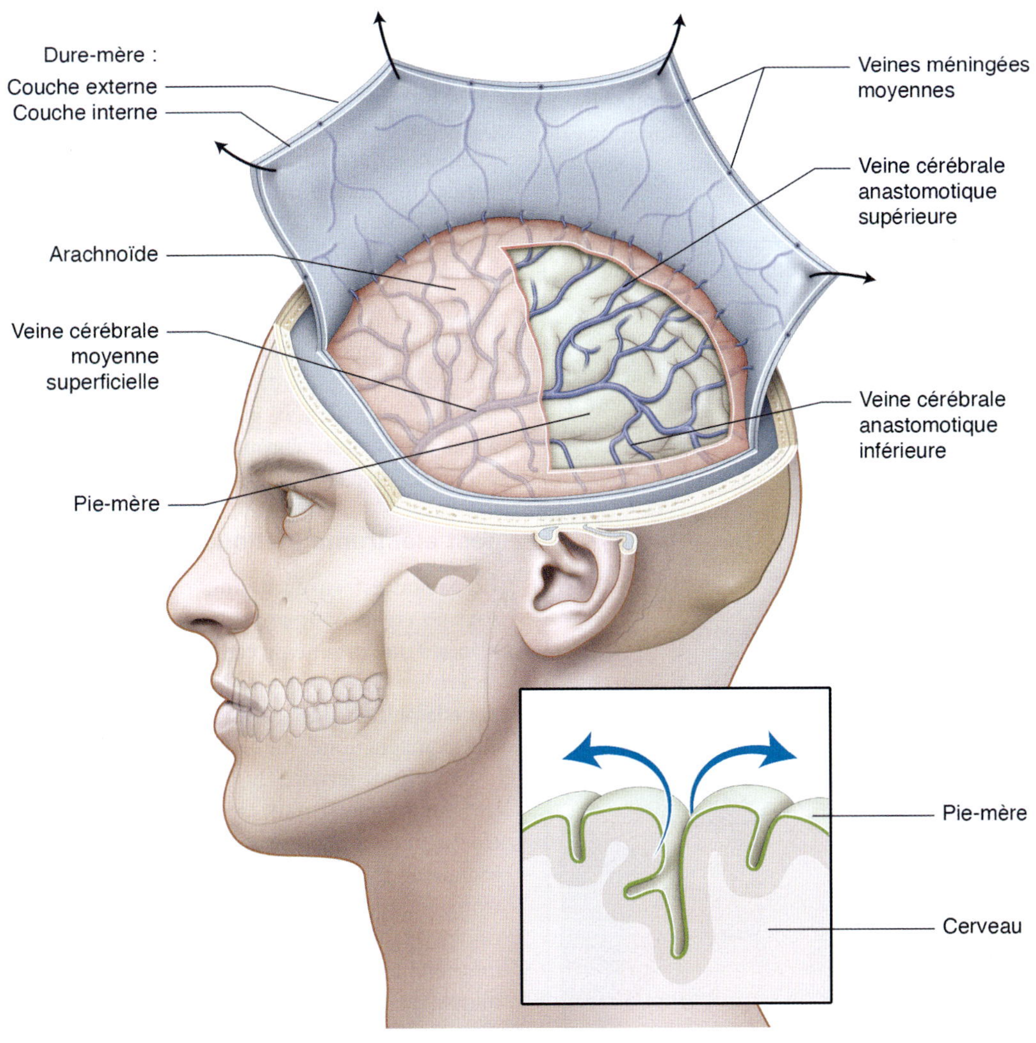

Figure 3.2. Le test pie-mérien.
Source : Cyrille Martinet.

parenchymateuses. La paume se dirige en profondeur en donnant l'impression qu'elle est progressivement freinée et que sa direction n'est pas strictement linéaire.

Pour mieux préciser la zone fixée, on la place entre les deux paumes qu'on écarte pour apprécier la résistance.

Diagnostic barométrique auriculaire manuel

La mesure objective des pressions intracrâniennes est souvent invasive. À notre échelle, nous n'avons pas besoin d'une mesure objective de la pression intracrânienne, nous voulons surtout localiser les zones de haute pression.

On utilise la respiration et les compressions intra-auriculaires pour ressentir ces variations de pression, voici comment on procède.

Le test auriculaire en compression digitale (figure 3.3)

Le patient est en décubitus, enfoncez doucement en direction médiale un doigt dans chaque conduit auditif, en lui faisant accomplir ensuite une rotation ventrale et à la fin une autre compression médiale. La résistance auriculaire la plus forte indique le côté où la pression intracrânienne est la plus élevée.

On demande ensuite au patient de faire des mouvements respiratoires amples, ce qui permet de mieux sentir les différences de pression.

Au début de la compression, on analyse surtout les différences de pression auriculaire et ensuite intracrânienne.

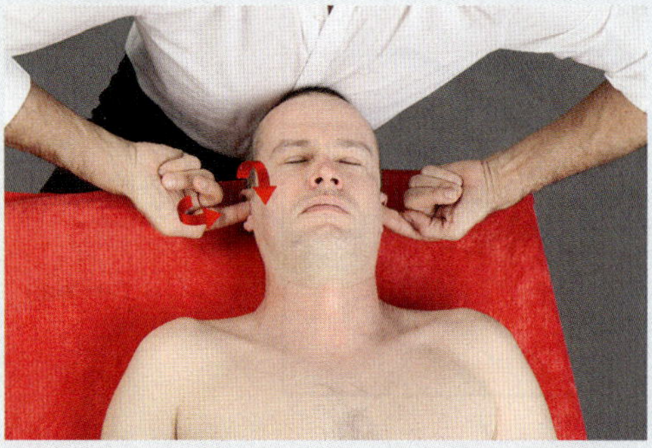

Figure 3.3. Le test auriculaire en compression digitale.
Source : Photographie de Pierre-François Couderc.

Test de motilité cérébrale globale

Nous avons vu qu'il existait une motilité globale du cerveau en deux phases, en « inspir » où l'on sent un mouvement sagittal caudocrânial avec une rotation latérale et un autre en « expir » craniocaudal avec une rotation médiale (voir volume 1, p. 50 et 51).

Ces mouvements sont la résultante des actions vasculaires, respiratoires, parenchymateuses et interstitielles.

Test de motilité cérébrale lobaire (figure 3.4)

En fonction des atteintes cérébrales on peut ressentir spécifiquement une accentuation ou une diminution de la motilité de certains lobes. Certains lobes semblent avoir une motilité limitée, parfois même absente, notamment à la suite de problèmes vasculaires, de traumatismes, de chirurgie du cerveau et d'atteintes neurodégénératives. Dans ces cas, c'est l'amplitude et l'intensité de la motilité lobaire locale qui sont affectées, à la longue, elles vont perturber l'ensemble du cerveau.

Supposer que le test de motilité globale montre une partie pariétale droite moins active. D'une paume, vous fixez la partie frontale droite, en avant de la suture coronale, pendant que l'autre paume analyse la motilité du lobe pariétal.

Test électromagnétique cérébral

Le patient est en décubitus, on place une main sous le crâne pour le mobiliser et l'autre main placée à une dizaine de centimètres du crâne, elle repère les différences de flux thermique, c'est la zone la plus chaude qui indique les perturbations électromagnétiques du cerveau.

Nous nous servons du test thermique manuel, les infrarouges faisant partie du champ électromagnétique. Les variations des flux thermiques indiquent aussi une perturbation du champ électromagnétique. Différencier une origine magnétique ou thermique est complexe, les deux interfèrent étroitement, pour l'irradiation thermique, la main ressent avec légèreté les influx thermiques. La projection électromagnétique donne une impression plus physique, plus dense, comme si la main était légèrement repoussée.

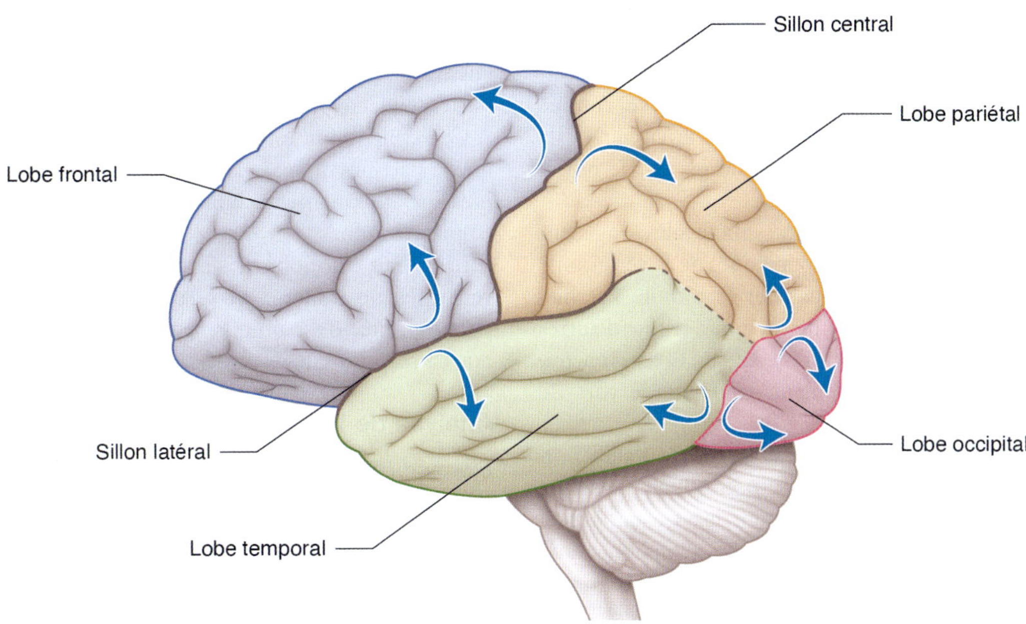

Figure 3.4. Le test de motilité cérébrale.
Source : Cyrille Martinet.

Deux organes produisent la plus grande quantité électromagnétique de l'organisme, le cerveau et le cœur et ce serait ce dernier qui en produirait le plus.

Écoute électromagnétique

Elle s'effectue en deux temps :

1. premièrement, on ressent les flux thermiques à distance du crâne, ensuite on laisse la paume de la main suivre passivement en écoute les flux thermiques qui l'attirent contre le crâne ;
2. quand la main est en contact avec le crâne, elle suit toujours en écoute la direction des flux thermiques qui se modifie et se transforme en écoute tissulaire, c'est le plus souvent la souffrance parenchymateuse qui est à l'origine des variations des champs électromagnétiques.

Les changements de direction sont très importants, c'est à leur niveau que s'effectue le traitement.

Nouveaux tests émotionnels

En écoute émotionnelle, la paume de la main dominante est en appui très léger sur le crâne, à la limite de la perte de contact. Elle est attirée passivement vers la zone qui a mémorisé les émotions les plus importantes que nous avons vécues.

Traces neurochimiques émotionnelles

Certaines émotions difficilement supportables sont imprimées et ancrées dans notre cerveau, au point qu'elles pourraient se matérialiser sous forme de traces physiques tissulaires.

Elles concernent les décès, les abus physiques, les harcèlements psychologiques et moraux, les ruptures sentimentales, les divorces, les humiliations, les trahisons, les échecs répétés, les handicaps physiques, les blessures graves, les déménagements non voulus, etc.

Anouk Thomas de *Sciences et avenir* rapporte que des chercheurs de l'université du Colorado à Boulder (États-Unis) ont publié une étude sur les conséquences cérébrales des douleurs psychologiques. Le Pr Tor Wager affirme que les ruptures sentimentales, par exemple, laissent une trace neurochimique dans le cerveau. L'une des hormones la plus importante dans la chimie de l'amour est l'ocytocine, bien connue pour contribuer à l'attachement aux personnes. Dans la revue *Perspectives on Psychological Science*, une étude montre qu'au début de la relation amoureuse, le niveau d'ocytocine est très élevé, comme celui de la dopamine qui active le circuit de la récompense, essentiellement dirigé vers le noyau accumbens.

Évidemment, d'autres molécules agissent comme celles de la vasopressine, de la sérotonine et du cortisol. En plus tout le monde sait que l'amour n'est pas que de la chimie et que d'autres activités cérébrales entrent en jeu, avec à la fin, toujours et heureusement, une grande part de mystère.

Finalement, l'amour serait une sorte d'addiction pouvant expliquer le désespoir d'une personne après une rupture sentimentale. Ce mode de circuit hormonal pourrait aussi s'appliquer aux nombreux stress intenses survenant, par exemple, après un accident, un décès ou un conflit émotionnel.

L'écoute émotionnelle révèle-t-elle une trace physique ?

L'écoute émotionnelle attire la paume de la main vers une zone chargée émotionnellement, on ressent parfois au pourtour de celle-ci une impression de tension physique presque comparable aux tensions tissulaires. La mémoire de certaines émotions très intenses pourrait imprimer une trace neuro-endocrine, physique parenchymateuse, accompagnée d'un changement de l'activité électromagnétique.

Ce dernier point est important, nous suggérons que la part physique de la mémoire émotionnelle n'est pas uniquement chimique mais aussi électromagnétique.

Les zones émotionnelles marquantes se retrouvent presque toujours vers la zone pariétotemporale droite, c'est uniquement l'expérience qui nous a permis de les localiser.

Analyse de la trace émotionnelle

L'écoute émotionnelle permet de révéler la zone émotionnelle qui a des caractéristiques différentes :

- si la paume glisse sans arrêt vraiment franc, c'est le signe d'une émotion légère ou d'une période relativement bien compensée par la personne ;
- si la paume s'enfonce plus profondément avec, en fin d'écoute, une rotation radiale ou ulnaire, c'est le signe que l'émotion vécue est la plus forte, correspondant à un épisode difficile ou un fait réellement vécu ;
- si la limite est très précise, comme imprimée, nous pensons que c'est dû à une empreinte physique parenchymateuse de l'émotion, nous verrons que son traitement est différent.

Chapitre 4

Les nouvelles techniques

Plan du chapitre

Rappel des différents modes de traitement

Direct

On essaie de relâcher directement un tissu (artère, veine, nerf, fascia, muscle tendon, organe y compris le cerveau) en manque d'élasticité ou de viscoélasticité. La main va directement contre la structure, pour la relâcher, mais sans douleur, c'est le thérapeute qui choisit la direction du traitement manuel.

On l'utilise notamment sur les tissus fibreux ou adhérentiel.

Indirect (en induction)

La main suit l'écoute, l'amplifie et dépasse sa limite, ce n'est donc pas le thérapeute qui décide de la direction, mais les tissus de l'organisme.

Viscoélastique

On comprime progressivement la zone révélée par l'écoute jusqu'aux derniers millimètres et on empêche son retour immédiat en la laissant revenir progressivement en décompression/induction.

En intensification/stimulation

Il consiste à stimuler une zone cérébrale peu réactive, ressentie à la suite d'une stimulation fonctionnelle.

On comprime progressivement la zone en viscoélasticité et on accompagne activement le retour, comme si cette zone était retenue par de la glu.

En dissipation/inhibition

Il consiste à diminuer la trop forte activité cérébrale, comme pour une peur phobique.

Comme pour l'intensification/stimulation, la paume de la main effectue une compression en viscoélasticité, mais le retour est très léger, on laisse la paume revenir d'elle-même en superficie, uniquement par la force de retour de la viscoélasticité.

En induction émotionnelle

Comme nous l'avons vu, il consiste à accentuer l'écoute émotionnelle, exactement comme nous le faisons pour les techniques tissulaires, mais toujours en appui très léger. Nous étudions plus loin dans le chapitre 5 un nouveau mode de dissipation émotionnelle.

Électromagnétique

Nous pensons qu'une grande partie des connexions neurales et en général de l'activité cérébrale est due au champ électromagnétique, surtout au niveau synaptique. Pour cela, nous avons mis au point un traitement qui permet d'harmoniser le champ électromagnétique du cerveau.

Nouvelles techniques

Précision

Toutes les techniques inclues dans ce long chapitre sont nouvelles, nous utilisons toujours les techniques du premier volume qui, bien maîtrisées, sont indispensables pour mieux intégrer les nouvelles.

Certaines manœuvres sont utilisées pour différentes pathologies, et il ne serait pas logique et surtout redondant de les redécrire à chaque fois. C'est pour cette raison que nous les avons regroupées dans ce chapitre, en vous demandant pour les différentes maladies que nous étudions de vous reporter aux paragraphes qui les concernent.

Par exemple, vous verrez qu'il existe de nombreux points communs au traitement des maladies neurodégénératives, notamment aux plans viscéral, neural et vasculaire.

Nous avons aussi approfondi et complété certaines techniques fonctionnelles, une fois le principe acquis, vous en trouverez beaucoup d'autres par vous-même.

Pérennité des techniques ostéopathiques

Les recherches sur le cerveau permettront d'apporter de nouvelles explications sur sa compréhension et son traitement, mais il restera toujours une grande part de mystère.

Quoi qu'il arrive, nos techniques du cerveau et celles de nos confrères garderont toujours leur intérêt, comme pour le reste du corps, de nouvelles manœuvres seront affinées et trouvées, mais l'esprit et le concept resteront toujours les mêmes.

Nos techniques garderont toujours leur validité, peut-être trouveront-elles une explication objective, ce qui serait souhaitable. Les moyens iconographiques connaissant une formidable avancée, on peut espérer qu'ils pourront démontrer l'intérêt du traitement manuel du cerveau, afin que plus de patients puissent en profiter.

Différents composants du traitement

Tous les composants du crâne et du cerveau sont à prendre en compte et à traiter ; à cela, il faut ajouter les différents éléments de l'organisme qui jouent un rôle plus ou moins direct sur son bon fonctionnement ; en voici la liste :

- le scalp ;
- le crâne et ses sutures ;
- les méninges ;
- le nerf optique et les muscles oculaires ;
- le parenchyme cérébral ;
- le système vasculaire ;
- le système neural et périneural ;
- le système neuro-endocrine ;
- le système lymphatique et glymphatique ;
- le système ventriculaire ;
- les muscles du cerveau ;
- les connexions vasculoméningées avec le thorax ;
- la colonne vertébrale ;
- les organes comme le foie, les poumons, le cœur, l'intestin et les reins et les surrénales ;
- le système électromagnétique ;
- le système émotionnel.

Objectifs du traitement

Le cerveau pour bien fonctionner a besoin d'une pression et d'une température basses et régulières, il doit impérativement se débarrasser de ses déchets et avoir une alimentation de qualité. Nous vous proposons d'étudier ces différents paramètres et de leur apporter une solution.

Protocole général du traitement

Il existe un protocole général des traitements ostéopathiques du cerveau pour améliorer l'état du patient. En voici l'essentiel. Il est évident qu'en fonction du patient et du thérapeute cette liste peut être modifiée.

Ce que nous suggérons

- D'abord relâcher la première zone révélée en écoute générale, même si apparemment elle ne concerne pas le crâne et le cerveau.
- Harmoniser les pressions intracrâniennes et vertébrales, c'est une étape obligatoire ! C'est pour cette raison qu'on commence presque systématiquement nos traitements par les techniques des muscles barométriques du cerveau et notamment les ptérygoïdiens et les tenseur et élévateur du voile du palais.
- Étirer le système méningé crânien et vertébral.
- Modifier les pressions des sinus paranasaux.
- Équilibrer les pressions ventriculaires.
- Relâcher les tensions musculaires des yeux.
- Nettoyer le cerveau de ses déchets, grâce aux systèmes lymphatique et glymphatique.
- Relâcher les zones fibrosées ou d'hyperdensité.
- Effectuer des techniques vibratoires sur ces zones.
- Favoriser les fonctions vasculaires cérébrales.
- Reconnecter ou dynamiser les zones qui ne répondent pas ou peu aux différents stimuli fonctionnels.
- Diminuer les réactions fonctionnelles hyperréactives.
- Faire des allers-retours entre les stimulations neurales et corticales.
- Stimuler ou inhiber les réactions des nerfs qui collaborent au dysfonctionnement du cerveau.
- Manipuler les organes qui ont un effet sur les pressions intracrâniennes et sur l'élimination des déchets du cerveau, essentiellement le foie, les poumons et l'intestin.
- Augmenter l'énergie du cerveau par sa motilité et le traitement de certains organes.
- Équilibrer les flux électromagnétiques générés par le cerveau.
- Donner des conseils hygiénodiététiques à la fois pour abolir ce qui est néfaste pour le cerveau et l'organisme en général, et préconiser les aliments qui leur sont favorables.
- Dissiper les tensions émotionnelles à la fois préexistantes ou occasionnées par la maladie ou les accidents.
- Conseiller au patient des exercices à faire chez lui.

Rôle primordial de la pression

Différents facteurs modifiant la pression intracrânienne

Nous avons vu que le cerveau représente 80 % du volume intracrânien et les 20 % restant se partagent entre le sang et le liquide cérébrospinal (LCS). En position allongée, la pression intracrânienne est située entre 8 à 15 mmHg.

L'existence d'un flux unidirectionnel du liquide cérébrospinal partant des ventricules latéraux pour circuler par l'intermédiaire des IIIe et IVe ventricules latéraux ne fait plus l'unanimité des physiologistes. Ce liquide doit être brassé pour bien remplir ses fonctions de nettoyage du parenchyme cérébral, il n'a donc pas de direction linéaire.

La pression intracrânienne est l'équilibre entre la sécrétion, la résorption et la résistance à l'écoulement du liquide cérébrospinal, chez l'adulte cette pression est comprise entre 10 et 15 mmHg, chez le nourrisson entre 3 et 4 mmHg.

Voici les facteurs physiologiques de variation de pression :

- les pulsations cardiaques, elles seraient responsables de la pulsatilité du liquide cérébrospinal, plus marquée à la partie postérieure du cerveau ;
- le cycle respiratoire, surtout lors des inspirations amples ;
- les pressions intraoculaires, étudiées dans le premier volume ;
- la pression thoracique ;
- la pression abdominopelvienne ;
- les dysfonctionnements hépatiques qui ont à la fois un effet barométrique et sur la viscosité des fluides cérébraux ;
- la pression de la veine jugulaire interne et un peu moins l'externe ;
- les activités physiques ;
- la position de la personne dans l'espace ;
- le cycle nycthéméral ;
- les tensions intraosseuses du crâne ;
- le scalp ;
- les sutures crâniennes ;
- les méninges ;
- les densités cérébrales.

Remarque : il nous semble qu'il existe une relation entre pression et température intracrâniennes ; diminuer la pression pourrait faire baisser la température, même s'il est difficile de le prouver.

Appréciation manuelle des variations de pression intracrânienne (figure 4.1)

Le niveau de référence de la pression intracrânienne se trouve à la hauteur du trou de Monro qui correspond à peu près à la projection médiale du conduit auditif externe.

Pour mesurer manuellement les variations de pression, le patient est en bout de table, la tête en flexion, ce qui augmente la pression veineuse cérébrale. On enfonce graduellement les index au niveau des conduits auditifs externes en leur faisant faire à la fin une compression médiale. On demande au patient d'inspirer et d'expirer fortement.

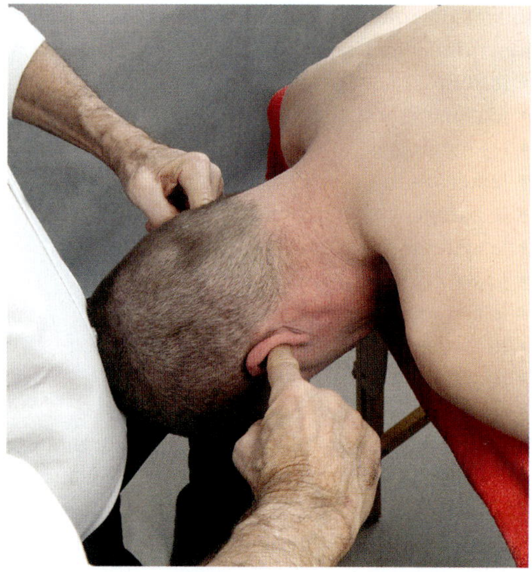

Figure 4.1. Appréciation manuelle des variations de pression intracrânienne.
Source : Photographie de Pierre-François Couderc.

En inspiration forte, on sent les index aller plus en profondeur, ce qui veut dire que la pression diminue, alors qu'en expiration elle augmente.

Finalement, quand on évoque la diminution de pression crânienne en inspiration, c'est plutôt celle de la pression veineuse.

Paradoxe de la pression intracrânienne en inspiration

Effets des variations des pressions thoraciques sur le cerveau

Physiologiquement, l'augmentation de la pression négative intrathoracique pendant l'inspiration attire le sang veineux cérébral vers le cœur et fait diminuer la pression intracrânienne.

L'inspiration crée une négativation de la pression intrapleurale, ce qui entraîne un gradient de pression entre les poumons et le milieu extérieur, pour permettre à l'air de pénétrer dans les alvéoles pulmonaires.

La pression veineuse étant très faible, c'est pour cette raison qu'on ne sent pas au moment de l'inspiration normale la diminution de la pression intracrânienne.

Les attaches pleurocervicales et les connexions durofasciales, autour des foramens vasculaires du crâne sont en tension durant l'inspiration, ils accentuent la pression extracrânienne.

Lors de l'inspiration normale, la pression intrathoracique se négativise, entraînant une diminution de la pression de l'oreillette droite, donc un retour veineux plus important vers le cœur droit. Ce dernier a un système de fonctionnement à basse pression, très sensible aux variations de pressions intrathoraciques.

Quant à la veine cave, elle est peu sensible aux variations de pressions intrathoraciques et du fait de son trajet intrathoracique très court, elle est plus dépendante de la pression abdominale.

Au niveau ventriculaire, des études ont montré un flux bidirectionnel du liquide cérébrospinal, il se dirige caudalement pendant la systole cardiaque et crânialement pendant la diastole, ce sont des petits mouvements survenant surtout à la partie postérieure du cerveau.

Paradoxe

Il existe un paradoxe apparent entre ce que ressentent les mains autour du crâne pendant la respiration et les données physiologiques de la circulation veinolymphatique cérébrale.

En principe, il est admis que l'inspiration diminue la pression intracrânienne. Au début, l'inspiration produit une onde centripète vers le centre du cerveau, de l'arrière vers l'avant et ensuite latéralement.

Lorsque l'on met les mains autour d'un crâne et qu'on demande au patient de faire une inspiration ample, mais non forcée, on ressent une augmentation de la pression intracrânienne qui serait plutôt due aux différents tissus attachés sur le crâne et la colonne cervicale, comme les attaches pleurales, les fascias du cou, les muscles inspiratoires accessoires et tous ceux attachés sur le sphénoïde.

Il existe déjà une différence entre l'inspiration ample, forcée et normale. L'inspiration forcée ralentit le flux veineux vers le cœur, alors que les inspirations normale et ample augmentent le flux veineux vers le cœur.

Finalement, la pression intracrânienne reste sous l'influence de la production et de l'absorption du liquide cérébrospinal, de l'afflux artériel, de l'écoulement veineux, des tensions pleurofasciales et des muscles attachés au sphénoïde, au diaphragme et aux muscles accessoires inspiratoires.

Mouvements du liquide cérébrospinal

L'inspiration normale oriente, en théorie, le liquide cérébrospinal en direction crâniale et l'expiration en direction caudale. Le taux de production du liquide cérébrospinal d'un adulte est de l'ordre de 0,3 à 0,8 ml/minute, ce qui est bien trop faible pour créer une modification osseuse du crâne, phénomène qu'on a déjà évoqué en doutant fortement qu'il puisse créer une poussée assez forte sur le crâne pour faire varier son diamètre.

Contractions diaphragmatiques et tensions pleurales

En position allongée, la pression intracrânienne est de l'ordre de 8 à 15 mmHg, en éternuant ou en forçant, elle peut varier de 40 à 100 mmHg, donc elle varie beaucoup en fonction des contractions du diaphragme et des tensions pleurofasciales. Ces dernières sont aussi très fortes pendant l'inspiration forcée.

Pressions intraforaminales

Les nombreux foramens crâniens (on en compte une quinzaine !) ont leur propre pression intraforaminale qui a aussi un effet sur la pression intracrânienne générale et réciproquement. On s'en rend compte surtout dans les suites de traumatisme crânien.

Techniques barométriques craniocérébrales

C'est une priorité dans le traitement manuel du cerveau d'équilibrer les pressions intracrâniennes, nous pouvons le réaliser grâce au crâne, à la duremère, aux muscles barométriques du cerveau, aux veines jugulaires, aux cornets du nez, aux sinus paranasaux et à certains organes. Nous avons longuement insisté dans le premier volume sur l'importance pour le cerveau des pressions intracrâniennes et intracanalaires ; dès qu'elles sont élevées, elles modifient la circulation de tous les fluides cérébraux, le transport des neuro-endocrines et on peut dire la production chimique générale du cerveau.

Techniques craniofaciales

Le crâne a besoin d'un cintrage osseux efficace et permanent qui dépend du scalp, de la tension intraosseuse, des muscles exocrâniens et endocrâniens, de la pression fluidique endocrânienne. Quand l'un des paramètres est défaillant, la pression intracrânienne en est affectée.

Scalp

Il a été étudié dans le premier volume, de la page 79 à 83. Nous en reparlerons dans le chapitre 12 ; c'est la première structure de la tête à être atteinte lors des traumatismes du crâne, ainsi que dans les malpositions fœtales et lors des contraintes mécaniques in utero dues aux spasmes et aux contractions de l'utérus.

Le scalp est richement vascularisé et innervé, il est en contact avec les veines émissaires qui sont en relation avec le sinus sagittal supérieur et au plan neural, avec, entre autres, les nerfs trijumeaux qui innervent aussi la dure-mère.

C'est très important, en cas de déformation du crâne chez un bébé, de demander à la maman de lui masser le crâne.

Système ostéoméningé crânien

Il est essentiel à relâcher, en se rappelant que la dure-mère n'est qu'une partie des méninges, la pie-mère n'est surtout pas à négliger.

Dans les atteintes mécaniques du crâne, les suites chirurgicales, les infections, les tumeurs, la dure-mère perd sa distensibilité. Ceci provoque une augmentation de la pression intracrânienne avec toutes ses conséquences sur les systèmes fluidique et neuro-endocrine du cerveau.

Il est difficile de séparer les manœuvres dureménennes de celles des fixations intraosseuses et suturales. Rappelons que les sutures se ferment rapidement, hormis la suture coronale qui reste fonctionnelle au moins jusqu'à l'âge de 10 ans, le crâne garde assez longtemps une certaine compressibilité et distensibilité dues à celle de l'os et celle de la suture coronale. Elle ne permet pas cependant un réel mouvement de dilatation et de rétraction.

Technique intraosseuse (figure 4.2)

Vous êtes assis derrière le patient qui repose en décubitus, votre thorax est en appui contre son crâne. Repérez la zone crânienne indurée en écoute et en tapotement.

Effectuez des compressions manuelles du crâne sagittalement et transversalement, en vous aidant

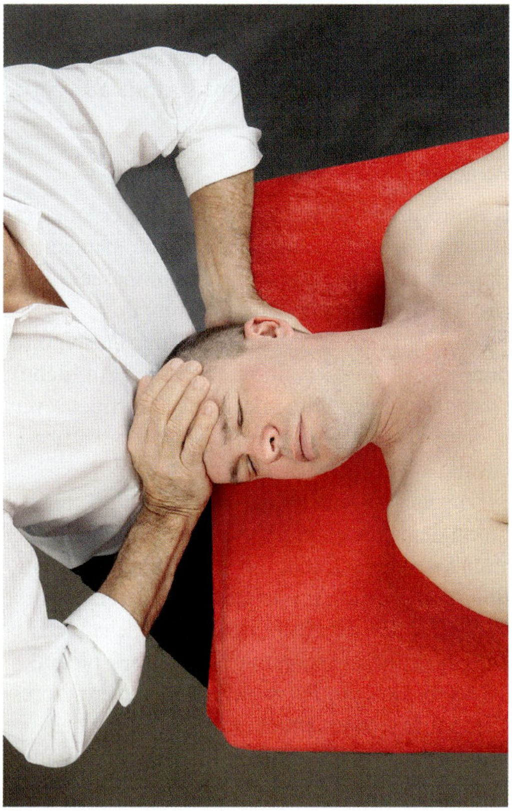

Figure 4.2. La technique intraosseuse.
Source : Photographie de Pierre-François Couderc.

de votre thorax pour augmenter les tensions osseuses. Procédez d'abord à une compression/induction de la zone fixée, souvent à l'origine d'une élévation de la pression intracrânienne. Vous la relâchez ensuite en traction/induction, vous devez sentir sous vos doigts l'amélioration progressive de la compressibilité du crâne.

Technique ostéosuturale et dure-mérienne crânienne (figure 4.3)

Parmi les différentes techniques que nous décrivons, nous employons celle-ci en raison de sa grande efficacité.

Première modalité

Le patient est en décubitus, vous êtes assis derrière lui, le thorax contre son crâne, mettez par voie orale, un ou deux doigts de chaque main contre les parties latérales du maxillaire que vous étirez latéralement et crânialement. Les paumes des mains entourant le crâne sont aussi actives, elles créent une poussée en direction des maxillaires, votre thorax pousse le crâne entre les deux maxillaires.

Seconde modalité

Le patient toujours en décubitus, placer deux doigts d'une main sur l'inion pour l'étirer dorsalement et légèrement vers le haut. Ensuite par voie orale, l'index de l'autre main se met au contact du processus palatin du maxillaire pour le tracter ventralement et légèrement crânialement, le thorax accompagnant toujours le mouvement.

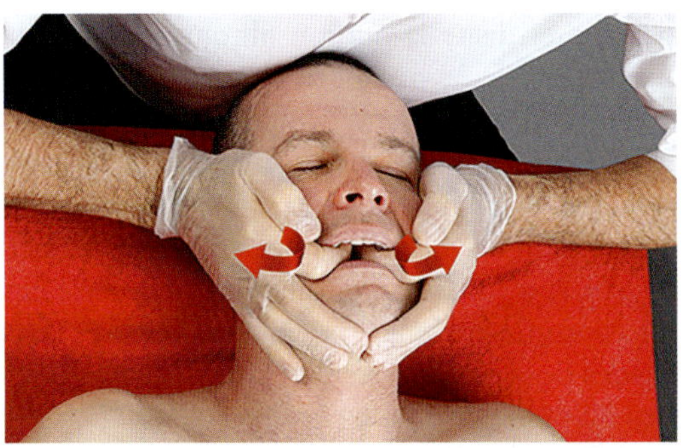

Figure 4.3. Technique ostéosuturale et dure-mérienne crânienne.
Source : Photographie de Pierre-François Couderc.

Toutes les techniques intraosseuses en compression/décompression osseuse ont aussi un effet mécanique positif sur la dure-mère et les douleurs qu'elle provoque.

Muscles barométriques du cerveau

Nous avons étudié dans le premier volume certains « muscles du cerveau », les ptérygoïdiens latéral et médial, le temporal, le buccinateur, le constricteur supérieur du pharynx, les muscles de la langue et l'omohyoïdien, nous verrons quelques nouvelles techniques pour les deux derniers qui sont d'un grand secours pour les acouphènes.

À cette liste, nous ajoutons les muscles tenseur et élévateur du voile du palais, tous ces muscles nous permettent de lutter contre les élévations anormales de la pression intracrânienne et par ce biais, sur la circulation du cerveau pour certains ; ils permettent aussi de réguler les pressions de la trompe d'Eustache (ou trompe auditive) qui posent souvent un problème.

Tous les muscles du cerveau que nous traitons ont un point commun, ils ont une attache sur le sphénoïde et jouent un rôle indéniable sur les pressions intraforaminales. On compte environ 15 foramens sphénoïdiens et 28 attaches musculaires ! Il peut très bien exister une bonne pression intracrânienne, mais avec des pressions intraforaminales trop élevées, source de stimulation neurale anormale.

Nous allons commencer par les muscles tenseur et élévateur du voile du palais et ensuite ceux des muscles de la langue.

Muscles tenseur et élévateur du voile du palais (figure 4.4)

Les muscles vélaires ont une grande influence sur les pressions intracrânienne et eustachienne, par leurs attaches sur le sphénoïde, les trompes

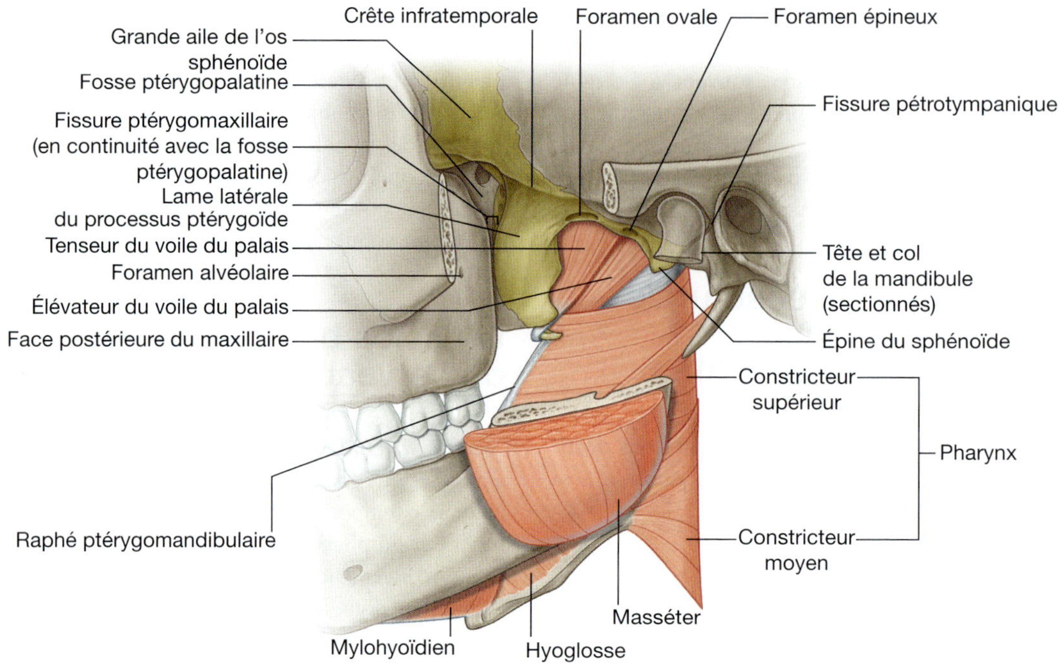

Figure 4.4. Limites de la fosse infratemporale.
Source : Richard L. Drake, A. Wayne Vogl, Adam W.M. Mitchell, Gray's Anatomy for Students, 4e. 2020 Elsevier.

d'Eustache et le pharynx. Leur rôle est déterminant sur les pressions intratubaires de la trompe d'Eustache, notamment dans les cas d'acouphène, de surdité post-traumatique et de perte d'équilibre.

Tenseur du voile du palais (figure 4.5)

D'abord définissons le voile du palais

C'est le prolongement dorsal du palais dur, il est aussi dénommé le palais mou. Il est mobile, il s'attache sur la lame horizontale du palatin. La consistance fibreuse du voile du palais est due à l'attache du tenseur du voile.

Insertions du tenseur du voile du palais

Sa partie superficielle s'attache sur :

- le sphénoïde (fosse scaphoïde), en contournant la grande aile ;
- l'hamulus ptérygoïdien, en forme de crochet, situé à l'extrémité caudale des piliers ptérygoïdiens médiaux du sphénoïde ;
- le bord postérieur de la lame horizontale du palatin et l'aponévrose palatine.

Sa couche interne s'insère sur la trompe d'Eustache à sa partie latérale pour rejoindre l'hamulus.

Innervation

- Sensitive, les nerfs palatins.
- Motrice, le nerf mandibulaire (V3).

Fonctions

Pour la trompe d'Eustache

Le voile du palais met en tension l'aponévrose palatine et dilate la portion fibromusculaire cartilagineuse de la trompe d'Eustache pendant la déglutition, la respiration et le bâillement.

La trompe d'Eustache doit équilibrer la pression de l'oreille moyenne par rapport à la pression atmosphérique. Elle harmonise la pression située de part et d'autre du tympan, protège l'oreille des infections microbiennes et empêche les sécrétions nasales de se diriger vers l'oreille.

Pour les sons émis

Le voile du palais joue aussi un rôle sur la prononciation de certains sons, il abaisse le palais mou

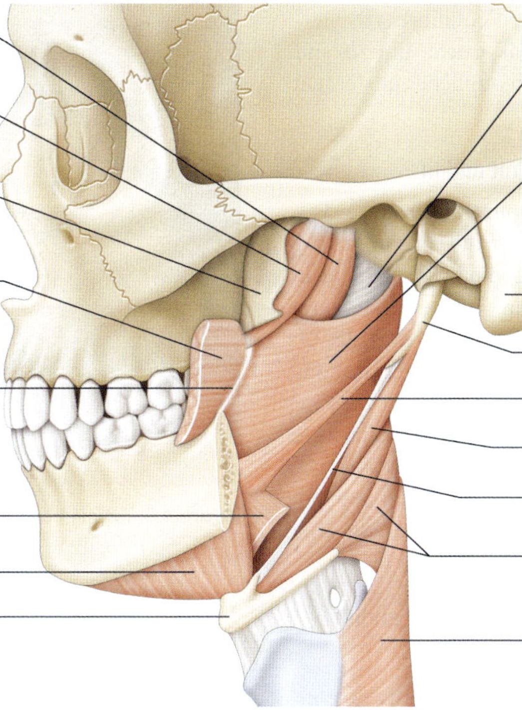

Figure 4.5. Le tenseur du voile du palais.
Source : Cyrille Martinet.

vers la langue, il permet de différencier les sons nasaux des sons oraux.

Pour la respiration

Durant l'inspiration nasale, le voile du palais s'abaisse pour permettre à l'air de se diriger vers les poumons. Durant l'expiration par la bouche, il se contracte et permet à l'air de sortir par la bouche.

Pendant la déglutition

Sa contraction empêche les liquides et les aliments de se diriger vers le nez.

Pressions intratubaire et intracrânienne

Tous les orifices du crâne jouent un rôle sur les pressions intracrâniennes, les orbites, les conduits auditifs, le foramen magnum, les canaux carotidiens et jugulaires. Dans les accidents violents, ils permettent de compenser en partie les hypertensions intracrâniennes.

Une pression tubaire trop élevée se répercute sur la tension intracrânienne en ayant tendance à l'accentuer, c'est pour cette raison qu'on doit la traiter.

Étiologie

- Des pressions mécaniques anormales, en avion, en plongée sous-marine, après un traumatisme du crâne et de l'oreille.
- La présence de bouchons de cérumen.
- Des infections microbiennes et virales.
- Des allergies.
- Un environnement tabagique.
- La pollution.

Dysfonctionnements

La trompe d'Eustache peut rester fermée à la suite de rhume, d'allergie, de traumatisme qui créent une inflammation de la muqueuse du nez. Les symptômes se manifestent par des impressions d'oreilles bouchées, de tension du tympan, de douleurs de l'oreille, d'acouphènes, de perte d'audition et de problèmes d'équilibre.

Plus rarement, quand il existe une béance tubaire, la personne a des acouphènes et s'entend parler.

Test barométrique du conduit auditif

Nous avons vu dans le chapitre des tests, le diagnostic barométrique auriculaire qui consiste, à l'aide de ses index, à faire une compression auriculaire médiale, accompagnée d'un mouvement ventral et à la fin une nouvelle compression médiale. On demande ensuite au patient d'alterner des inspirations et expirations amples pour mieux préciser le côté où la pression intra-auriculaire est plus forte.

C'est du côté où se situe la plus grosse résistance à la compression auriculaire qu'on applique les techniques des tenseur et élévateur du voile du palais.

Techniques barométriques du conduit auditif

En décubitus

On comprime les deux conduits auditifs externes en se focalisant là où la tension est la plus forte, votre thorax crée un appui crânien en direction du côté à traiter. On relâche la pression pendant l'expiration et on recommence une dizaine de fois, la technique s'effectue d'abord directement, puis en induction.

En latérocubitus (figure 4.6)

Le patient se couche du côté où la pression est plus forte, vous placez un doigt dans le canal auditif externe en passant sous le cou. De la paume de l'autre main, aidé de votre thorax, vous exercez une pression progressive sur le canal auditif externe opposé, pour que les deux pressions se rejoignent.

Ensemble musculaire vestibulocochléaire

Quand on veut traiter un patient pour des acouphènes, des instabilités, voire des pertes d'équilibre, plusieurs muscles sont indispensables à traiter :

- le temporal, le ptérygoïdien médial, le constricteur supérieur du pharynx (vus dans le premier volume) ;
- le tenseur de la voile ;
- l'élévateur de la voile ;
- le salpingopharyngien ;
- les muscles de la langue.

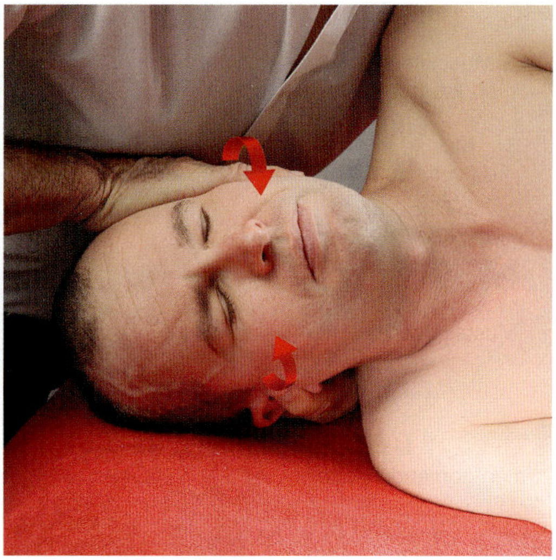

Figure 4.6. En latérocubitus.
Source : Photographie de Pierre-François Couderc.

Techniques du tenseur du voile du palais

En latérocubitus

On associe toujours cette technique à celle du ptérygoïdien médial.

Le patient est en latérocubitus, placer un doigt par voie orale contre le tenseur à sa partie médiale, juste en arrière de la dernière molaire ou de la dent de sagesse. Il est situé au-dessus du ligament ptérygomandibulaire, l'élévateur est situé un peu plus en arrière du tenseur. Avant d'effectuer les manœuvres, on demande au patient d'avaler plusieurs fois de la salive pour modifier la pression sur le tympan.

Pour effectuer ces techniques, c'est souvent utile de les exécuter d'abord dans l'espace.

1. Étirer le ligament ptérygomandibulaire latéralement et un peu en arrière, positionner un autre doigt contre la lame horizontale du palatin à la recherche d'une moindre mobilité, faites-le glisser selon la tension en général plus vers l'avant et plus rarement vers l'arrière.
2. Ensuite laisser le doigt intrabuccal contre le tenseur du voile et de deux doigts de l'autre main, étirer caudalement le constricteur supérieur du pharynx en abaissant l'os hyoïde et le fascia pharyngobasilaire.

Normalement, la trompe d'Eustache est fermée au repos, elle s'ouvre dès que la bouche est en action en baillant, en parlant et en déglutissant et aussi lorsque la tête est en flexion et le pharynx en traction caudale.

Demander au patient, après la technique, de mettre la tête en flexion et de faire des mouvements de déglutition pour avoir plus d'effet sur l'ouverture de la trompe d'Eustache (figure 4.7).

En décubitus

On se situe légèrement sur le côté du patient ; on place deux doigts par voie buccale, l'un en compression sur la partie antérieure du voile du palais qu'on étire ventralement, et l'autre un peu plus en arrière qu'on dirige dorsalement et crânialement. Il faut que les doigts restent toujours contre le palais, comme d'habitude, on évite d'appuyer sur la langue, ce qui est très désagréable et donne envie de vomir.

Tonification du tenseur du voile du palais

Cette manœuvre est très efficace pour faire disparaître les fixations du tenseur du voile du palais, le stimuler et même le tonifier. C'est recommandé pour les acouphènes et toutes les suites d'infection rhinopharyngée.

Le patient est en décubitus, vous êtes assis derrière lui.

Placez vos index dans les conduits auditifs externes, en les dirigeant d'abord médialement pour comprimer les deux conduits auditifs externes, puis en leur faisant effectuer une rotation antérieure pour augmenter la pression du tympan et de la trompe d'Eustache.

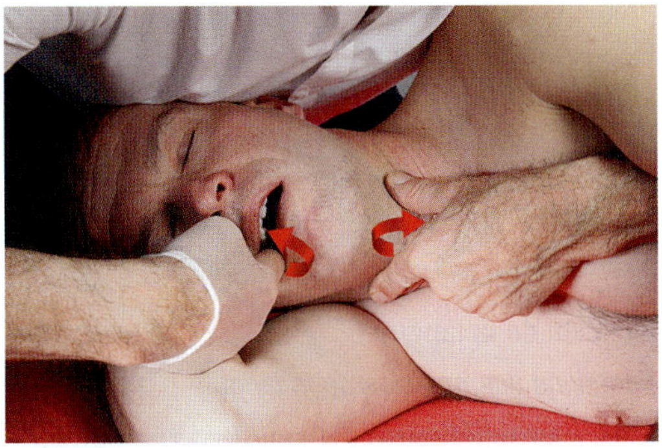

Figure 4.7. Technique du voile du palais.
Source : Photographie de Pierre-François Couderc.

Simultanément, vous demandez au patient de compresser de sa langue, en direction crâniale et ventrale, la partie postérieure du palais. Au fur et à mesure que vous augmentez la pression, vous lui demandez de compresser plus fort la langue, vous alternez les phases de compression linguale et auriculaire et de relâchement.

Cette technique fait contracter le tenseur du voile, ce qui fait circuler les sécrétions tubaires et équilibrer les pressions de l'oreille.

Demander au patient d'effectuer lui-même cette manœuvre avec la langue contre le palais et en modifiant avec les doigts la pression des conduits auditifs.

Élévateur du voile du palais (figure 4.8)

C'est un muscle du pharynx

Insertions

Il se détache de la partie caudale et de la partie pétreuse du temporal, en avant et latéralement, et de l'orifice caudal du canal carotidien et de la trompe auditive (Eustache).

Il rejoint l'orifice pharyngé de la trompe auditive pour se diriger ensuite vers l'aponévrose palatine.

Fonction barométrique

C'est un muscle long et épais qui permet d'ouvrir la partie fibrocartilagineuse de la trompe d'Eustache lors de la déglutition. Il attire le palais mou crânialement et dorsalement, l'air avalé peut ainsi entrer dans l'oreille moyenne pour équilibrer la pression de chaque côté du tympan.

Innervation

Nerf vague (branche pharyngienne) et une petite branche du nerf accessoire.

Technique de l'élévateur du voile

Le patient repose en latérocubitus ; on adjoint, au préalable, à cette technique celle du muscle temporal, car elle échange des fibres musculaires (voir volume 1, p. 121).

On étire d'abord le muscle au-dessus du ligament ptérygomandibulaire, latéralement et un peu dorsalement, comme pour le tenseur. On demande aussi au patient de déglutir auparavant plusieurs fois un peu de salive pour modifier la pression sur le tympan.

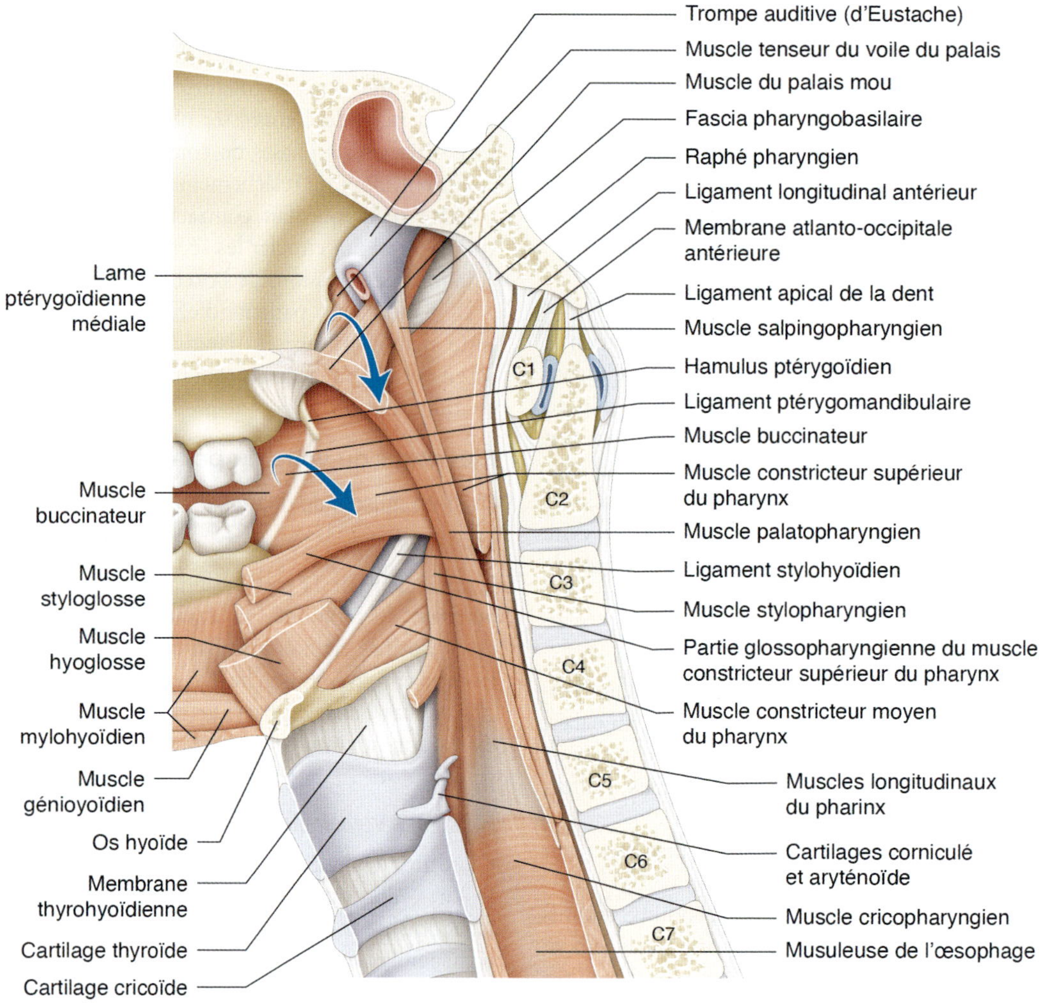

Figure 4.8. L'élévateur du voile du palais.
Source : Cyrille Martinet.

Ensuite, on place un doigt dans le conduit auditif externe pour l'étirer dorsalement et crânialement. Simultanément, on élonge caudalement la partie crâniale du pharynx pour relâcher les tensions du constricteur supérieur du pharynx, du fascia pharyngobasilaire et des attaches musculofasciales sur l'os hyoïde.

Technique de la trompe d'Eustache (figure 4.9)

Le patient est en latérocubitus, on pose un doigt d'une main dans le conduit auditif externe pour créer une tension dorsolatérale. On place un doigt de l'autre main par voie buccale contre la face postérieure de la dernière molaire, juste en avant du processus ptérygoïde pour l'étirer ventrolatéralement, on alterne des phases actives et passives. Le thorax est en appui contre le temporal pour le comprimer graduellement pendant la phase active.

Muscles de la langue

Fonctions des muscles de la langue

Elles sont nombreuses, la langue permet de mastiquer, parler, déglutir, de goûter, elle joue un

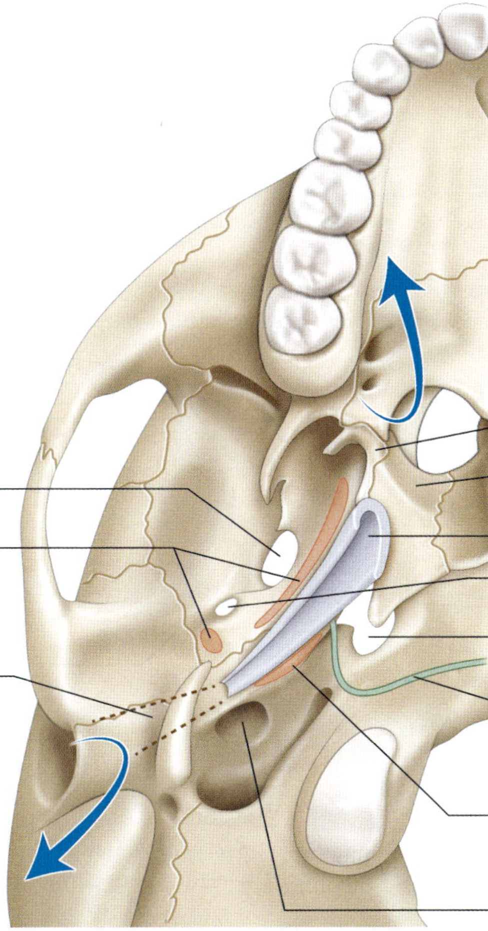

Figure 4.9. Technique de la trompe d'Eustache.
Source : Cyrille Martinet.

rôle important sur l'orthodontie, elle stimule aussi certaines hormones sexuelles, en relation probable avec l'hypothalamus et l'hypophyse.

Elle contribue à l'ouverture de la lumière tubaire de l'oreille interne pour en améliorer la ventilation et le drainage. Ceci protège l'oreille interne contre les infections microbiennes ; elle contribue aussi à régulariser la pression intracrânienne.

Pour traiter ces muscles, on inclut toujours le traitement du ligament ptérygomandibulaire et les nerfs du conduit auditif externe.

Nous avons vu quelques manipulations de la langue dans le premier volume, nous voulons dans ce chapitre décrire des techniques plus complexes et insister sur leurs effets sur la pression intracrânienne.

Anatomie de la langue

On lui distingue deux parties, la racine que l'on mobilise pour obtenir un effet, et le corps. Sa section postérieure est le segment pharyngien et sa section antérieure est le segment buccal proprement dit. Voici ses principaux muscles.

Muscles extrinsèques (figure 4.10)

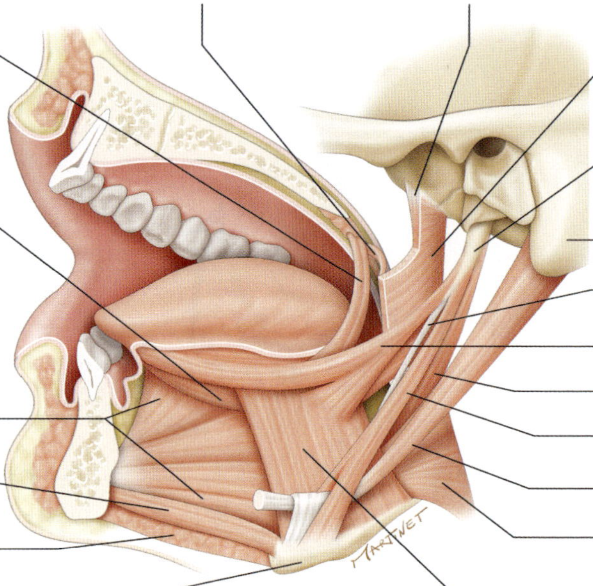

Figure 4.10. Les muscles extrinsèques de la langue.
Source : Cyrille Martinet.

Palatoglosse

Il s'insère sur l'aponévrose palatine, comme le tenseur du voile du palais, avec lequel il travaille en synergie.

- Innervation : le nerf vague par sa branche pharyngée, c'est le seul muscle extrinsèque innervé par le nerf vague.
- Fonctions : il entraîne la langue en arrière et la soulève, il met en tension le voile du palais et permet l'ouverture de la trompe d'Eustache.

Pharyngoglosse

Il fait partie du constricteur supérieur du pharynx, il se dirige du pharynx au bord latéral de la langue. Sa contraction rétrécit le pharynx et pousse le bol alimentaire vers l'œsophage. Il permet aussi d'avoir un effet sur les attaches musculoligamentaires et durales antérieures du foramen magnum par son insertion sur le tubercule pharyngien.

Styloglosse

Il vient du processus styloïde du temporal pour se terminer sur les parties latérales de la langue.

- Innervation : le nerf grand hypoglosse.
- Fonction : attire la langue crânialement et en arrière pour permettre la succion et l'avalement.

Hyoglosse

- Paire : il se dirige de l'os hyoïde (grande corne) sur les parties latérales de la langue.
- Fonction : il attire la langue caudalement et dorsalement.
- Innervation : le nerf grand hypoglosse.

Géniohyoïdien

Il s'insère sur les processus génoïdes pour se terminer sur l'os hyoïde. La face postérieure de la mandibule présente quatre petites saillies dénommées apophyses géni qui donnent naissance au muscle géniohyoïdien.

- Innervation : branche du nerf hypoglosse qui partage des fibres avec le nerf spinal de C1.
- Fonctions : tire la langue en avant et abaisse la mandibule.
- Innervation : le plexus cervical profond.

Génioglosse

- Paire : il va de la face interne de la mandibule aux parties latérales de la langue, pour se terminer sur l'os hyoïde, c'est le plus volumineux des muscles de la langue.
- Fonctions : il amène la langue en avant et caudalement.
- Innervation : le nerf grand hypoglosse.

Techniques

Technique en latérocubitus (figure 4.11)

Le patient repose du côté où l'on veut manipuler les muscles de la langue.

1. On place l'index d'une main sur la partie postérolatérale de la langue, en évitant toujours de le poser sur sa surface crâniale postérieure, ce qui déclencherait un réflexe de défense, voire de vomissement dû à la présence du nerf vague. On mobilise directement la langue à sa racine, en direction opposée, là où elle offre une résistance.
2. Simultanément, on mobilise l'os hyoïde aussi controlatéralement et caudalement, pour mieux se focaliser sur le muscle palatoglosse.
3. On étire la racine de la langue d'un doigt d'une main, et d'un doigt de l'autre main on étire le ligament ptérygomandibulaire et le tenseur du voile du palais, pour obtenir un effet sur le méat salpingopharyngien et le fascia pharyngobasilaire.

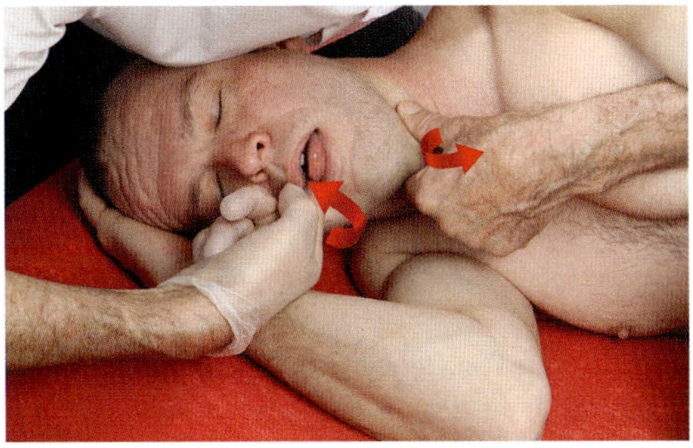

Figure 4.11. Technique en latérocubitus.
Source : Photographie de Pierre-François Couderc.

Exercices à donner au patient

Rappelons que la trompe d'Eustache permet d'équilibrer les pressions de part et d'autre du tympan, paramètre important pour assurer une bonne élimination de ses sécrétions.

Les exercices se font en flexion de la tête pour mettre le fascia pharyngobasilaire en tension, ce qui ouvre la trompe d'Eustache.

Manœuvre de Valsalva

La bouche fermée, le patient se pince les narines et effectue quelques secondes une expiration forcée.

Manœuvre de Toynbee

Le patient se pince les narines et déglutit en faisant comme s'il voulait inspirer par le nez, ceci crée une dépression dans les trompes d'Eustache.

Manœuvre de Frenzel

Le patient, la tête en flexion, pousse sa langue en arrière et en haut, ce qui ouvre les trompes d'Eustache.

Manœuvre de béance tubaire volontaire (BTV)

Décrite par le Dr Georges Delonca, elle consiste à provoquer un bâillement volontaire et à effectuer en même temps un mouvement de poussée ventrale de la mandibule.

Nos propres manœuvres

1. En décubitus, la tête en flexion, le patient comprime les conduits auditifs avec ses index en exerçant une compression ventrale et médiale, il effectue en même temps des mouvements respiratoires pour drainer le système veineux. Ensuite, il mobilise sa langue latéralement et, à la fin, il avale plusieurs fois de la salive.
2. Dans la même position, les doigts toujours en compression auriculaire, il pousse sa mâchoire en avant. Cette manœuvre a un effet sur les muscles tenseur et élévateur du palais.
3. Debout, la tête penchée en avant, il effectue des mouvements respiratoires profonds.

Cornets du nez et sinus paranasaux (figure 4.12)

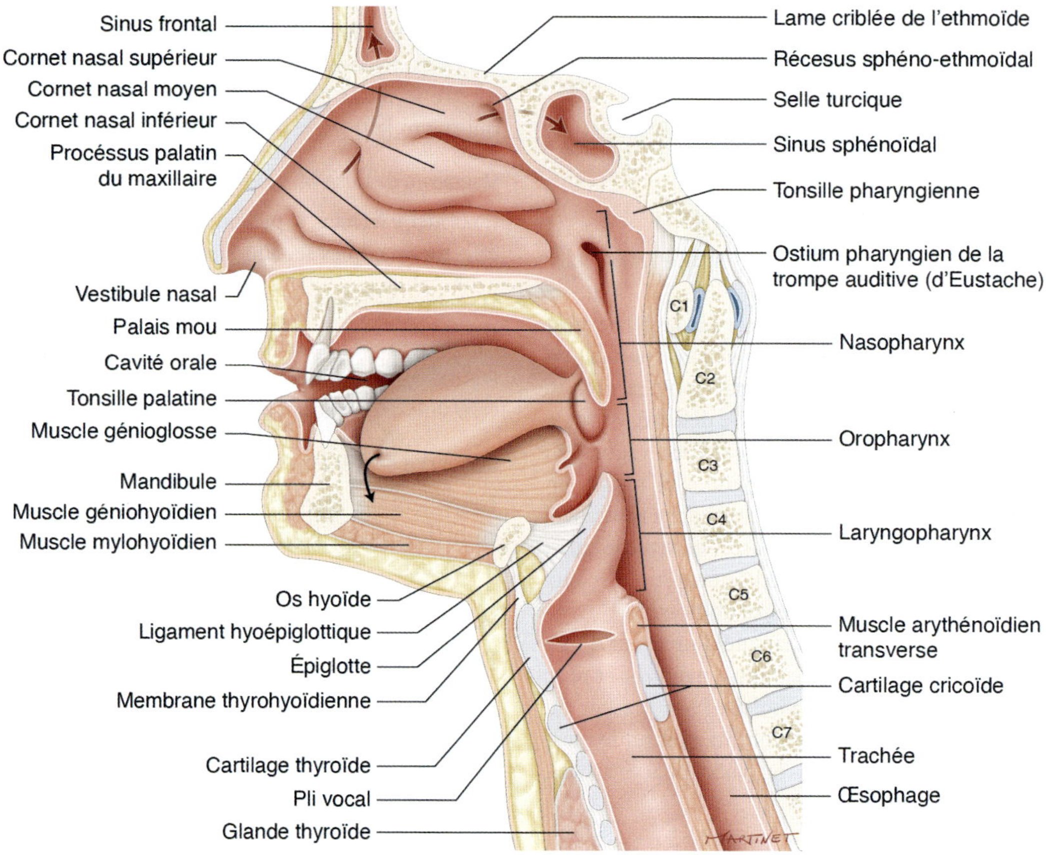

Figure 4.12. Les cornets du nez et les sinus paranasaux.
Source : Cyrille Martinet.

Cornets du nez

Ils ont un effet indéniable sur les pressions intracrâniennes, l'élimination des sécrétions des trompes d'Eustache et sur le nerf trijumeau. C'est par leur intermédiaire que nous traitons les sinus paranasaux qui contribuent à harmoniser les pressions intracrâniennes, d'autant plus que quand ils sont congestionnés et douloureux, ils irritent les nerfs trijumeaux qui assurent la proprioception barométrique du crâne avec le nerf vague.

Les sinus paranasaux amortissent une grande partie des chocs frontaux reçus par le crâne, ils allègent le poids du cerveau et le protègent.

Anatomie des cornets

Ce sont des formations osseuses longues et étroites, recouvertes de tissus richement vascularisés et innervés ; érectiles, ils ont une capacité d'érection surprenante, que l'on compare souvent à celle du pénis !

Ils possèdent des macrophages et des cellules à fonction immunitaire.

Il existe trois paires de cornets dans chaque cavité nasale :

- l'inférieur, de la taille d'un index ;
- le moyen, de la taille d'un auriculaire ;
- le supérieur, beaucoup plus petit ;
- plus rarement, un cornet suprême qui prolonge l'ethmoïde.

Fonctions des cornets

- Réchauffer, filtrer et humidifier l'air respiré.
- Augmenter la superficie de la cavité nasale.
- Gérer l'écoulement de l'air en fonction de la température et de l'activité.
- Diriger l'air vers l'épithélium olfactif.
- Assurer la turbulence des flux d'air, pour mieux les réchauffer, les humidifier et les nettoyer.
- Contribuer au bon nettoyage des sinus.
- Sécréter du mucus qui piège les poussières, grâce à leurs cellules ciliées plaquées sur les parois. Elles contribuent à éliminer les microbes et produisent plus de mucus protecteur en cas d'allergie.

Les cornets augmentent leur sécrétion lymphatique pour lutter contre les bactéries et les virus qui nous entourent, grâce à l'épithélium alvéolaire de leurs tissus érectiles.

Les sécrétions sont ensuite drainées en direction du nasopharynx, on les évalue entre 50 à 75 cl chez le sujet sain. Lors d'une infection, le mucus devient purulent, plus visqueux et donc plus difficile à drainer, entraînant une congestion sinusale avec une augmentation de la pression intracrânienne.

Innervation

Les cornets sont innervés par le nerf trijumeau qui assure leur sensibilité mécanique, barométrique, thermique, olfactive et leurs connexions avec le reste de l'organisme.

Sinus paranasaux

Ce sont des orifices qui permettent, en plus de leur fonction physiologique de sécrétion et de drainage des sécrétions muqueuses vers le pharynx, d'avoir un rôle barométrique sur la pression intracrânienne.

Innervation

Les conduits nasaux ont une innervation sensitive venant des deux premières branches du nerf trijumeau et une innervation végétative fournie par des fibres sympathiques vasoconstrictives et parasympathiques vasodilatatrices.

Il existe de multiples anastomoses avec les nerfs olfactifs et les ganglions ptérygopalatins et otiques. Ceci laisse supposer une action sur de nombreuses fonctions, notamment sur les glandes lacrymales, le larynx et aussi sur l'innervation sympathique du lobe pariétal qui crée une augmentation de sa circulation [1].

Sa vascularisation vient à la fois des carotides externes et internes.

Nous allons décrire une nouvelle technique des cornets et des sinus paranasaux qui permet d'obtenir à la fois un effet sur les pressions intracrânienne et eustachienne, les nerfs trijumeaux et ses anastomoses.

Technique des sinus frontaux, ethmoïdaux et sphénoïdaux

Nous en avons décrit certaines dans le premier ouvrage, page 99, en voici une autre très complète.

Le but de la manœuvre est de libérer les contraintes sinusales et méatiques pour le crâne et le cerveau, mais aussi de diminuer les pressions tubaires eustachiennes.

Le patient est en décubitus, vous vous situez sur son côté.

Première phase, les cotons-tiges intranasaux

Technique

Placer un coton-tige dans chaque narine, en suivant le grand axe du nez, c'est-à-dire crânial et légèrement oblique postérieur. Parfois, en raison d'un septum dévié on ne peut en placer qu'un seul, mais la manœuvre effectuée sur une seule narine est souvent aussi efficace.

Il vaut mieux le faire rapidement pour ne pas provoquer une défense disproportionnée du patient, suivie d'une série d'éternuements, c'est une question d'habitude ; au début, c'est surtout le thérapeute qui a peur d'enfoncer les cotons-tiges.

Demander au patient de frotter sa langue contre le palais, pour diminuer l'envie d'éternuer, causée par le coton-tige, c'est un leurre qui détourne la réactivité nasale du nerf trijumeau.

Par cette technique nous cherchons surtout à traiter les sinus sphénoïdal et maxillaire.

Important

À la fin de la pénétration des cotons-tiges, les basculer légèrement en arrière pour être plus près des cornets, les cotons-tiges sont alors perpendiculaires par rapport au grand axe du nez.
Vous serez surpris de constater qu'ils peuvent aller encore un peu plus profondément et c'est primordial pour obtenir un réel effet sur les sinus par l'intermédiaire des nerfs trijumeaux, laisser les cotons-tiges in situ pendant toutes les phases du traitement.

Deuxième phase, les ligaments ptérygomandibulaires (figure 4.13)

Revoyons brièvement leur description anatomique.

Ils s'attachent au niveau crânial sur le processus ptérygoïde du sphénoïde pour se diriger caudalement sur la ligne mylohyoïdienne de la mandibule.

Ils reçoivent des fibres des muscles constricteurs supérieurs du pharynx et du buccinateur.

Technique des ligaments ptérygomandibulaires

Le patient se positionne en latérocubitus d'un côté et de l'autre.
Placer un doigt par voie orale sur le ligament ptérygomandibulaire, à sa partie crâniale, pour avoir aussi un effet sur les muscles tenseur et élévateur du voile du palais et du constricteur supérieur du pharynx.
On les sent en arrière des dents de sagesse ; ils sont tendus quand la pression intracrânienne est élevée. Parfois, ils ont été lésés lors de l'extraction des dents de sagesse, ce qui est fréquemment une cause d'acouphènes.
On relâche les ligaments ptérygomandibulaires en les étirant latéralement et caudalement.
La position en latérocubitus permet d'atteindre les ligaments ptérygomandibulaires de manière indolore et sans créer de réflexe vomitif, ce qui n'est pas le cas en décubitus.

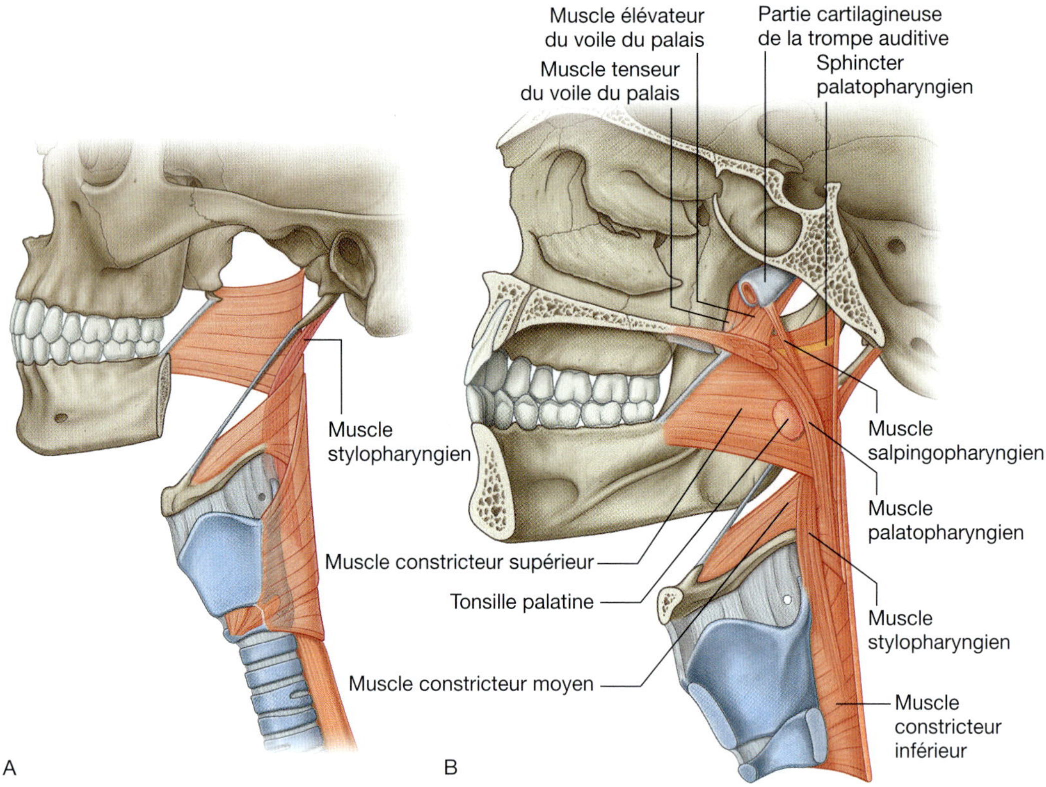

Figure 4.13. Muscles longitudinaux du pharynx. A. Muscle stylopharyngien. B. Vue médiale.
Source : Richard L. Drake, A. Wayne Vogl, Adam W.M. Mitchell, Gray's Anatomy for Students, 4e. 2020 Elsevier.

Troisième phase, le muscle constricteur supérieur du pharynx

On s'adresse, en plus, au muscle constricteur supérieur du pharynx dont voici la description anatomique.

Il est composé de différentes parties, ptérygopharyngée, buccopharyngée, mylopharyngée et glossopharyngée.

1. Ses insertions proximales se font sur :
   A. le processus ptérygoïdien ;
   B. le ligament ptérygomandibulaire ;
   C. la ligne mylohyoïdienne de la mandibule ;
   D. le muscle glossopharyngien qui partage des fibres avec le muscle buccinateur par l'intermédiaire du ligament ptérygomandibulaire.
2. Ses insertions distales se font sur :
   A. le tubercule pharyngien ;
   B. le fascia pharyngobasilaire.

Technique ptérygomandibulaire

Le patient est toujours en latérocubitus.
Un doigt toujours situé par voie orale étire le ligament ptérygomandibulaire, simultanément du pouce et de l'index de l'autre main, vous tractez caudalement la partie postérieure du pharynx. Ceci permet aussi de libérer les tensions du muscle salpingopharyngien et du fascia pharyngobasilaire. Cette technique équilibre la pression de la trompe d'Eustache.

Quatrième phase, l'os hyoïde

Déplacer vos doigts pour entourer l'os hyoïde afin de l'étirer caudalement et latéralement.

Cinquième phase, les nerfs palatins (figure 4.14)

Poser l'index qui était sur le ligament ptérygomandibulaire sur les nerfs grand et petit palatins dans leurs foramens éponymes, ils sont situés médialement par rapport aux deux dernières molaires.

En cas de problème dentaire, on trouve à ce niveau un petit ganglion lymphatique, témoin d'une défense immunitaire avec le pouls de l'artère palatine plus marqué.

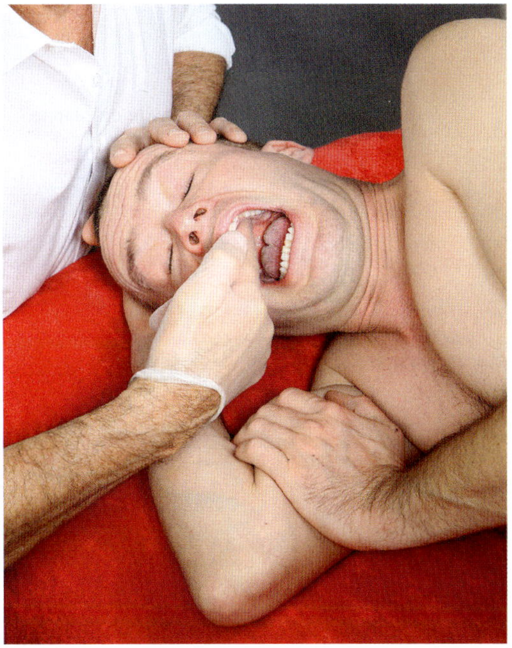

Figure 4.14. 5e phase, les nerfs palatins.
Source : Photographie de Pierre-François Couderc.

Normalement, le doigt sur le palais doit glisser facilement, en cas de tension anormale des nerfs palatins, le glissement est freiné et donne une impression de rugosité.

La technique consiste à effectuer une compression/induction progressive sur les foramens palatins. Nous ferons, plus loin, une autre description de cette technique associée à d'autres parties du crâne.

Sixième phase

Demander au patient d'effectuer une dizaine d'inspirations profondes, accompagnées de déglutitions, pour décongestionner les méats sinusaux et les trompes d'Eustache.

Technique des sinus maxillaires (figures 4.15 et 4.16)

Ils sont principalement atteints dans les suites de traumatismes et de soins dentaires.

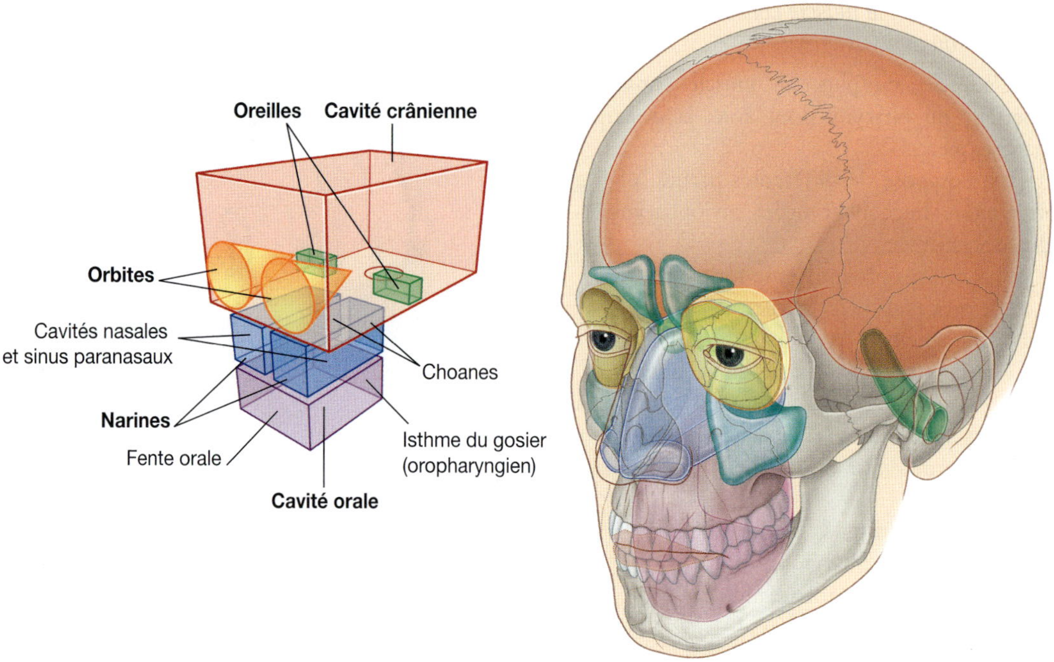

Figure 4.15. Principales régions de la tête.
Source : Richard L. Drake, A. Wayne Vogl, Adam W.M. Mitchell, Gray's Anatomy for Students, 4e. 2020 Elsevier.

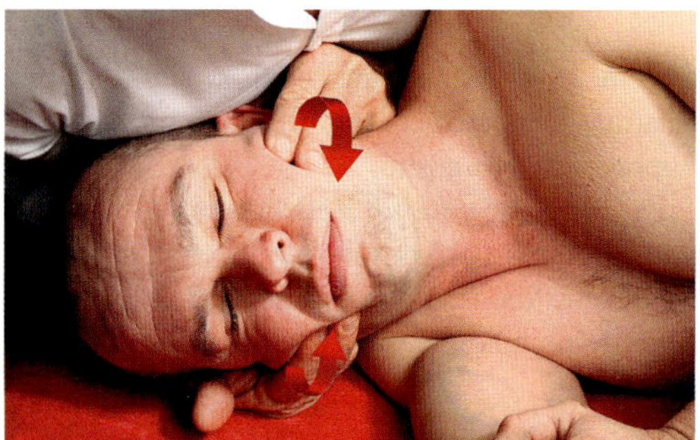

Figure 4.16. Technique des sinus maxillaires.
Source : Photographie de Pierre-François Couderc.

Technique

1. Le patient se tient en latérocubitus sur la table, d'un côté et de l'autre, la tête reposant du côté du sinus à traiter.
   A. Placez d'abord deux doigts d'une main à plat, juste sous le processus zygomatique du côté de la table pour exercer une compression médiale et crâniale du maxillaire, ensuite positionnez votre thorax sur deux ou trois doigts de l'autre main à plat, sous le processus zygomatique qui est contre vous. Le thorax contre vos doigts sert à augmenter l'appui progressivement et avec douceur.
   B. Vous devez ressentir avec votre paume l'élasticité du maxillaire, vous serez surpris de constater après la technique la différence de tensions des différentes articulations alvéolodentaires.
2. Le patient dans la même position, placez un doigt, bien à plat, par voie buccale contre la partie crâniale latérale du maxillaire qui repose sur la table et les doigts de l'autre main sont posés en dessous du processus zygomatique. Le doigt par voie buccale effectue une poussée médiale et crâniale, et ceux, sous le processus zygomatique effectuent en même temps le même mouvement, vous sentirez progressivement la pression du maxillaire se relâcher (figure 4.17).

Exercices pour décongestionner les sinus

1. Faire des mouvements respiratoires amples et prolongés, la tête en extension, ce qui a pour effet de faire circuler l'air dans les cornets.
2. Effectuer toujours des mouvements respiratoires, cette fois-ci la tête en flexion pour ouvrir la trompe d'Eustache et son méat salpingo-pharyngien.

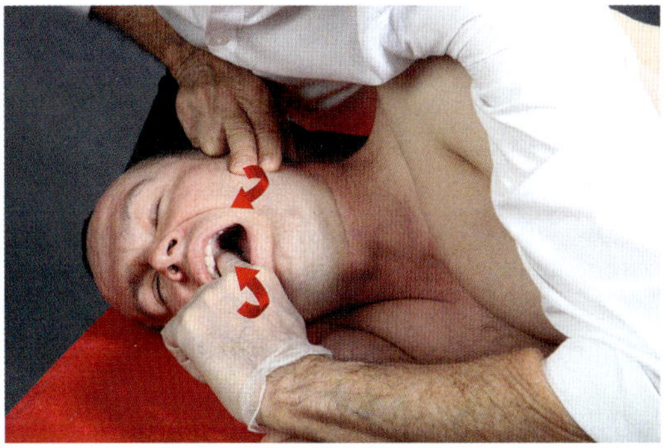

Figure 4.17. Manœuvre combinée du sinus maxillaire.
Source : Photographie de Pierre-François Couderc.

Techniques endocrâniennes

Les yeux

Se reporter au premier volume où l'on détaille les techniques des muscles de l'œil, du nerf optique et du chiasma optique. Elles ont un effet considérable sur la pression intracrânienne, nous les considérons comme obligatoires. Nous allons seulement compléter la manœuvre du chiasma optique en procubitus.

Manœuvre complétée du chiasma optique (figure 4.18)

Le front du patient en procubitus repose sur ses mains, la tête est en légère flexion. Le patient tourne la tête d'un côté et de l'autre pour que vous puissiez bien positionner vos doigts sur les globes oculaires. Votre thorax est contre la tête du patient, pour pouvoir concentrer les forces vers le chiasma optique.

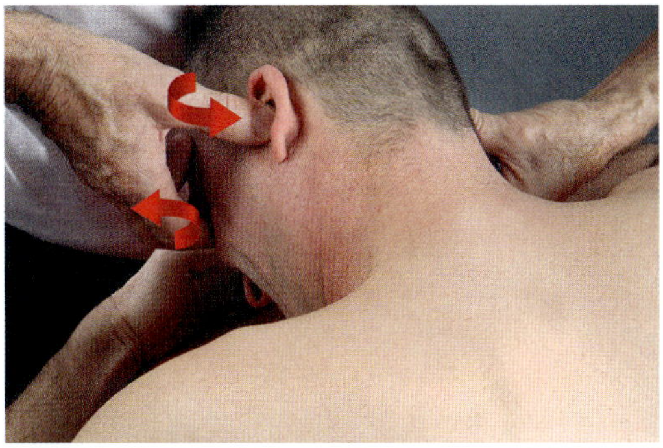

Figure 4.18. La manœuvre complétée du chiasma optique.
Source : Photographie de Pierre-François Couderc.

Placez maintenant vos pouces dans les conduits auditifs externes, pendant que vous mobilisez les globes oculaires en direction latérale et caudale, vous comprimez les conduits auditifs externes pour augmenter les pressions auriculaire et intracrânienne.

En fin de traction des nerfs optiques au niveau du chiasma, cette manœuvre a un effet sur les foramens optiques, les nerfs optiques, les artères et les veines qui sont en relation avec le système vasculaire de l'hypophyse. On utilise couramment cette technique pour améliorer les fonctions de l'hypophyse par effet vasculaire.

Vibratoire cérébrale

On s'adresse aux parties du cerveau qui ont une densité plus importante ; on effectue des manœuvres vibratoires en compression/induction, en ayant dépassé la barrière osseuse crânienne. C'est plus facile de faire une vibration manuelle, le thorax en appui sur la main, pendant que le patient expire en même temps.

Les techniques se réalisent en compression/vibratoire sagittale et transversale, à l'aide du thorax.

Pour les compressions sagittales, vous vous asseyez à côté du patient, alternativement à gauche et à droite, une main contre le front, l'autre contre l'occiput. On ressent assez précisément les zones plus denses qu'on libère en compression/induction.

Pour l'axe transversal, la position des mains ressemble à celle qu'on utilise pour les ventricules, décrite ci-dessous.

Ventricules

Comme nous l'avons expliqué, la pression intracrânienne donne l'impression d'augmenter pendant l'inspiration, par les conséquences de l'augmentation de la systole cardiaque et les tensions pleurofasciales qui se transmettent aux foramens du crâne.

Lorsqu'on effectue les techniques directes de compression ventriculaire, c'est par notre compression active à leur niveau au moment de l'inspiration qu'on accentue le drainage lymphatique et veineux du cerveau vers le thorax.

Au départ, au cours de l'inspiration on peut ressentir une augmentation de la pression intracrânienne qui, progressivement, diminue après plusieurs compressions ventriculaires, notre action contribue à drainer le sang veineux cérébral vers les sinus veineux, le thorax et enfin le cœur.

Manœuvre ventriculaire complétée (figures 4.19 et 4.20)

Le schéma des ventricules montre bien que, pour être complet, il faut les comprimer transversalement et sagittalement pour être sûr d'avoir un effet complet.

Nous affinons la technique des ventricules décrite dans le premier volume, le patient repose en procubitus, la tête en flexion, vous êtes assis de trois quarts par rapport au patient.

Transversalement

Les coudes bien écartés, les paumes placées juste au-dessus des *porus externus*, en dedans des pavillons de l'oreille, à 4 cm en dessous de la *calvaria*, vous comprimez cette zone médialement.

1. Vous effectuez plusieurs compressions/induction des deux ventricules vers l'arrière, puis vers l'avant, là où vous sentez la plus grande résistance.
2. Vous alternez des mouvements sagittaux sur les ventricules latéraux, quand vous en mobilisez un en compression ventrale, vous entraînez l'autre dorsalement.

Sagittalement

Vous êtes assis à côté du patient, placez une paume contre le frontal et l'autre contre l'occiput, vous écartez et avancez vos coudes pour plus travailler avec votre thorax. Cette manœuvre est un peu plus difficile à réaliser car la compressibilité sagittale du crâne est plus difficile à réaliser. Faire varier en hauteur vos appuis frontal et occipital pour bien focaliser votre action sur les parties moins compressibles.

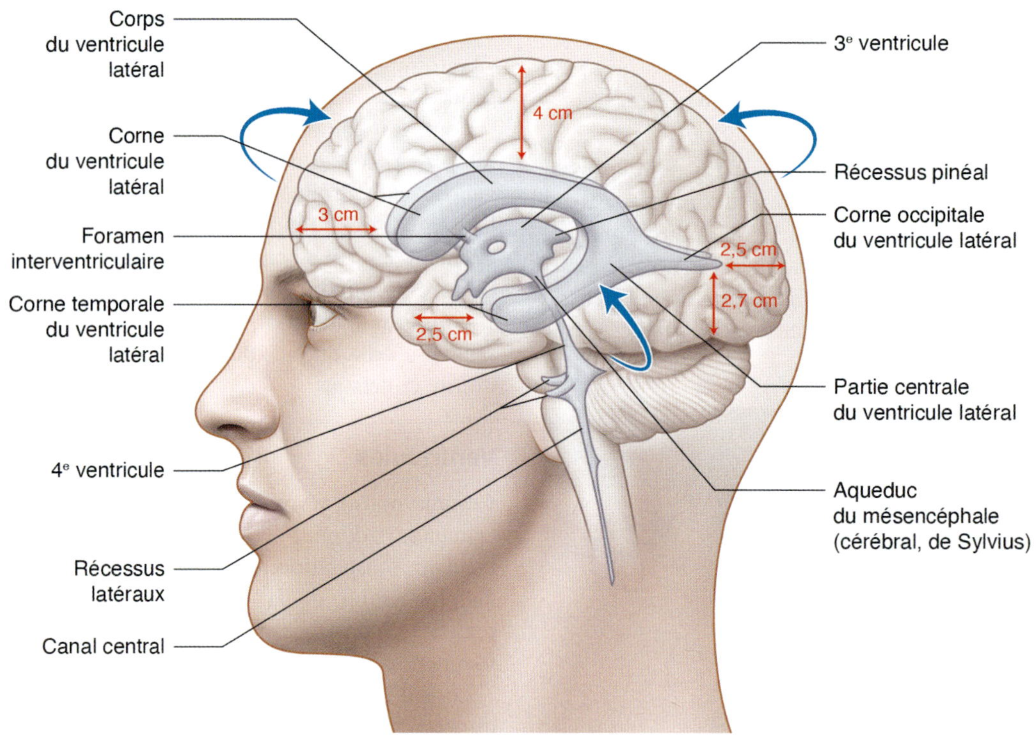

Figure 4.19. La manœuvre ventriculaire complétée.
Source : Cyrille Martinet.

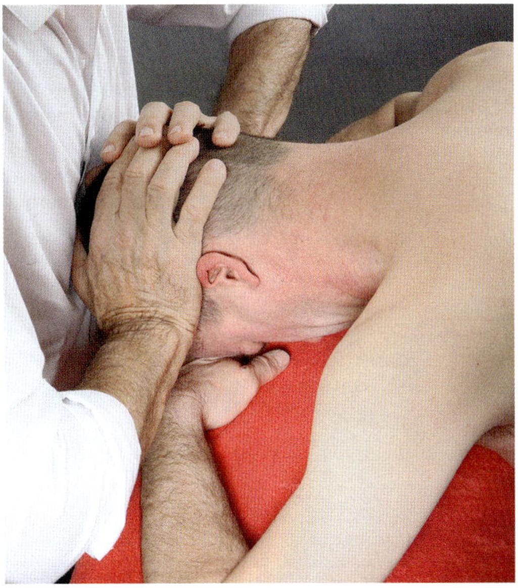

Figure 4.20. La manœuvre ventriculaire complétée.
Source : Photographie de Pierre-François Couderc.

Pie-mérien et parenchymateux cérébral

Il paraît très réducteur de penser que dans le système méningé, l'une des méninges puisse jouer un rôle plus important que les autres. Dure-mère, arachnoïde et pie-mère sont complémentaires.

La pie-mère, pourtant très mince et transparente (environ 80 μ) a une réelle fonction vasculaire cérébrale et médullaire. C'est la seule qui suit fidèlement tout le relief du parenchyme cérébral et médullaire, elle suit le moindre sillon et de ce fait, sa superficie est la plus importante des trois méninges. Les autres font souvent des ponts sur le relief parenchymateux, formant les espaces subarachnoïdiens qui sont dénommés citernes quand ils sont larges. On les trouve surtout autour du tronc cérébral, le traitement de la pie-mère implique obligatoirement celui du parenchyme cérébral, c'est d'ailleurs ce dernier que l'on ressent.

Recherches de Maiken Nedergaard

Nous nous sommes intéressés à la pie-mère avant de nouvelles découvertes confirmant l'importance de ses fonctions. Maiken Nedergaard, chercheur à l'université de Rochester de Copenhague en collaboration avec Kiel's Mollgård, a trouvé une nouvelle structure anatomique qui contrôle le flux du liquide cérébrospinal. Cette structure sépare l'espace entre l'arachnoïde et la pie-mère ; il la dénomme Slym (*Subarachnoïdlymphatic-Like Membrane*), elle aurait pour fonction de séparer le fluide cérébrospinal propre de celui qui draine les déchets du cerveau, de jouer un rôle important sur le système immunitaire et de lutter contre l'inflammation tissulaire. Cette importante découverte va permettre de mieux comprendre et traiter les maladies neurodégénératives qui nous menacent de plus en plus.

Les fonctions de la pie-mère :

- nutrition de la névroglie ;
- nutrition du parenchyme cérébral ;
- nettoyage du cerveau et de la moelle spinale ;
- immunodéfense cérébrale ;
- lutte contre les processus inflammatoires.

Traitement de l'ensemble pie-mère/parenchyme cérébral

Nous préférons répéter que son extrême minceur ne permet pas de ressentir seule la pie-mère, c'est quand elle pose un problème parenchymateux cérébral associé que nous pensons avoir une action sur elle.

Technique en séparation/induction (figure 4.21)

Les fixations dure-mériennes donnent une sensation de toile trop tendue, leur traitement n'a pas automatiquement une action sur la totalité de la pie-mère et le parenchyme cérébral.

Pour l'ensemble pie-mère et parenchyme cérébral, la main se dirige en profondeur, là où l'écoute l'attire, c'est souvent vers les zones séparant les lobes et les circonvolutions. En s'aidant de votre thorax, vous dirigez vos paumes de plus en plus profondément pour les positionner de part et d'autre de la fixation, surtout les maintenir en permanence en profondeur.

À la fin vous écartez progressivement les paumes, d'abord directement et ensuite en induction, la manœuvre est terminée quand vous sentez que l'écartement se fait librement.

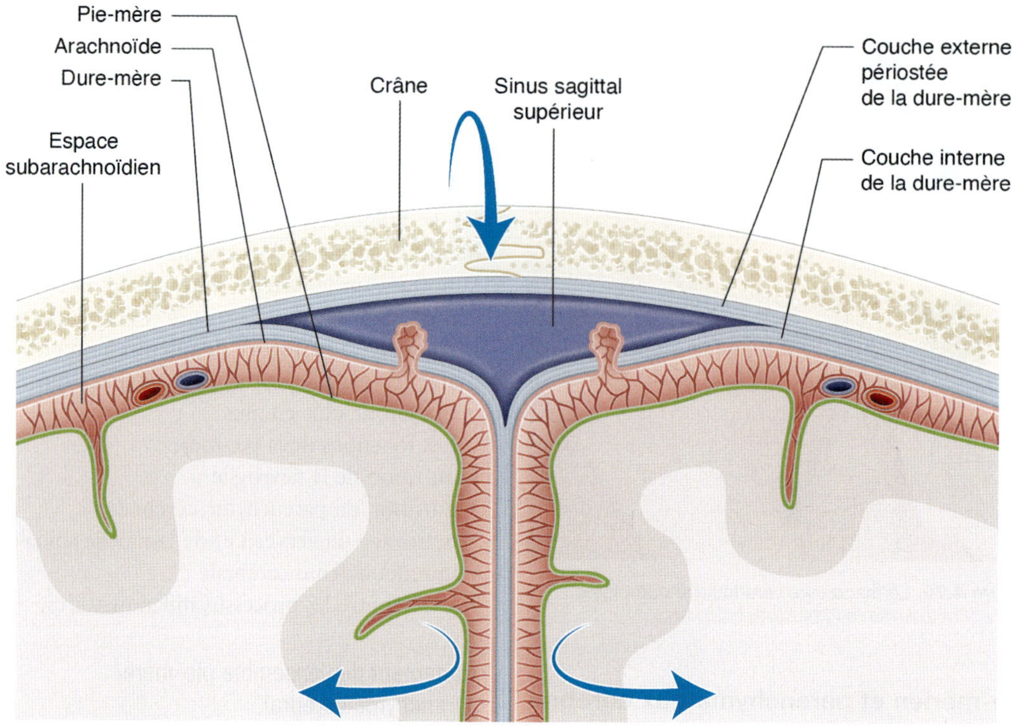

Figure 4.21. La technique en séparation/induction.
Source : Cyrille Martinet.

En motilité lobaire (figure 4.22)

En effectuant le test de motilité globale du cerveau, on peut trouver des zones qui sont moins actives individuellement et qui correspondent à des lobes particuliers.

On effectue le test de motilité générale du cerveau, en se rappelant qu'en « inspir » le cerveau effectue une expansion bilatérale et ventrale, et qu'en « expir » une rotation médiale accompagnée d'un mouvement sagittal dorsal. Le mouvement global peut montrer des zones de motilité lobaire diminuée, même parfois absente. On essaie de bien individualiser ces lobes en les séparant des autres, ce que nous avons fait pour le traitement pie-mérien. On réalise alors un mouvement de motilité lobaire, en « inspir et expir » local en isolant le lobe cérébral.

Périneural et intraneural

Les nerfs doivent être protégés mécaniquement lors des mouvements tissulaires de l'organisme, tout en gardant leur faculté de glissement, ils sont organisés en fascicules protégés par des tissus conjonctifs qui les protègent.

Certains nerfs sont durs et sensibles quand on les palpe, c'est dû à une pression intraneurale trop forte.

Ces nerfs, stimulés anormalement, déchargent des influx nociceptifs, à l'origine de douleurs, de troubles sensitifs, de problèmes moteurs, de vasoconstriction artérielle, de déséquilibre endocrinien, de spasmes musculaires, de tension dure-mérienne et de dysfonctionnements organiques.

Le traitement consiste à relâcher la pression extraneurale qui, le plus souvent, est suffisante pour relâcher la pression intraneurale ; si celle-ci est toujours trop forte, on exerce un appui/induction ou un roulement/induction extrêmement léger sur le nerf lui-même, attention un nerf n'aime pas être comprimé et il s'irrite vite !

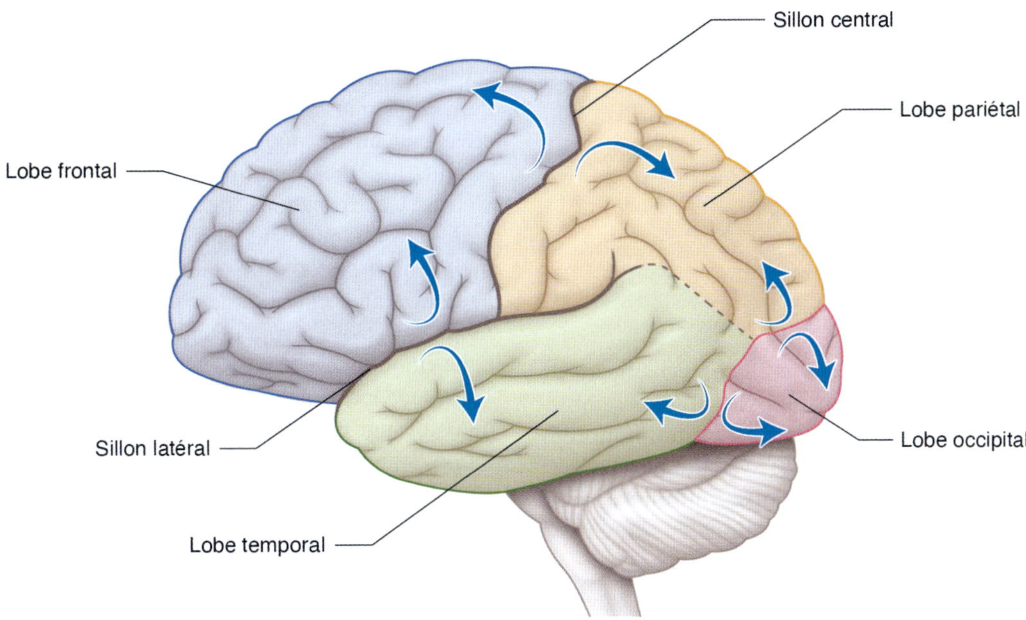

Figure 4.22. Le test de motilité cérébrale lobaire.
Source : Cyrille Martinet.

Neurocortical/corticoneural

Lorsqu'on traite un nerf, on ressent en écoute la zone cérébrale qu'il a éveillée, on effectue plusieurs techniques dites en aller-retour, pour stimuler le cerveau dans le sens nerf/cerveau et ensuite cerveau/nerf. La manœuvre en aller-retour permet d'obtenir de meilleurs résultats sur les tensions intraneurales trop fortes et leurs conséquences sur l'organisme.

Électromagnétique

Nous accordons de plus en plus de place au système électromagnétique, le système nerveux seul ne peut expliquer entièrement les fonctions incroyables du cerveau. Notre main est très sensible aux flux thermiques ressentis à une dizaine de centimètres en dehors du crâne, comme ils font partie du champ électromagnétique, ils nous permettent d'agir sur l'activité électromagnétique cérébrale. Nous détaillons cette manœuvre dans le chapitre consacré à l'épilepsie, où le champ électromagnétique est particulièrement perturbé.

Nerfs du fonctionnement cérébral

Nous étudions dans ce chapitre les nerfs crâniens que nous travaillons communément et qui permettent d'obtenir de bons résultats sur le cerveau. À ces derniers, nous avons ajouté les nerfs phréniques et le système nerveux viscéral.

Bien entendu, selon le concept ostéopathique, il serait anormal de penser que seuls les nerfs que nous mentionnons soient dignes d'intérêt.

Nerfs crâniens

Nous avons dû faire un choix parmi les nerfs crâniens qui ont tous une influence cérébrale ; nous avons sélectionné ceux que nous traitons le plus, en raison de leur efficacité sur l'activité cérébrale.

La palpation de certains nerfs crâniens, dans la mesure où ils sont accessibles, donne des informations sur l'état des tissus intracrâniens. Ce sont, en particulier, les nerfs olfactif, optique, vague, trijumeau, glossopharyngien et facial qui sont le plus souvent exposés, se reporter au livre *Manipulations des nerfs crâniens* coécrit avec mon ami Alain Croibier.

Nous allons décrire de nouveaux tests et techniques pour les nerfs et les ganglions nerveux, en voici la liste :

- olfactif ;
- vague ;
- trijumeau ;
- phrénique ;
- glossopharyngien ;
- facial ;
- viscéraux ;
- les ganglions sympathiques du cou.

Remarque : les nerfs crâniens échangent de très nombreuses anastomoses ; il nous semblerait ainsi vain d'avoir une attention monocentrée sur un seul nerf. Le système nerveux est un ensemble qui doit nous conduire à avoir une vue générale sur ses actions.

Nerf olfactif (figure 4.23)

Comme le nerf optique, le nerf olfactif fait partie intégrante du cerveau, d'ailleurs le bulbe olfactif est carrément inclus dans le cerveau.

Circuit olfactif

Les nerfs olfactifs informent le bulbe olfactif sur les différentes odeurs qu'ils reçoivent ; ce dernier les transforme en signaux électriques, en effectuant un tri, pour les transmettre au cortex olfactif. Les chercheurs de l'Institut Pasteur du CNRS (Centre national de la recherche scientifique) et de l'université Paris-Cité ont découvert que ce n'est pas la seule voie ; il existe aussi des neurones qui connectent le cortex vers le bulbe. Ils jouent aussi un rôle déterminant dans le système émotionnel.

On agit localement sur les nerfs olfactifs avec un coton-tige et sur le cortex olfactif par intensification/stimulation, et on effectue un aller-retour pour reconnecter ces deux circuits.

Indications

Elles concernent toutes les affections ciblant l'olfaction, soit par atteinte directe traumatique ou infectieuse, il peut s'agir d'hyposmie, d'anosmie, de phantosmie, d'allergie et d'infection chronique de toute la sphère ORL (oto-rhino-laryngologique).

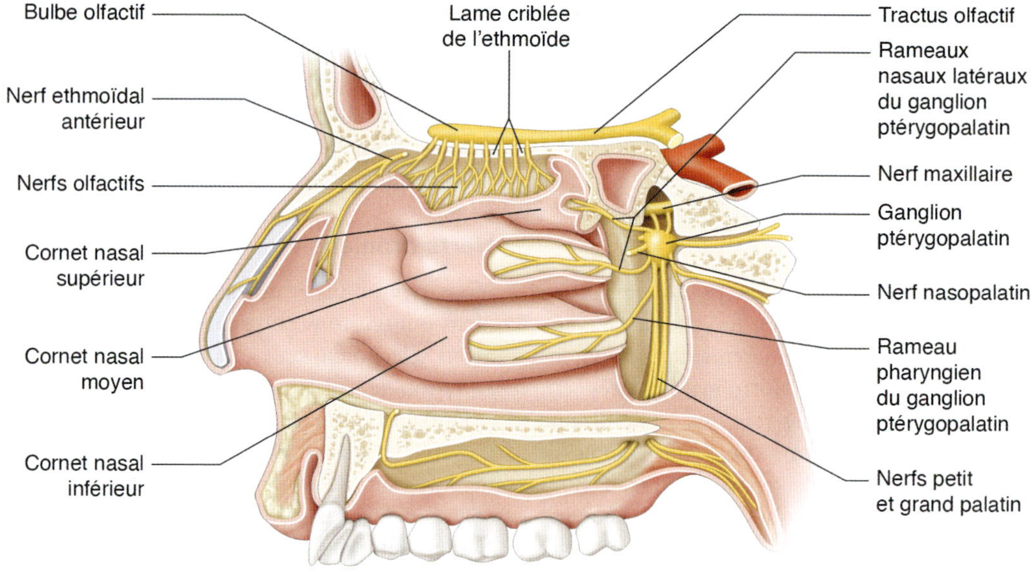

Figure 4.23. Le nerf olfactif.
Source : Cyrille Martinet.

On utilise aussi ces techniques pour stimuler le cerveau dans les maladies neurovégétatives, la sclérose en plaques, les dépressions, les dissipations émotionnelles et chaque fois que le cerveau a besoin d'être stimulé. Nous l'avons souvent souligné, lorsque le cerveau est en hypofonctionnement toute sollicitation est bénéfique pour les parties qui ont besoin d'être stimulées et ça fonctionne !

Traitement

Par rapport au traitement décrit dans le premier ouvrage, nous vous proposons une technique associant l'introduction de coton-tige par voie nasale avec l'intensification/stimulation du cortex olfactif situé dans le lobe temporal.

Intensification/stimulation du cortex olfactif (figure 4.24)

Le but de cette technique est de stimuler la zone corticale, en relation avec l'activité olfactive souvent déficiente dans les suites de traumatismes, les maladies neurovégétatives et les dépressions.

Très souvent, les premiers signes d'une maladie dégénérative se traduisent par une diminution de la faculté olfactive. Rappelons aussi que toute stimulation olfactive est positive pour les fonctions cérébrales générales, même si cela semble curieux : un traitement du nerf olfactif, par exemple, peut aider un déficit moteur en stimulant le cerveau.

L'odorat a été longtemps pour l'homme un élément essentiel pour chercher ses proies, éviter les animaux dangereux, repérer l'ami, l'ennemi, le partenaire, son chemin, etc. Quand on observe les animaux, on se rend compte combien l'odorat est important ; en plus, sur le plan émotionnel, il peut stocker et réveiller des souvenirs heureux ou malheureux.

L'odeur d'un corps peut nous attirer, nous repousser ou nous laisser indifférent ; il occupe aussi largement les centres de la mémoire, raison pour laquelle, dans certaines maladies neurodégénératives, on procède à des stimulations de l'odorat pour activer les zones défaillantes de la mémoire.

Manœuvre (figure 4.25)

Le patient est en décubitus, vous êtes assis derrière lui, placez un coton-tige avec délicatesse, mais rapidement, dans chaque narine en lui demandant de frotter la langue contre le palais. Les cotons-tiges ont pour effet de stimuler les nerfs olfactifs et aussi, par leurs anastomoses, le nerf trijumeau.

Comme nous l'avons vu, le frottement de la langue diminue la réactivité spontanée du nerf, il empêche les éternuements et la peur de la pénétration du coton-tige.

1. L'écoute fonctionnelle indique la zone du cortex à stimuler par intensification/stimulation, en vous précisant la localisation temporale du cortex olfactif et entorhinal.
2. Le patient est en latérocubitus, les cotons-tiges toujours dans le nez, comprimez le lobe temporal directement de la paume d'une main, puis en induction. On le contacte en dessous du sillon latéral, légèrement, au-dessus du zygion, l'autre paume fait un contre-appui contre le lobe temporal opposé.
3. On effectue un aller-retour entre les nerfs olfactifs et le cortex olfactif.

Nerf vague

Nous avons fortement simplifié sa description anatomique, préférant nous consacrer plus longuement aux techniques qui le concernent.

Ce nerf mixte, moteur, sensitif et surtout végétatif fait l'objet, à l'heure actuelle, de nombreuses publications.

Il est constitué de fibres nerveuses émergeant du sillon postérolatéral du bulbe, il se dirige ensuite vers le foramen jugulaire. C'est le nerf du système parasympathique, surtout de sa partie haute, il est à l'origine de très nombreuses fonctions, dont la régulation au long cours des systèmes cardiaque et digestif.

À l'inverse du système sympathique qui est plus adapté aux changements physiologiques rapides et à l'urgence, le nerf vague assure la continuité des actions qu'il initie. Avant de continuer son étude, nous voudrions préciser certaines choses, par rapport aux manipulations du nerf vague, concernant le concept et la philosophie ostéopathiques.

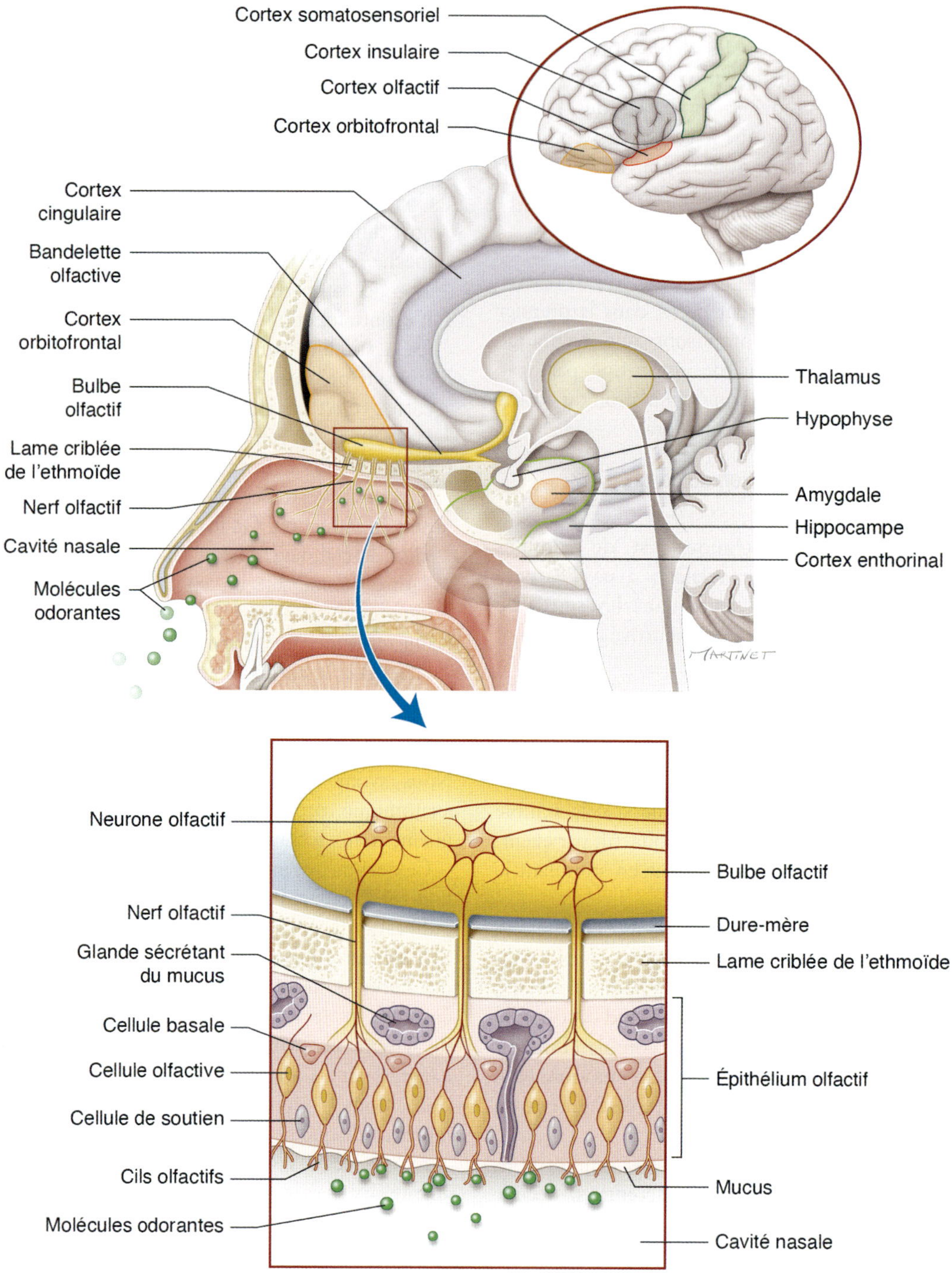

Figure 4.24. Intensification/stimulation du cortex olfactif.
Source : Cyrille Martinet.

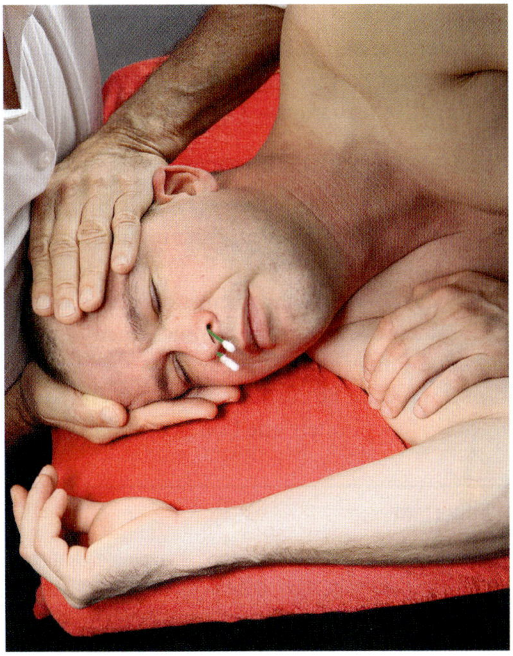

Figure 4.25. La manœuvre.
Source : Photographie de Pierre-François Couderc.

Concept ostéopathique

Les études qui concernent le nerf vague ont tendance à nous faire oublier la notion de globalité de l'organisme chère à l'ostéopathie. On parle de lui comme d'une entité capable de solutionner les nombreux problèmes de l'organisme ; alors que, même s'il est très important, il n'en est qu'une seule partie. Il faut toujours garder en mémoire le concept ostéopathique qui nous fait considérer l'organisme comme un tout indissociable où chaque élément est indispensable et digne d'intérêt.

Ce concept est primordial et sans lui, nous retombons dans le système symptôme/recette, à tel symptôme correspond forcément telle technique ; c'est peut-être rassurant, mais très réducteur et loin de notre mode de penser.

Anatomie topographique

On retrouve le nerf vague dans presque tout l'organisme, sauf au sein du parenchyme cérébral et peut-être dans la rate qui n'aurait pas de contingent du nerf vague. En revanche, certains auteurs en signalent, ayant peu disséqué nous-mêmes de rates, il nous est difficile de trancher.

Ce que nous suggérons

Pour rester fidèle à nos principes, on effectue d'abord une écoute générale pour repérer la zone la plus problématique. Ce n'est pas le patient qui doit nous indiquer la marche à suivre, ni le prospectus des appareils de stimulation du nerf vague ; ceci n'empêche pas à la fin du traitement de s'aider d'une stimulation du nerf vague. Nous vous proposons un exemple pour bien montrer que le traitement est souvent loin des symptômes que ressent le patient.

Exemple

Ce patient est venu nous consulter pour une arythmie résistante à tout traitement, elle le fatiguait énormément et le stressait fortement.

L'écoute générale nous ramenait systématiquement vers la vésicule biliaire et le foie, et non vers le cœur.

Nous avons donc manipulé la vésicule et le foie au grand dam du patient qui voulait absolument qu'on soigne sa région cardiaque.

Son arythmie, à sa grande surprise, a disparu au bout de deux séances, mais il est quand même revenu une 3e fois plusieurs mois après, alors qu'il allait très bien, pour nous demander de quand même effectuer une manœuvre sur le cœur lui-même !

On connaît la richesse de l'innervation de la vésicule biliaire : elle reçoit des rameaux des nerfs phréniques, du plexus cœliaque et du nerf vague, c'est peut-être l'explication de ce bon résultat. Il est intéressant de savoir que l'écoute, pour un problème qui semble très spécifique, peut nous diriger sur n'importe quelle autre partie du corps, ne semblant apparemment pas répondre à un raisonnement logique.

Foramen jugulaire

Le nerf vague sort du foramen jugulaire en compagnie des nerfs glossopharyngien, accessoire et de la veine jugulaire interne. Notons que le foramen gauche, d'après les recherches de Léo Testut, est souvent plus étroit que le droit, c'est peut-être pour cette raison qu'on trouve plus fréquemment une tension plus marquée à la partie moyenne du fascia vago-jugulo-carotidien gauche.

Le foramen jugulaire reçoit son innervation du ganglion stellaire qui contribue à régler la pression intraforaminale jugulaire, source d'hyperstimulation vagale quand elle est trop élevée.

Au niveau du cou

Il parcourt ensuite le cou dans le fascia vago-jugulo-carotidien, où sa stimulation provoque rapidement une diminution du rythme cardiaque et plus tardivement de la tension artérielle.

Précisons que son diamètre est de 2 mm environ au niveau du cou.

Innervation musculaire du nerf vague

Il assure la viscéromotricité des systèmes cardio-vasculaire, trachéobronchopulmonaire et digestif.

Parmi les nombreux muscles innervés par le vague, certains nous permettent d'obtenir plus facilement une réponse vagale, à savoir :

- l'élévateur du voile du palais ;
- le muscle constricteur supérieur du pharynx ;
- certains muscles du larynx ;
- le muscle salpingopharyngien.

Innervation sensitive du vague

On trouve des fibres nerveuses qui vont dans :

- le conduit auditif externe ;
- le tympan ;
- le pharynx, l'épiglotte, le larynx, le voile du palais ;
- la langue (partie postérieure).

Fonctions végétatives ou autonomes du nerf vague (figure 4.26)

- Les pupilles (diminution de leur calibre, myosis).
- Le cœur (ralentissement du rythme).
- L'œsophage par relâchement de son sphincter inférieur (dysphagie, dysphonie par reflux).
- L'estomac (sécrétion d'acide chlorhydrique).
- Les glandes salivaires (sialorrhée).
- Les bronches (diminution de leur calibre).
- Les poumons (essoufflement).
- Les autres organes digestifs par l'intermédiaire de l'acétylcholine (parfois source de diarrhées).
- Les glandes sudoripares (transpiration, surtout aux extrémités des membres).
- Les glandes surrénales (importantes pour la fatigue).
- Il peut être aussi responsable de malaise, de lipothymie et même de chute (*drop attack*).

Recherches sur le nerf vague

Elles sont très nombreuses et donnent parfois des conclusions très inégales ; le nerf vague se voit attribuer de multiples qualités et fonctions, c'est pour cette raison que certains appareils ont été mis au point pour le stimuler. Parfois efficaces, ils montrent cependant assez vite leurs limites.

Stimulation électrique du vague

Elle fait produire et sécréter l'acétylcholine qui est un neuromédiateur puissant induisant un ralentissement du rythme cardiaque, une réduction du calibre des bronches ainsi qu'une augmentation de la sécrétion de la salive et de l'ensemble des sucs digestifs.

Mais stimuler le nerf vague dans une localisation très précise ne correspond pas forcément aux troubles fonctionnels que l'on veut traiter.

> **Important**
>
> Le vague réagit plutôt par fonction que par localisation. Prenons l'exemple d'un patient qui souffre de gastralgie : ce n'est pas parce que vous traitez le nerf vague au niveau de l'oreille que vous obtiendrez forcément un résultat. Nous l'avons essayé de nombreuses fois sans résultats probants.
>
> La palpation sélective du nerf vague est très difficile et parfois impossible à ressentir. Topographiquement, il existe certaines zones où l'on peut mieux palper les fibres du nerf vague comme la zone hiatale, la petite courbure et le pylore, dans la région du cou, c'est assez hasardeux.

Notre protocole

Nous traitons d'abord l'organisme sur la zone révélée par l'écoute, puis le nerf vague sur la région que l'on veut soigner.

Nous prenons comme critère d'efficacité de la manipulation du nerf vague, le ralentissement des battements cardiaques, et un peu plus tardivement, la baisse de la tension artérielle.

Stimulation mécanique physiologique naturelle du nerf vague

Pour nous, le nerf vague, pour bien fonctionner, a besoin d'une stimulation mécanique constante fournie par les battements carotidiens dans la gaine vago-jugulo-carotidienne, les mouvements du cœur et du diaphragme dans le thorax.

Ceci pourrait expliquer, qu'en cas d'hypertension, le nerf vague hyperstimulé par les carotides et le cœur puisse provoquer des syncopes.

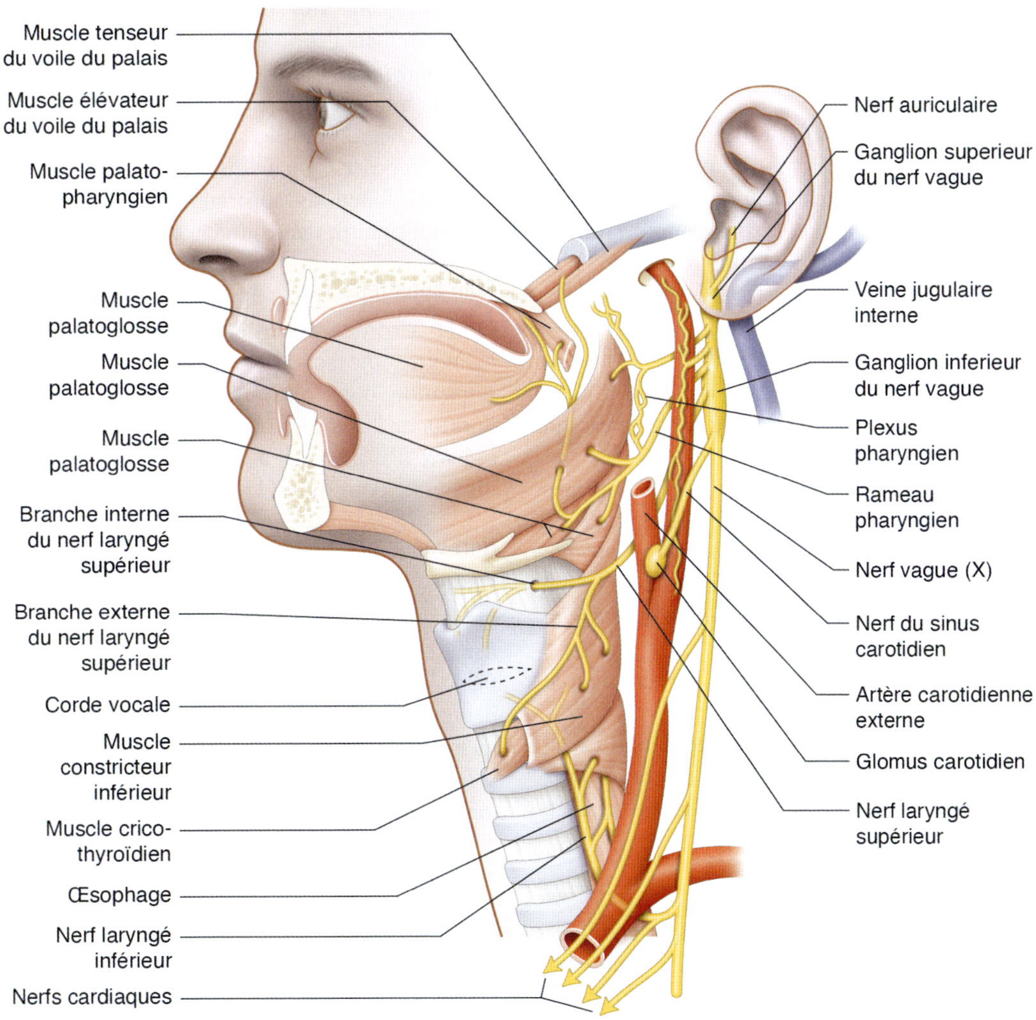

Figure 4.26. Fonctions végétatives ou autonomes du nerf vague à sa partie crânienne et sa connexion auriculaire.
Source : Cyrille Martinet.

En général, pour le système digestif, on stimule le nerf vague gauche et pour le cœur, le nerf vague droit, mais il faut toujours se méfier des généralités et il nous arrive souvent de ne pas suivre cette règle.

Mécanosensibilité du nerf vague

Pour mieux comprendre sa sensibilité mécanique et biomécanique dont nous nous servons, nous allons décrire le baroréflexe et le réflexe de Bainbridge prouvant que les nerfs vagues ont des mécanorécepteurs très sensibles et réactifs.

Baroréflexe artériel

Il permet de modifier l'activité des nerfs sympathiques et parasympathiques, en fonction de la pression artérielle analysée par les barorécepteurs du sinus carotidien, de la crosse aortique (nerfs de Cyon) et des artères subclavières.

Nous avons déjà étudié, dans le premier volume, ceux de la bifurcation carotidienne, de la crosse de l'aorte et des artères subclavières dans les défilés thoraciques.

Les afférences des barorécepteurs se dirigent vers le noyau ambigu du tractus solitaire du tronc cérébral, leurs axones suivent les nerfs vague et glossopharyngien.

En cas d'hypertension, le baroréflexe entraîne une inhibition du système sympathique et une augmentation des influx vagaux.

L'inspiration diminue la pression intrathoracique, ce qui augmente le retour veineux vers les oreillettes et déclenche le réflexe de Bainbridge.

Réflexe de Bainbridge (Francis Arthur Bainbridge 1918)

Il est aussi dénommé le réflexe atrial, c'est un baroréflexe cardiaque.

L'augmentation du retour veineux dans l'atrium droit ou dans les veines caves, près de leurs débouchés dans l'atrium droit, provoque une accélération du rythme cardiaque et une activation de la production de l'ANP (*Atrial Natriuretic Peptide*).

Une hypotension, au contraire, fait diminuer le rythme cardiaque.

C'est en raison des mécanorécepteurs du nerf vague de l'atrium droit, sensibles aux étirements de la jonction des parois veino-atriales que ce réflexe a lieu.

En ostéopathie

Nous obtenons des effets différents qui correspondent plus au baroréflexe. La compression manuelle atriale droite fait légèrement augmenter le rythme cardiaque au tout début, mais très rapidement le diminue. C'est ce que nous appelons la prédominance vagale atriale droite.

Rôle anti-inflammatoire du nerf vague

Il fait partie de sa fonction essentielle par son action sur le système immunitaire. Il agit d'une part par ses fibres afférentes centripètes qui activent l'axe corticotrope, d'autre part par la voie cholinergique.

Le noyau du tractus solitaire est un noyau sensitif très important ; il envoie, entre autres, les informations du système digestif par ses afférences vagales vers le thalamus, l'hypothalamus, l'insula et le système limbique.

Il enclenche des réactions autonomiques et comportementales.

Il analyse la nourriture et sa transformation dans le système digestif, grâce à ses fibres nerveuses chémoréceptrices, mécanoréceptrices et osmoréceptrices. Quant au système sympathique, il a des fonctions apparemment plus simples, réagissant plutôt dans l'urgence et la douleur.

Rôle antistress

On lui accorde, en plus de la régulation de notre mémoire, une action sur notre sommeil, notre respiration, notre cœur, nos organes digestifs, nos hormones, il agit sur notre anxiété en envoyant des signaux d'apaisement à notre cerveau et à notre organisme pour mieux lutter contre les stress.

Nerf vague et innervation du cerveau

Comme nous l'avons déjà indiqué, paradoxalement, on ne trouve pas de fibres du nerf vague dans le cerveau lui-même. En revanche, issu du tronc cérébral, il a de nombreuses connexions nerveuses avec les grands centres cérébraux, au même titre que les nerfs trijumeau et facial.

Il exerce une influence endocrine sur la transmission de :

- la sérotonine ;
- l'ocytocine ;
- la dopamine ;
- l'adrénaline.

Principales indications

Au vu de tout ce qu'on a décrit, il est difficile, voire impossible de faire la liste de toutes les indications du nerf vague. Pour notre part, nous n'avons jamais organisé un traitement en nous focalisant uniquement sur les techniques du vague. Nous suivons toujours les messages de l'organisme et ensuite, en fonction des atteintes, on ajoute éventuellement les manipulations du nerf vague.

Par exemple, un patient nous consulte pour des crises d'asthme ; il n'est pas certain que l'écoute nous attire vers la zone bronchopulmonaire, ce pourrait être le foie, le pancréas et l'intestin, mais à la fin on traitera peut-être le nerf vague au niveau du cou, des bronches et de la zone azygocave.

Les indications sont si nombreuses qu'il nous paraît peu probable de toutes les énumérer. Le nerf vague, anormalement stimulé, peut provoquer toutes sortes de malaises, allant jusqu'à des évanouissements, un *drop attack* (syndrome des genoux bleus) : le patient perd soudain conscience et tombe en avant ; dans le meilleur des cas, il se fait mal aux genoux, mais nous avons souvent constaté des fractures du nez.

Voici les principales indications :

- tachycardie ;
- arythmie ;
- hypertension ;
- hypotension orthostatique ;
- lipothymie ;
- acouphènes ;
- bronchospasme ;
- gastroduodénospasme ;
- gastroduodénite ;
- troubles digestifs généraux ;
- ulcères de l'estomac et du duodénum ;
- colopathie générale ;
- constipation chronique ;
- transpiration réduite ou exagérée vers les extrémités ;
- colites ;
- problèmes mictionnels ;
- troubles sexuels ;
- épilepsie ;
- maladies neurodégénératives ;
- dépression.

Signes d'un déséquilibre vagal

Modifications des pouls radiaux

En fonction de certains problèmes du nerf vague et du système sympathique, les pouls radiaux peuvent être de qualité inégale par leur fréquence et leur intensité, en étant bien frappés, longs, forts ou faibles.

En principe, en cas de vagotonie, les pouls sont faibles et lents et surtout différents des deux côtés ; c'est souvent le pouls le plus faible qui détermine le côté vagal à traiter.

Variations des pouls en rotation/flexion cervicale

Parfois, ce n'est pas le nerf vague qui est à l'origine des différences de la qualité des pulsations radiales, mais tout simplement une fixation ostéoarticulaire d'une vertèbre cervicale dont nous avons déjà parlé.

Les branches cervicales du vague donnent l'innervation de la dure-mère, on peut penser qu'une tension dure-mérienne trop forte puisse créer une stimulation anormale du nerf vague.

Le sujet assis, on met la colonne cervicale en flexion latérale, rotation d'un côté et de l'autre pour vérifier une éventuelle modification du pouls radial en relation avec une fixation articulaire cervicale.

Variations des pouls en traction occipitovertébrale

Il existe des anastomoses du nerf vague avec le système nerveux des deux premières cervicales. Pour tester leur influence sur le nerf vague, le patient en décubitus, on met en traction/extension la région occiput/C1/C2 et on fait des petites rotations du cou focalisées sur cette partie ; si le pouls ralentit, c'est le signe d'une tension dure-mérienne en relation avec le nerf vague.

Anisotension des membres supérieurs

C'est la tension la plus faible qui indique le plus souvent le côté du nerf vague à traiter.

Température des mains (Dr Donatini)

Une différence de température des deux mains peut laisser soupçonner un problème vagal. Ce serait plutôt le côté moins chaud qui serait en relation avec le nerf vague à traiter.

Coloration et recoloration des mains

Les mains doivent avoir la même coloration, une atteinte du nerf vague peut provoquer une coloration plus bleutée du côté du problème. En comprimant les poignets, on empêche le retour veineux des mains, elles deviennent plus bleutées, c'est du côté où la recoloration est la plus tardive que se situerait le problème vagal.

Symptômes d'une vagotonie

- Une dysphonie progressive : les troubles de la parole peuvent indiquer un problème du nerf vague, souvent lié aux rameaux pharyngiens des nerfs récurrents ; dans ce cas, des examens médicaux sont nécessaires. Attention : certaines tumeurs peuvent aussi provoquer des dysphonies.

- Une toux rauque, non productive : elle peut être due à une stimulation anormale du nerf vague ; il existe un réflexe tussigène qui est déclenché en comprimant le tympan, on peut le ressentir en se nettoyant les oreilles trop profondément.
- Une voix rauque et faible : les nerfs laryngés supérieurs, issus du nerf vague, fournissent l'innervation motrice du larynx ; leur atteinte donne une voix faible, rauque et grave, le patient est dans l'impossibilité de monter dans les aigus. Pour les femmes, on peut soupçonner un épaississement de la muqueuse des cordes vocales en période de ménopause. En cas de dysphonie, il vaut mieux que la personne consulte un spécialiste, la thyroïde peut aussi en être la cause.
- Une bradycardie.
- Un myosis (rétrécissement des pupilles).
- Une hypersalivation.
- Une hypersudation des extrémités, attention c'est aussi le cas dans certaines sympathicotonies.
- Une vasodilatation vasculaire.
- Des gastralgies.
- Une constipation.
- Des troubles anxieux.
- Une attaque vagale avec syncope et *drop attack*.

La description des dystonies neurovégétatives prendrait de nombreuses pages, elles regroupent les insomnies, l'anxiété et tous ses symptômes.

Tests du nerf vague

Sensibilité du conduit auditif externe

Rappelons que le nerf vague innerve la partie postérocaudale du conduit auditif externe ; c'est à l'aide d'un coton-tige qu'on le teste, une zone de plus forte sensibilité et un glissement plus difficile du coton-tige indiquent la partie à traiter (voir « Nouvelles techniques »).

Stimulation de la bifurcation carotidienne

C'est la compression du sinus carotidien qui provoque un ralentissement des battements cardiaques.

Compression atriale droite

On l'effectue au niveau des deuxièmes espaces chondrosternaux droits, ce qui ralentit le cœur.

Compression de la crosse aortique

On comprime la crosse aortique en la poussant en direction caudale et médiale. Le battement cardiaque doit ralentir. Ne pas hésiter à prendre en même temps les pouls des artères tibiales postérieures, en demandant au patient d'avoir les jambes fléchies pour raccourcir la distance. Une grande différence de pouls nécessite une explication (coarctation ou sténose de l'aorte, compression anormale dans la région pelvienne).

Test du fascia vago-jugulo-carotidien (figures 4.27 et 4.28)

Ce fascia a une importance capitale pour le nerf vague : il assure la continuité entre les fascias du thorax et ceux qui entourent les grands vaisseaux intracrâniens, qui sont, plus ou moins, directement en relation avec la dure-mère. Cette continuité se fait par les ouvertures caudales de la base du crâne, surtout celles des canaux carotidiens, jugulaires internes, du foramen magnum, et plus accessoirement des foramens rond et *spinosum*.

Le test

Nous l'avons décrit dans le premier volume, en voici une autre version plus complète :

1. Le patient est assis sur la table, le dos appuyé contre vous ; d'une main, vous lui maintenez la tête et de deux doigts de l'autre main, vous saisissez, par ordre, les tissus suprahyoïdiens, l'os hyoïde et la partie infrahyoïdienne pour les étirer caudalement ; c'est le côté le plus résistant à l'élongation qui crée une tension anormale du nerf vague.
   A. Comme nous l'avons signalé, c'est le plus souvent à gauche et à sa partie supérieure qu'il est fixé, peut-être en relation avec l'étroitesse congénitale du foramen jugulaire gauche qui le rend mécaniquement moins étirable.
   B. Quand il est fixé plus caudalement, c'est en relation avec le muscle omohyoïdien et aussi la thyroïde.
2. Pour être plus précis, déplacez ensuite légèrement vos doigts sur les carotides caudalement et postéromédialement, pour être en regard plus précisément avec les nerfs vagues, étirez caudalement la face postérolatérale des carotides englobée dans le fascia vago-jugulo-carotidien. C'est le côté où la résistance est la plus forte qui doit être mobilisé. Le muscle omohyoïdien est souvent en cause dans les problèmes vagaux, nous allons, dans un premier temps, approfondir son anatomie, sa physiologie et, dans un second temps, son traitement.

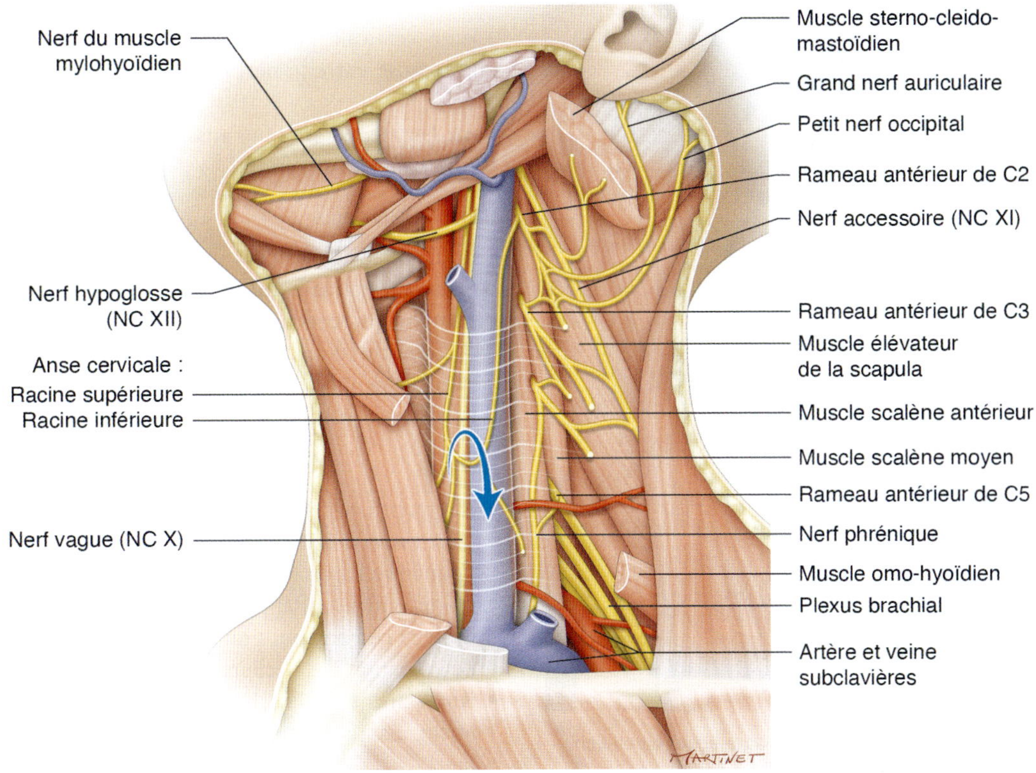

Figure 4.27. Test du fascia vago-jugulo-carotidien.
Source : Cyrille Martinet.

Influence du muscle omohyoïdien sur le nerf vague

On s'est longtemps posé la question sur les différentes causes de compression du nerf vague dans le fascia vago-jugulo-carotidien. Certes, l'âge, les traumatismes cervicaux, la chirurgie de la thyroïde apportent une partie de l'explication et pour le côté gauche, le foramen jugulaire plus étroit.

On s'est vite rendu compte que les fixations se trouvaient fréquemment sous le croisement du muscle omohyoïdien avec le fascia vago-jugulo-carotidien. L'omohyoïdien a tendance à comprimer le nerf vague à ce niveau, suite à un problème d'épaule, du cou et de la thyroïde. Ce n'est pas uniquement l'omohyoïdien qui en est toujours la cause, mais aussi les différentes structures où il s'attache et qui l'entourent. Elles créent une tension tissulaire anormale dont voici les principales causes :

- une malposition in utero du membre supérieur ;
- un problème obstétrical des épaules ;
- un torticolis congénital ;
- un traumatisme scapulohuméral (fracture, luxation) ;
- une cervicarthrose ;
- une thyroïdite ;
- une périarthrite scapulohumérale ;
- un traumatisme omocervical, avec atteinte du nerf scapulaire postérieur ;
- des interventions chirurgicales du cou (thyroïde par exemple) ;
- le vieillissement ;
- des maladies systémiques ;
- des douleurs projetées du foie et de la vésicule du côté droit, l'œsophage et la zone hiatale du côté gauche.

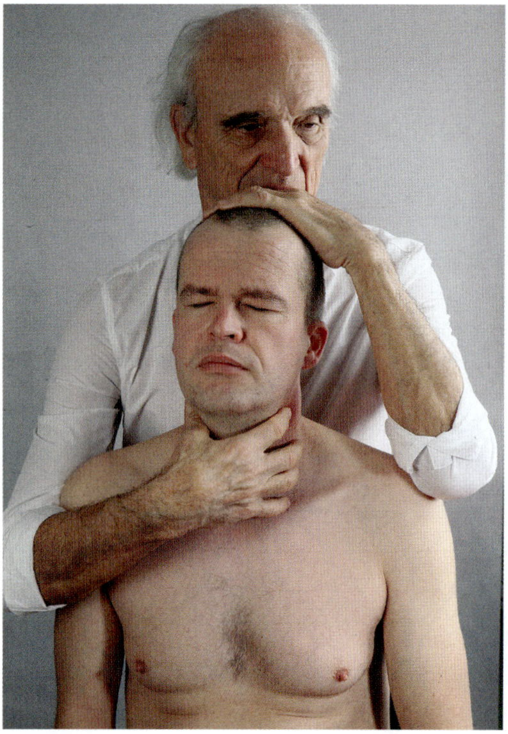

Figure 4.28. Le test du fascia vago-jugulo-carotidien.
Source : Photographie de Pierre-François Couderc.

Anatomie de l'omohyoïdien (figure 4.29)

C'est un muscle digastrique avec un tendon intermédiaire qui relie ses ventres inférieur et supérieur.

Ventre inférieur (figure 4.30)

Il s'insère sur le bord crânial de la scapula, en dedans de l'incisure scapulaire où se loge le nerf suprascapulaire, il se dirige ensuite obliquement vers le haut. Il contracte un rapport étroit avec la lame prétrachéale du fascia cervical.

Son tendon intermédiaire croise l'ensemble vasculonerveux du cou.

Ventre supérieur

L'omohyoïdien change de direction pour se porter plus crânialement, en suivant le bord latéral du sternocléidomastoïdien. Il se termine sur le bord latéral de l'os hyoïde, au niveau des grandes cornes.

Il est recouvert par le sternocléidomastoïdien ; en cas de cervicalgie, d'arthrose cervicale ou de torticolis congénital, il contribue à créer une forte compression sur le fascia vago-jugulo-carotidien.

Innervation

L'anse cervicale pour ses deux chefs, c'est une anastomose entre le nerf hypoglosse et le plexus brachial.

Le nerf accessoire qui s'anastomose avec le nerf vague et le plexus cervical.

Rapports importants

Dorsalement, les scalènes et la partie crâniale du plexus brachial, la jugulaire interne et la carotide commune qui recouvrent le nerf vague et les muscles sternothyroïdien et thyrohyoïdien.

Médialement, le bord latéral de l'aponévrose cervicale moyenne qui se dédouble pour l'entourer.

Fonctions

- Maintien de la béance des veines du cou pendant l'inspiration, phénomène important pour l'équilibre barométrique du cerveau et sa circulation veineuse. Rappelons que c'est le système veineux cérébral qui a un rôle déterminant pour l'élimination des déchets du cerveau.
- Abaissement de l'os hyoïde et du larynx pour mieux assurer la parole (ce que certains contestent).
- Mise en tension de l'aponévrose cervicale moyenne et du fascia vago-jugulo-carotidien pour la protection mécanique du nerf vague.
- Fixé, il peut être responsable de douleurs des muscles supra- et infrascapulaires, en créant une tension anormale du ligament transverse de la scapula avec qui il échange des fibres.

Rappelons que c'est dans la gaine vago-jugulo-carotidienne que le nerf vague reçoit la stimulation des battements carotidiens ; il est important que cette gaine fasciale le maintienne, mais ne le contraigne pas, pour éviter les phénomènes de vagotonie.

Syndrome du muscle omohyoïdien

Il est intéressant de savoir qu'il existe en médecine ce syndrome. Les causes les plus fréquentes se trouvent chez les patients qui ont vomi fortement ou trop fréquemment, qui ont eu un traumatisme cervical, scapulohuméral et du membre supérieur homolatéral.

C'est souvent le ventre inférieur qui est affecté, donnant des douleurs rétroclaviculaires du défilé

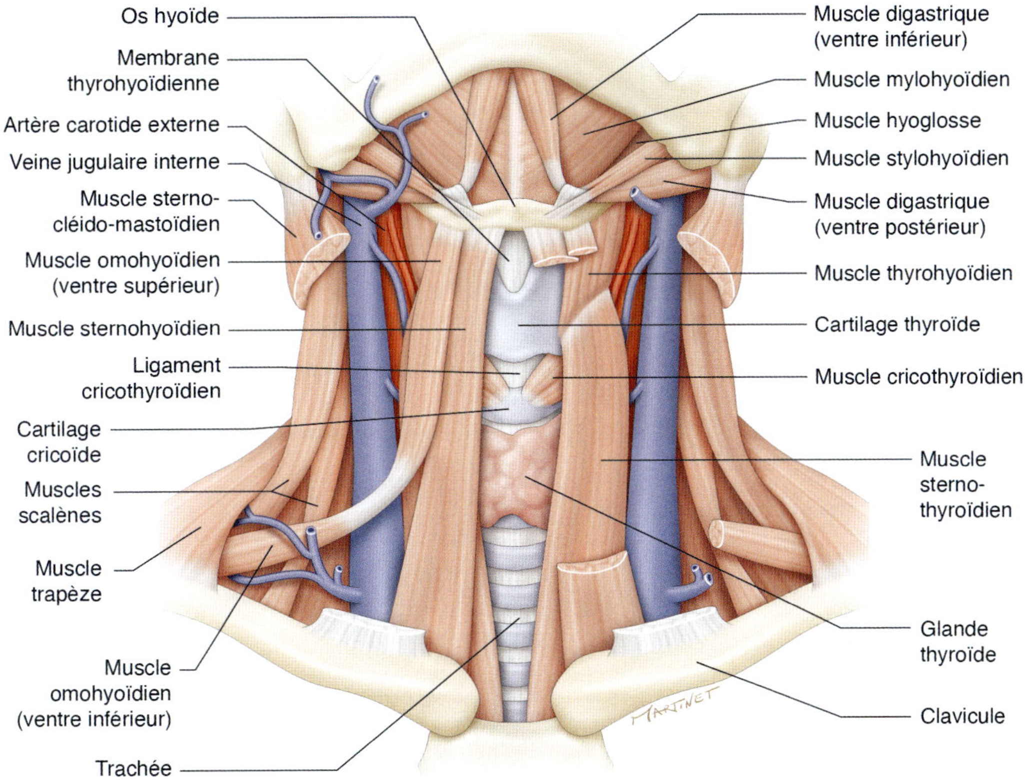

Figure 4.29. Anatomie du muscle omohyoïdien.
Source : Cyrille Martinet.

thoracique, du cou par une compression anormale du nerf vague dans le fascia vago-jugulo-carotidien, à l'origine d'une vagotonie.

Effets sur le nerf vague

Au niveau du cou, le nerf vague est situé dans le fascia vago-jugulo-carotidien qui, trop tendu, le comprime et provoque une diminution du rythme cardiaque et plus tardivement une hypotension.

Notons que le diamètre du nerf vague, au niveau du cou, dépasse à peine 2 mm, ce qui est aussi le cas pour le nerf phrénique.

Le nerf vague a des mécanorécepteurs très réactifs et très sensibles à la compression, ce qui souligne l'importance de cette manœuvre. Nous avons vu une partie de sa manipulation dans le premier volume, page 131, nous allons ici la compléter.

Technique de l'omohyoïdien en décubitus (figure 4.31)

Le patient repose sur le dos, la tête en légère rotation/latéroflexion du côté opposé à traiter.

- Faire glisser caudalement la partie postéromédiale du muscle omohyoïdien de deux doigts d'une main, pendant que le pouce de l'autre main, posé sur la partie médiale de l'incisure scapulaire, la repousse latérocaudalement.
- Demander simultanément au patient de faire glisser distalement le membre supérieur homolatéral sur la table pour augmenter l'étirement.

Nerf suprascapulaire

C'est une branche du plexus brachial, localisée dans l'incisure scapulaire ; c'est la branche motrice des muscles supra- et infrascapulaires. Une tension trop forte de l'omohyoïdien peut provoquer des douleurs scapulaires et cervicales récidivantes ;

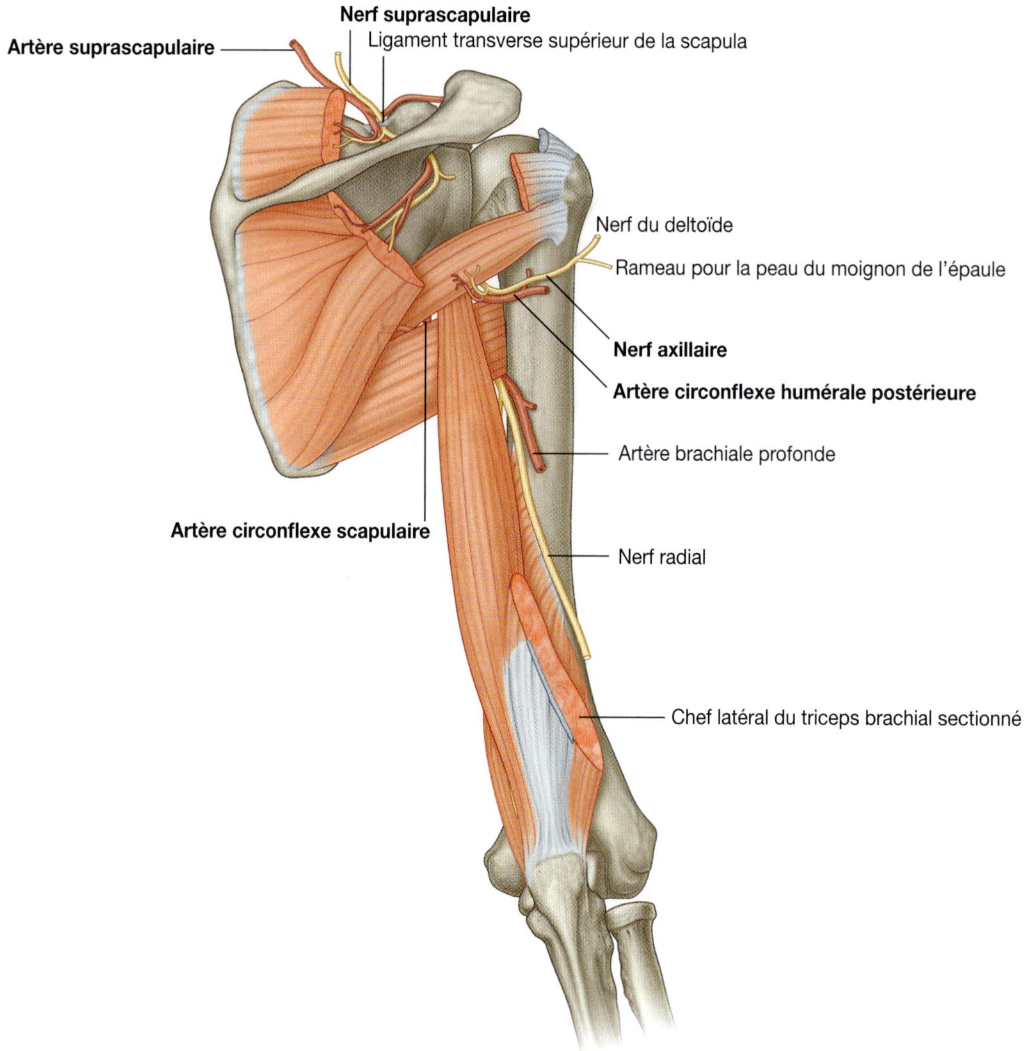

Figure 4.30. Artères et nerfs associés aux voies d'accès à la région scapulaire postérieure.
Source : Richard L. Drake, A. Wayne Vogl, Adam W.M. Mitchell, Gray's Anatomy for Students, 4e. 2020 Elsevier.

inversement, des problèmes du membre supérieur peuvent interférer sur l'omohyoïdien, le fascia vago-jugulo-carotidien et irriter le nerf vague.

Poser un pouce sur l'incisure scapulaire et agir par petites compressions/décompressions, par effet ventouse, elles permettent de relâcher la pression intrascissurale, sans irriter le nerf qui est protégé par le ligament transverse supérieur de la scapula.

Omohyoïdien en latérocubitus (figure 4.32)

Le patient repose du côté opposé au muscle à traiter, votre thorax appuie contre le sien, sa tête est en légère extension, de deux doigts d'une main, vous mobilisez l'os hyoïde vers la table.

De l'éminence hyothénar de l'autre main sur la partie latérale de l'incisure scapulaire, vous l'étirez latérocaudalement, la paume accompagnant le mouvement.

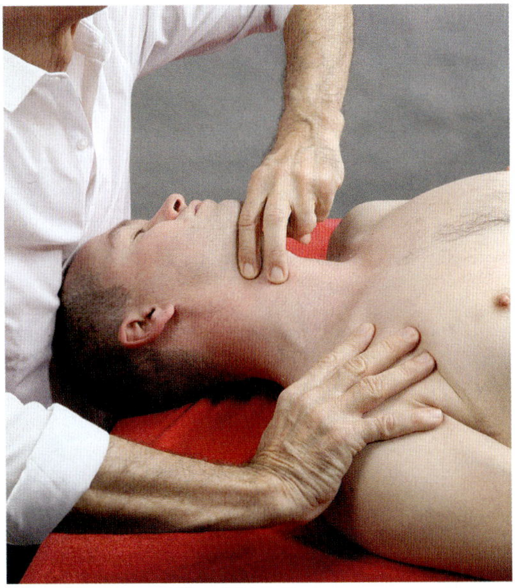

Figure 4.31. Technique de l'omohyoïdien en décubitus.
Source : Photographie de Pierre-François Couderc.

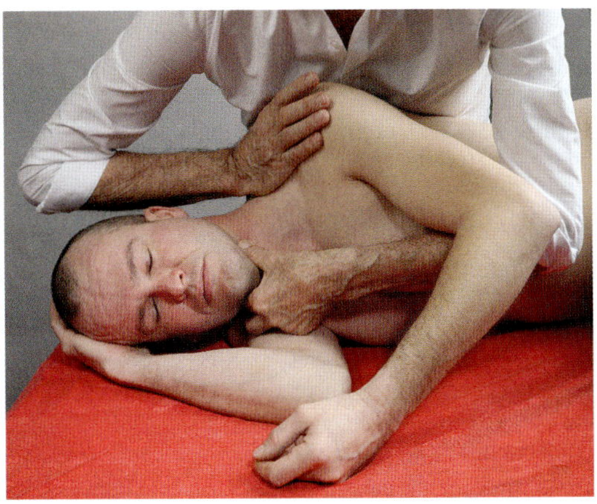

Figure 4.32. L'omohyoïdien en latérocubitus.
Source : Photographie de Pierre-François Couderc.

Ensuite, placer deux doigts sur les parties crâniale, puis caudale, des deux ventres de l'omohyoïdien pour les relâcher ; c'est à ce niveau que les tensions fasciales sont les plus fortes.

Techniques du nerf vague

Il existe de nombreuses techniques concernant le nerf vague, nous décrirons celles que nous utilisons depuis de nombreuses années avec des résultats assez constants, surtout quand elles sont associées à une manœuvre du tronc cérébral.

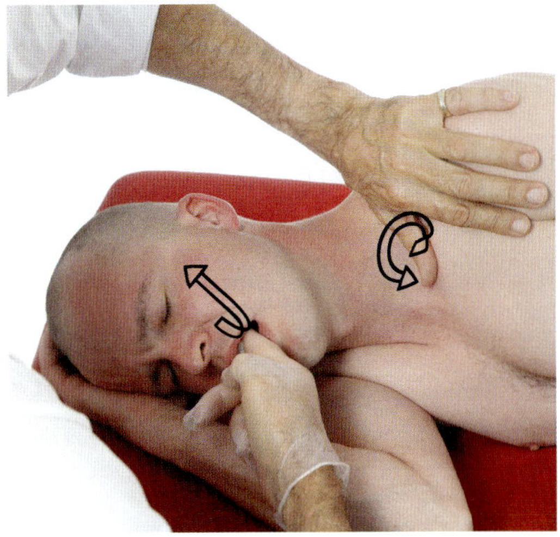

Figure 4.33. Technique du foramen jugulaire en latérocubitus.
Source : Approche ostéopathique du cerveau, 978-2-294-77366-2, Barral J.-P., © Elsevier Masson SAS, 2021.

Foramen jugulaire

Dans le premier volume, nous avons vu la technique du foramen jugulaire qui reçoit son innervation du ganglion stellaire, qui règle notamment la pression intraforaminale jugulaire, source d'hyperstimulation du nerf vague quand elle trop élevée (voir volume 1, page 86, figure 4.33).

On associe à la technique des inspirations amples pour favoriser le drainage veineux de la veine jugulaire.

Manœuvre du foramen jugulaire et du nerf vague (figure 4.34) en latérocubitus

Le patient est en latérocubitus, successivement d'un côté et de l'autre, son dos est contre votre thorax, la colonne cervicale en légère extension.

1. Placez deux doigts d'une main sur la partie postérolatérale du fascia vago-jugulo-carotidien que vous étirez vers le défilé thoracique.
2. Placez un doigt de l'autre main dans le conduit auditif externe pour créer une traction postérieure et ensuite antérieure.
3. De votre thorax, faites jouer l'épaule du patient pour augmenter les forces d'étirement.

Manœuvre de la crosse de l'aorte

La crosse de l'aorte est un élément capital de toute la circulation basse de l'organisme, une

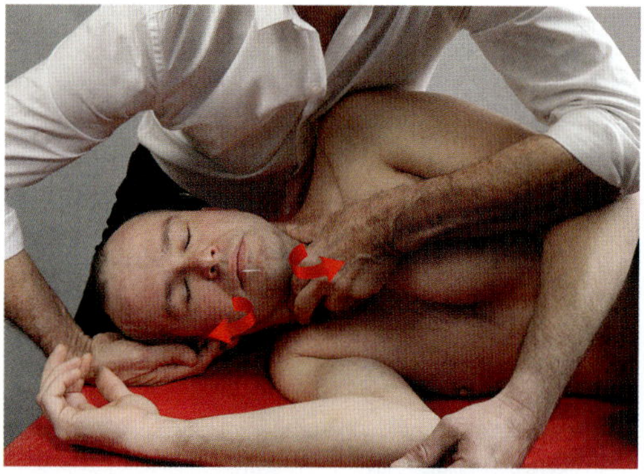

Figure 4.34. La manœuvre du foramen jugulaire et du nerf vague en latérocubitus.
Source : Photographie de Pierre-François Couderc.

sténose de la crosse donne des problèmes circulatoires des membres inférieurs. Nous avons déjà signalé qu'une différence trop marquée de la saturation en oxygène des membres inférieurs, par rapport aux membres supérieurs, pouvait indiquer un problème de la crosse aortique.

Dans nos cabinets, on ne voit pas de coarctation de la crosse aortique qui est un rétrécissement congénital de l'aorte, juste en dessous de la subclavière gauche, mais des microlésions pariétales mécaniques provoquées par des accidents de la circulation.

Le nerf vague gauche descend le long de la carotide commune gauche, il chemine entre cette dernière et l'artère subclavière et croise ensuite la face ventrale de la crosse aortique où il peut être atteint mécaniquement.

Technique en décubitus (figure 4.35)

On repère d'abord le pouls de la crosse aortique dans le 1er ou le 2e espace intercostal gauche.

- Dans un premier temps, on place la paume droite en regard du pouls pour étirer, par l'intermédiaire des côtes, la crosse, d'abord dorsalement car l'aorte passe sous le cœur. Ensuite vous dirigez votre poussée caudalement vers la droite pour respecter l'axe de l'aorte.
- Dans un second temps, positionnez deux doigts de la main gauche à la partie postéromédiale de la carotide commune gauche, que vous étirez simultanément crânialement, tout en étirant de la paume de l'autre main la crosse de l'aorte.

La technique bien effectuée fait diminuer assez rapidement la fréquence du pouls carotidien.

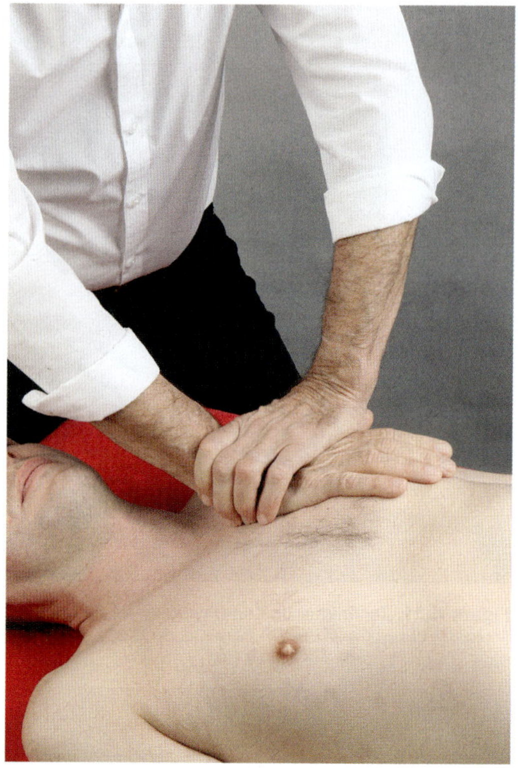

Figure 4.35. La technique en décubitus.
Source : Photographie de Pierre-François Couderc.

Manœuvre du conduit auditif et du fascia vago-jugulo-carotidien

On combine la technique du nerf vague dans le conduit auditif externe à celle du fascia vago-jugulo-carotidien, pour relâcher la pression fasciale.

En décubitus

La tête du patient repose sur un coussin, le cou en flexion pour créer une légère tension du tronc cérébral et de la dure-mère.

Dans un premier temps (figure 4.36)

- Placez un coton-tige que vous positionnez à la partie caudale et dorsale du conduit auditif, du côté où l'écoute a attiré votre main.
- Exercez à l'aide du coton-tige une compression/induction sur la partie la plus sensible ou la plus rugueuse du conduit auditif.
- Ensuite, posez deux doigts de l'autre main, le long du fascia vago-jugulo-carotidien pour l'étirer caudalement, tout en continuant la technique du conduit auditif.

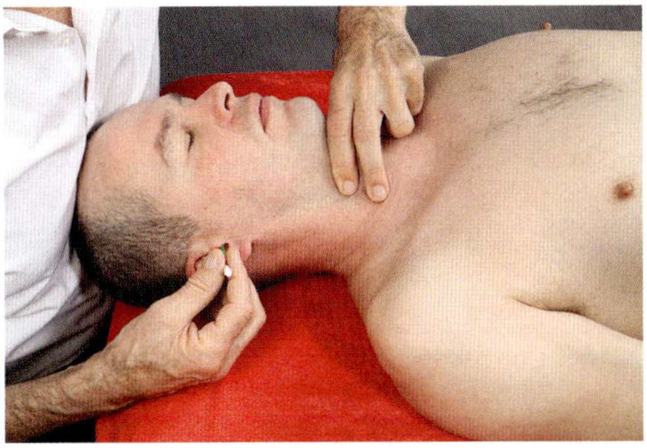

Figure 4.36. Dans un premier temps.
Source : Photographie de Pierre-François Couderc.

Dans un deuxième temps (figure 4.37)

Placez vos pouces sur le fascia vago-jugulo-carotidien pour procéder à un écartement latéral/induction sur la zone de moindre glissement, signe d'adhérence.

Dans un troisième temps

On effectue la même technique sur le fascia vago-jugulo-carotidien, en ajoutant, des deux pouces, d'abord une traction caudale de l'os hyoïde, et ensuite de la partie postérieure du pharynx. Ceci a pour effet de libérer les tensions de l'orifice salpingopharyngien.

Conduit auditif et jonction occipitovertébrale (figure 4.38)

Le patient est en décubitus ; on manipule le nerf vague à la partie caudale du conduit auditif externe avec un coton-tige et, simultanément, on effectue une traction/induction de la jonction occipitovertébrale. Rappelons que le nerf vague a quelques fibres rejoignant les deux premières racines cervicales.

Cette technique permet de relâcher efficacement les fixations occiput/C1/C2 sans *thrust*.

Manœuvre du muscle pharyngoglosse

Le muscle pharyngoglosse est la portion pharyngienne du constricteur supérieur du pharynx. Il s'insère sur la partie latérale de la langue, et échange des fibres avec l'élévateur du voile du palais et la trompe d'Eustache.

Il se dirige dorsalement et médialement pour former le raphé pharyngien, en s'entrecroisant avec le muscle opposé.

Sa manipulation a un effet sur le nerf vague par l'intermédiaire de l'élévateur du voile du palais et de la trompe d'Eustache.

Technique en latérocubitus (figure 4.39)

Le patient repose le dos contre vous, d'un doigt d'une main, vous poussez latéralement, d'un côté et de l'autre, la base de la langue du côté opposé au muscle concerné. Simultanément, vous entourez, de deux doigts de l'autre main, la partie postérieure du pharynx, pour le faire glisser caudalement.
Rapellez-vous : évitez de mettre votre doigt sur la partie crâniale postérieure de la langue au risque de créer un réflexe vomitif dû au nerf vague.

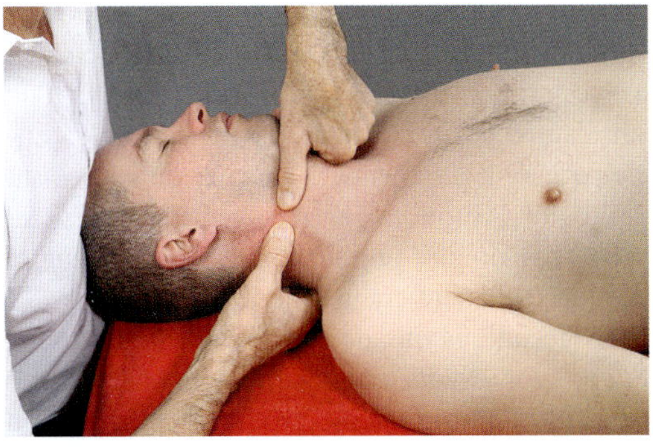

Figure 4.37. Dans un deuxième temps.
Source : Photographie de Pierre-François Couderc.

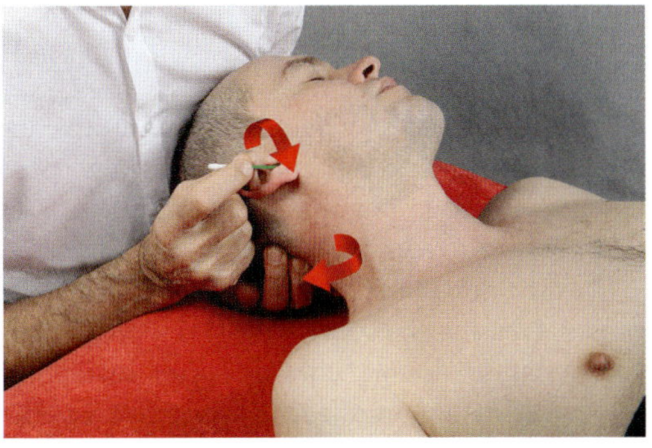

Figure 4.38. Le conduit auditif et la jonction occipitovertébrale.
Source : Photographie de Pierre-François Couderc.

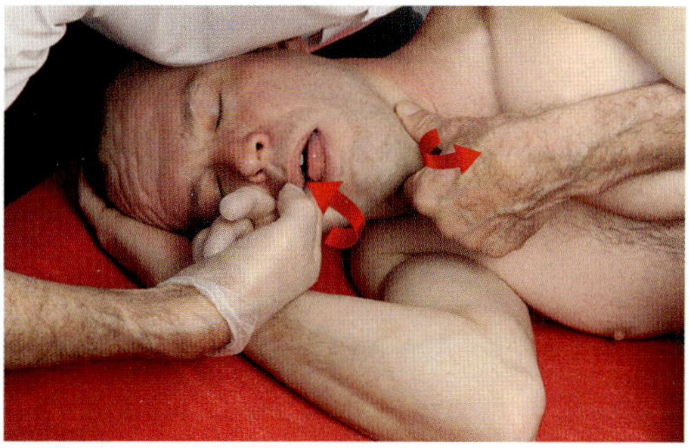

Figure 4.39. Technique en latérocubitus.
Source : Photographie de Pierre-François Couderc.

Manœuvres des muscles ptérygoïdiens médiaux, élévateur du voile et salpingopharyngien

Le ptérygoïdien médial travaille de concert avec l'élévateur du voile et le muscle salpingopharyngien ; notons que les deux derniers sont innervés par le nerf vague, voir « Nouvelles techniques ».

Manœuvre du ligament ptérygomandibulaire et du ptérygoïdien médial

Effectuer conjointement un étirement latéral du ligament ptérygomandibulaire et de l'attache du ptérygoïdien médial en dedans du gonion.

Jonction azygocave

Nous l'avons étudié avec la bronche principale droite, le poumon et la jonction azygocave ; à ce niveau se trouvent les nerfs phrénique et vague droits et des fibres sympathiques bronchopulmonaires. C'est une zone très importante à relâcher en cas d'asthme, d'eczéma, de psoriasis et d'allergie.

Zone hiatale (figure 4.40)

C'est un carrefour stratégique où l'on trouve les nerfs vagues antérieurs (gauches) et droits (postérieurs) ; avec la pratique, on peut ressentir le nerf vague antérieur, juste en dessous du hiatus.

Il existe des anastomoses entre les fibres nerveuses cardiaques et celles de l'œsophage qui expliquent le double effet de cette manipulation sur le rythme cardiaque et les reflux gastro-œsophagiens.

Certains patients sont convaincus d'avoir un problème cardiaque, alors que c'est souvent dû à

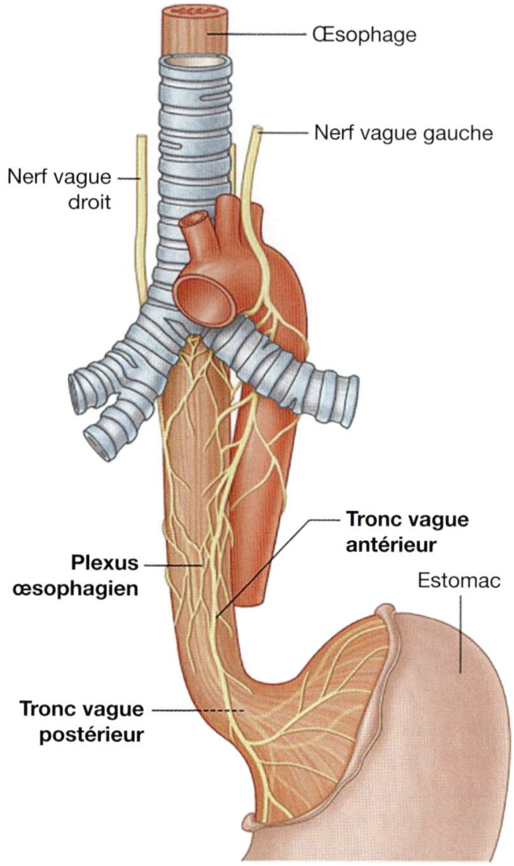

Figure 4.40. Plexus œsophagien.
Source : Richard L. Drake, A. Wayne Vogl, Adam W.M. Mitchell, Gray's Anatomy for Students, 4e. 2020 Elsevier.

une simple irritation de l'œsophage, à la suite de reflux gastro-œsophagien et de tension mécanique caudale plus marquée à gauche de la zone hiatale.

Manœuvre

Le sujet est assis, les bras reposant sur les cuisses, assis derrière lui vous placez les index, l'un sur l'autre en direction de la zone hiatale. Elle est située légèrement à gauche du processus xiphoïde ; enfoncez progressivement et légèrement vos doigts, premièrement dorsalement et ensuite seulement cranialement.

La technique ne doit pas être douloureuse, quand vos doigts sont suffisamment profonds (une phalange et demie) vous faites glisser un doigt, de gauche à droite, sur la zone hiatale à la recherche d'une petite fibre, c'est à ce niveau qu'on peut palper le nerf vague antérieur, la zone hiatale donne l'impression d'un anneau de 2, 3 cm assez ferme, souvent tendu latéralement.

On effectue d'abord une technique de balayage en induction sur le nerf vague ; à ce niveau, il a une épaisseur un peu supérieure à 2 mm, son parcours n'est pas rectiligne mais courbe.

À la fin de la manœuvre, maintenir une petite tension sur le nerf, tout en étirant le thorax dorsalement à droite.

Se rappeler que pour obtenir un bon résultat sur la zone hiatale, on doit aussi relâcher les tensions hépatohiatales qui permettent de faire diminuer les stases veineuses œsophagiennes.

Nerf trijumeau

Il est connu pour être le plus volumineux des nerfs crâniens, mais là n'est pas sa seule qualité, à notre avis, toutes ses fonctions ne sont pas entièrement connues. Comme il contracte de très nombreuses anastomoses, on lui distingue différents systèmes, à savoir : trigéminofacial, trigéminovasculaire, trigéminocervical et trigéminovagal.

Naissance

La protubérance annulaire, à la limite des pédoncules cérébelleux par une grosse racine sensitive et une petite racine motrice.

Principales structures innervées

Innervation des méninges

Le nerf trijumeau est le principal nerf sensitif des méninges du crâne, le nerf vague le complète dans la fosse occipitale. La manipulation du nerf trijumeau est indispensable pour agir sur le crâne, les sutures, la dure-mère, la faux, la tente du cervelet et tous les sinus veineux du cerveau.

Innervation vasculaire cérébrale

C'est le nerf des veines et parfois des artères et par leur entremise, celui des pressions intracrâniennes.

Innervation nociceptive cérébrale et faciale

C'est le nerf des douleurs méningées, orofaciales, sinusales, gingivodentaires, cervicales et du cou. Il est aussi largement impliqué dans les céphalées et les migraines.

Innervation motrice

Il nous permet de mâcher, mordre et avaler.

Innervation sensitive et sensorielle

Il participe à la transmission des informations sensitives et sensorielles de la vue, de l'ouïe, du goût et du toucher.

Origine sensitive

Le ganglion trigéminé est situé à la face ventrocrâniale du rocher ; il est placé dans un dédoublement de la dure-mère où il est en rapport avec la carotide interne et la partie postérieure du sinus caverneux, sa racine sensitive est plus large que sa racine motrice.

Origine motrice

La formation réticulée du pont et du mésencéphale.

Trois branches du trijumeau

On distingue les nerfs ophtalmique, maxillaire et mandibulaire.

Nerf ophtalmique

C'est la plus petite des trois branches, uniquement sensitive ; elle est située à la partie ventromédiale du ganglion trigéminé et à la partie latérale du sinus caverneux ; le nerf ophtalmique se divise en trois branches : lacrymale, frontale et nasociliaire. Sa branche frontale est celle qui fournit l'innervation de la suture coronale.

Nerf maxillaire

Aussi uniquement sensitif, il est issu du bord antérolatéral du ganglion trigéminé, et emprunte le foramen rond. Il circule parfois dans la paroi latérale du sinus caverneux, ses branches empruntant les foramens palatins sont d'un grand intérêt thérapeutique.

Nerf mandibulaire

Sensitivomoteur, il est le plus volumineux et naît aussi du bord latéral du ganglion trigéminé. Il innerve les muscles masticateurs et quitte le crâne par le foramen ovale. Son nerf dentaire inférieur permet de relâcher les tensions alvéolodentaires et aussi celles des muscles ptérygoïdiens.

Innervation suturale (figure 4.41)

Les nerfs trijumeaux innervent en grande partie les sutures crâniennes, en particulier la suture coronale qui reçoit essentiellement des fibres du nerf supraorbitaire. C'est la suture qui joue le rôle le plus déterminant, même tardivement, dans la protection mécanique du crâne.

Innervation méningée (voir figure 4.41)

Voici les différentes branches sensitives méningées :

- la fosse cérébrale antérieure des fibres nerveuses des nerfs ethmoïdaux issus du nerf ophtalmique (V1) ;
- la zone de la petite aile du sphénoïde des fibres du maxillaire et du mandibulaire (V2 et V3) ;
- la région de fissure orbitale supérieure des rameaux issus des nerfs maxillaire, V2, et épineux V3 ;
- la faux du cerveau ;
- la tente du cervelet (V1) ;
- le nerf récurrent méningé du nerf ophtalmique(V1).

Presque toutes les formations vasculaires sont innervées par le trijumeau.

Cette description montre bien l'importance des nerfs trijumeaux à la fois sur le crâne lui-même et sur son contenu.

Fonctions centrales du nerf trijumeau

Ses connexions avec le *locus cœruleus* lui confèrent un rôle encore plus général, dans la projection émotionnelle des douleurs et leurs répercussions dans tout l'organisme.

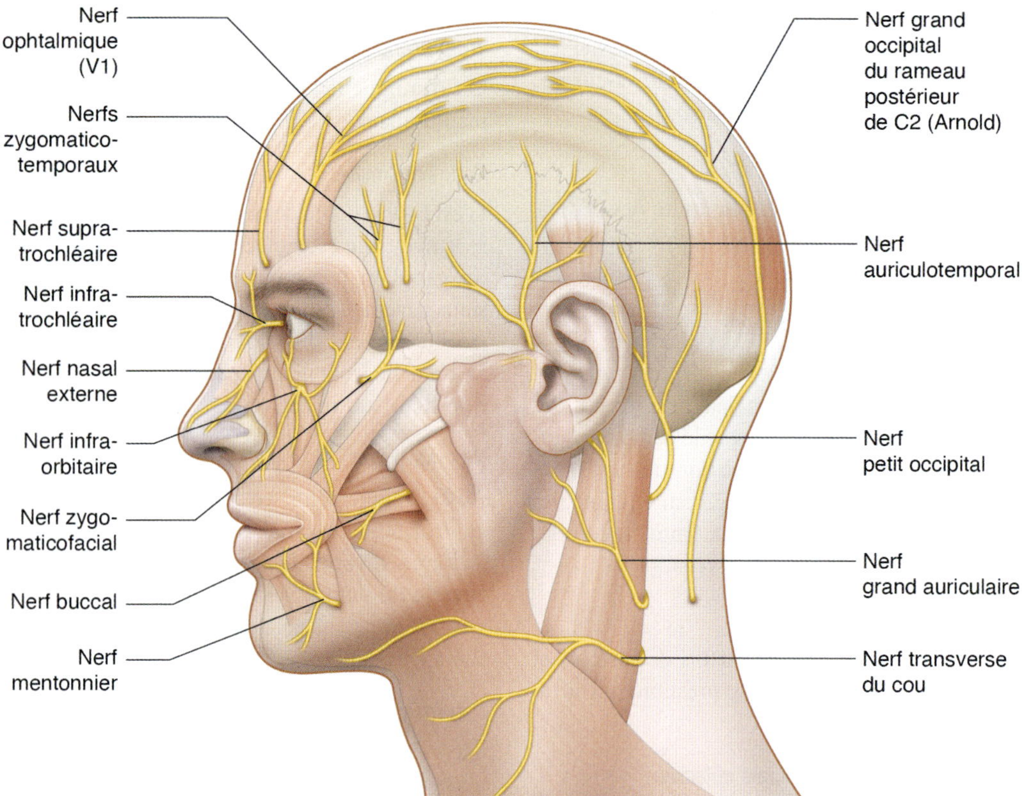

Figure 4.41. Innervation de la suture coronale par le nerf supraorbitaire, anastomosé avec le grand nerf occipital postérieur (Arnold).
Source : Cyrille Martinet.

Locus cœruleus (figure 4.42)

C'est un noyau sous-cortical noradrénergique et cholinergique du tronc cérébral, c'est la tache bleue en latin.

Il est en relation étroite avec le noyau sensitif du nerf trijumeau et le système limbique, composé essentiellement de l'amygdale, du cortex cingulaire, de l'insula, de l'hippocampe, du septum et de la formation réticulée ; mais, comme nous l'avons souvent souligné, jusqu'à un certain point, tout le cerveau est « limbique ».

Il est à l'origine de la majorité des actions de la noradrénaline dans le cerveau, il excite parfois la personne de manière anormale.

Il réagit dans les grandes peurs, l'anxiété chronique, la régulation du sommeil, l'éveil, les processus d'effort, la perception des douleurs, l'humeur et même l'appétit.

C'est une preuve que l'action du trijumeau dépasse de loin son rôle sensitif du crâne et du visage.

Il faut aussi retenir qu'il peut générer des peurs anormales, en grande partie expliquées par ses connexions avec la formation réticulée et l'amygdale.

Nous nous rappelons l'histoire d'un footballeur professionnel qui avait des douleurs récurrentes de la cheville, sans aucune lésion physique. Au fond de lui, il avait la hantise d'avoir un problème grave de la cheville, car son frère avait eu le pied écrasé par un tracteur. Superstitieux, il pensait qu'il était condamné à toujours souffrir du pied. Les techniques émotionnelles avaient légèrement amélioré cette peur obsessionnelle du traumatisme de la cheville, mais c'est surtout en libérant les tensions trigéminales du tronc cérébral et du crâne qu'il s'est senti largement amélioré !

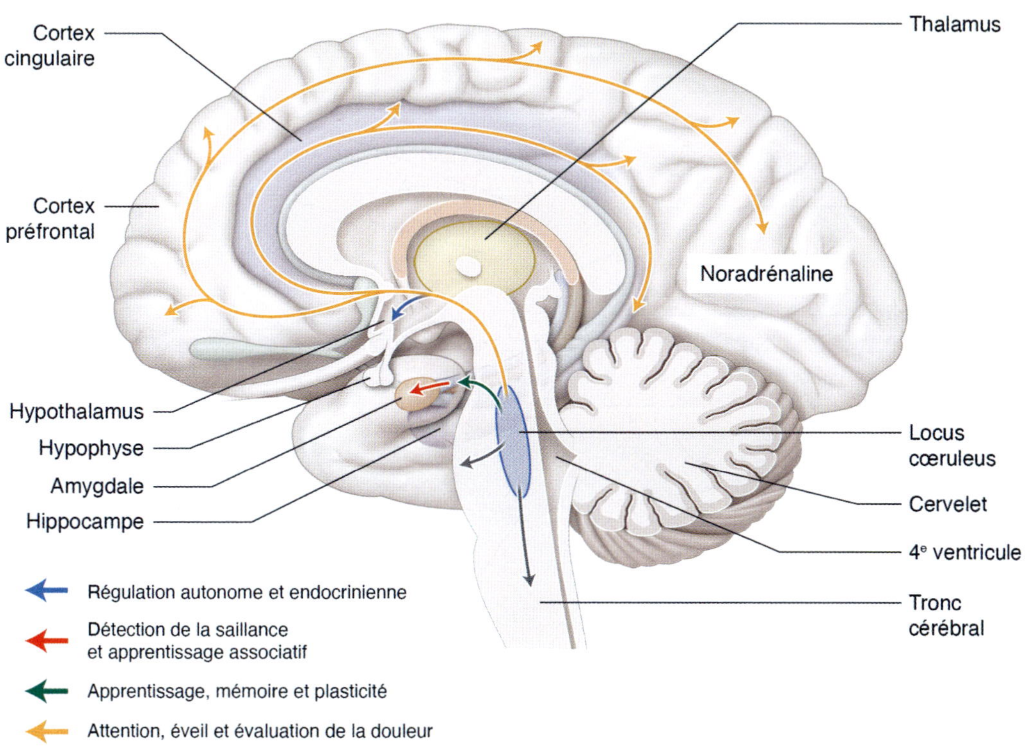

Figure 4.42. Le *locus cœruleus*.
Source : Cyrille Martinet.

Techniques du nerf maxillaire

Parmi toutes les techniques qui concernent le nerf trijumeau, nous vous recommandons celle des nerfs palatins ; elle permet non seulement de poser un diagnostic sur une pathologie dentaire ou alvéolodentaire, facteur de cervicalgie, mais en plus, elle est très efficace pour atténuer une douleur dentaire projetée au niveau cervical et pour obtenir une harmonisation de la pression carotidienne.

Nerfs grand et petit palatins (figure 4.43)

Le nerf maxillaire fournit deux branches qui passent par les foramens petit et grand palatins.

Localisations des nerfs palatins

On les trouve en regard de la partie médiale des dernières molaires (autour de la 2e) sur la lame horizontale des os palatins. C'est le nerf petit palatin qui est le plus postérieur.

Intérêt de la technique

Nous nous servons de ces nerfs pour soulager :

- les cervicalgies, survenant sans notion de traumatisme ou de stress articulaires ;
- les crises d'arthrose aiguë, où chaque mouvement est source de douleurs ;
- les névralgies cervicobrachiales ;
- la tension des méninges crâniennes ;
- les fixations des sutures coronales ;
- les pressions carotidiennes trop élevées ;
- les ischémies du lobe pariétal ;
- les sinusites ;
- les anosmies ;
- les acouphènes.

Inhibition des nerfs palatins

Elle permet de poser un diagnostic différentiel pour connaître l'origine des cervicalgies qui peut être dentaire, alvéolodentaire ou gingivale ; dans ce cas, son traitement permet à la colonne cervicale de recouvrer une grande partie de sa mobilité.

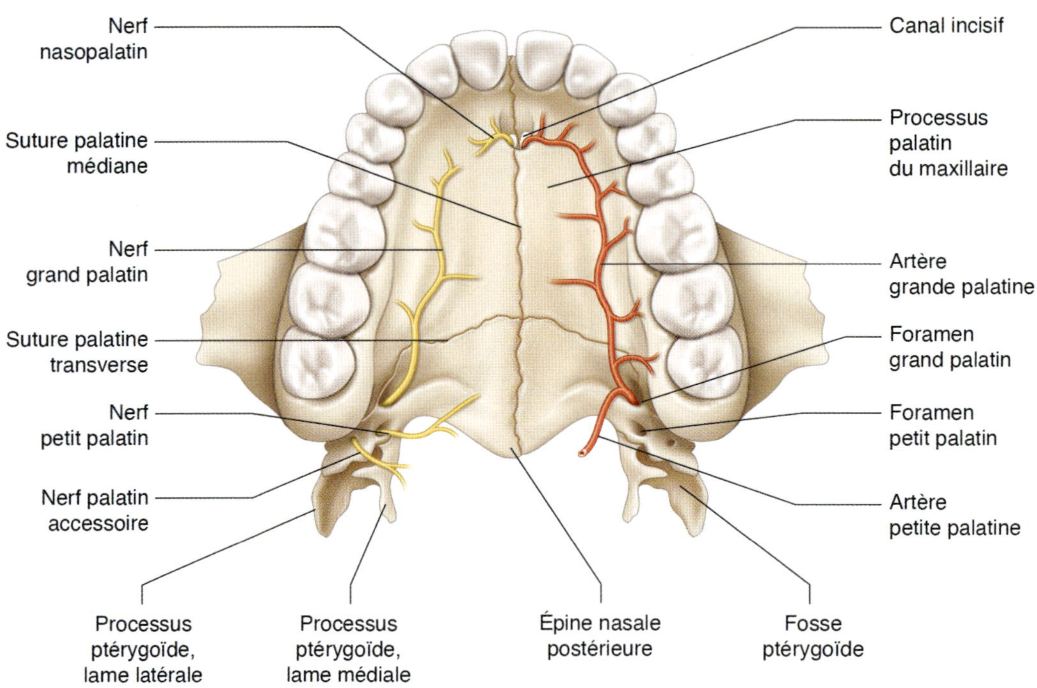

Figure 4.43. Les nerfs grand et petit palatins.
Source : Cyrille Martinet.

En cas d'arthrose invalidante et non manipulable, elle est un bon moyen de soulager les douleurs cervicales, sans risquer de créer d'autres irritations, de même pour les névralgies cervicobrachiales très douloureuses.

La manipulation de ces nerfs permet de calmer les inflammations et les irritations alvéolodentaires avant et après l'intervention du dentiste. Ses anastomoses avec le ganglion ptérygopalatin lui confèrent un rôle encore plus important pour traiter une personne.

Leurs connexions avec le ganglion ptérygopalatin (figure 4.44)

Il faut d'abord se souvenir que les nerfs palatins proviennent d'une branche du ganglion sphénopalatin (ou ganglion ptérygopalatin).

Ce ganglion est situé dans la fosse ptérygopalatine, entre le processus ptérygoïde et le maxillaire.

Il est formé de fibres sympathiques et parasympathiques reliées aux nerfs crâniens, innervant les cavités nasales et buccales.

Intéressant, il possède certaines fibres parasympathiques qui rejoignent le lobe pariétal ; elles peuvent permettre d'améliorer sa circulation en cas d'ischémie cérébrale [1].

Ses ramifications

Les nerfs palatins fournissent des rameaux à la cavité nasale rejoignant le cornet nasal inférieur, aux gencives, aux jonctions alvéolodentaires, au système lacrymal et aux vaisseaux de l'œil.

Juste en arrière du foramen du nerf grand palatin se trouve celui du nerf petit palatin qui donne l'innervation sensitive du voile du palais avec le nerf glossopharyngien.

Les dentistes réalisent souvent un bloc anesthésique du nerf maxillaire par le canal du nerf grand palatin ; si la manœuvre est trop répétée ou mal réalisée, elle peut détruire quelques fibres nerveuses.

Technique des nerfs palatins

Le patient est en décubitus, la tête contre votre thorax, par voie orale faire glisser la pulpe de votre index, bien à plat, contre le bord médial des dents jusqu'à la dernière molaire. Puis continuer sur la lame horizontale du palatin, en regard des molaires.

Normalement, la pulpe doit glisser sur une surface lisse sans rencontrer de friction ou de résistance. En cas de problème, on sent une petite aspérité moins lisse, accompagnée fréquemment d'un microganglion lymphatique, témoin d'un problème infectieux ou irritatif gingival.

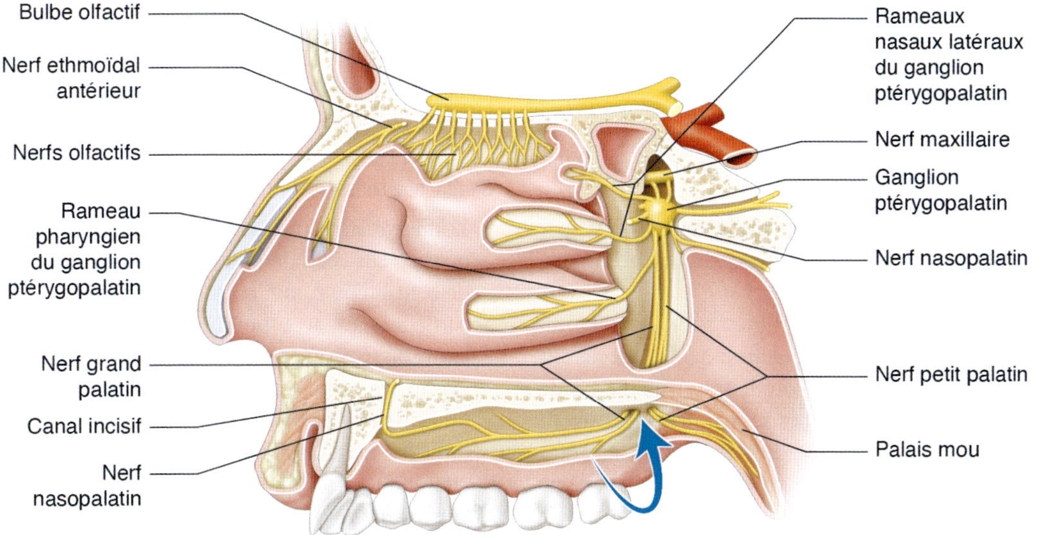

Figure 4.44. Connexion des nerfs palatins avec le ganglion ptérygopalatin.
Source : Cyrille Martinet.

La manœuvre consiste à faire une compression/induction lente et douce sur la petite résistance que vous avez ressentie en direction du foramen. Quand la manœuvre a réussi, votre doigt peut glisser librement, sans résistance, contre la lame horizontale du palatin.

Fait intéressant, le microganglion fond aussi littéralement sous votre doigt, c'est une technique qu'on emploie très fréquemment.

Manœuvre de l'ensemble « nerfs palatins et ganglion ptérygopalatin » (voir figure 4.14)

Les techniques directes profondes du ganglion sphénopalatin sont désagréables et mal supportées par le patient, comme le ganglion sphénopalatin reçoit de nombreuses fibres des nerfs palatins, nous préférons la technique décrite ci-dessous.

On effectue la même manœuvre que celle de l'inhibition ; d'abord directe, puis en induction et en ajoutant une compression/décompression crânienne, en regard des foramens palatins. La pression crânienne rejoint celle des foramens palatins et du ganglion ptérygopalatin.

Effets de ces techniques

Sur le cornet nasal inférieur, les sinus et les cavités oronasales

On se sert de cette technique pour traiter les problèmes chroniques de sinusite, de rhinite, de laryngite, de problème oculaire et dentaire.

Sur la mobilité cervicale

Libérer le grand nerf palatin et en même temps le petit nerf palatin a un effet immédiat sur les limitations de la mobilité cervicale, a fortiori quand elles sont d'origine dentaire. C'est par l'intermédiaire des anastomoses du nerf trijumeau avec le grand nerf occipital.

De nombreuses cervicalgies sont en relation avec les dents, surtout celles qui se déclarent spontanément, sans notion de traumatisme ou de poussée arthrosique. Elles se manifestent souvent le matin au réveil, et ne doivent surtout pas être manipulées, au risque de provoquer une névralgie cervicobrachiale invalidante et durable.

Sur le débit sanguin cérébral

La stimulation des fibres parasympathiques issues du ganglion sphénopalatin entraîne une augmentation du débit sanguin du lobe pariétal.

Sur les céphalées, les migraines et les algies vasculaires

Sur le voile du palais en relation avec les nerfs glossopharyngien et vague

Sur la formation du liquide cérébrospinal

Le système nerveux sympathique fait augmenter la production de LCS par l'intermédiaire des ganglions sympathiques du cou.

Technique du nerf mandibulaire

Ce nerf a une triple fonction, motrice, sensitive et barométrique.

Sa fonction motrice

Elle est très importante, il innerve les muscles masséter, temporal, ptérygoïdiens latéral et médial, le tenseur du voile du palais, le tenseur du tympan et le digastrique pour son ventre antérieur (pour le postérieur, c'est le nerf facial).

> **Important**
>
> On peut remarquer, dès maintenant, que c'est le nerf de la plupart des muscles barométriques du cerveau et que c'est aussi un nerf de la mastication.

> **Situation**
>
> On le trouve à la partie médiale de la branche mandibulaire où il s'engage dans le foramen mandibulaire. Juste en dessous se situe le sillon mylohyoïdien et un peu plus antérieurement la fossette submandibulaire.

Sa fonction sensitive

- Il innerve la peau de la partie caudale de la face, notamment celle de la lèvre inférieure, du corps de la mandibule, sauf la conque de l'auricule, une partie du méat acoustique externe, le gonion, une partie du tympan en association avec le nerf vague.
- Il s'anastomose avec le ganglion otique qui est un ganglion préviscéral de la glande parotide, dont il assure l'activité sécrétoire. Il reçoit des afférences viscéromotrices parasympathiques de la parotide et du nerf glossopharyngien.

Sa fonction barométrique

C'est par l'intermédiaire des muscles qu'il innerve que le nerf mandibulaire a un effet sur la pression intracrânienne, dont les très importants ptérygoïdiens, il est donc indirectement régulateur de cette pression.

Test et manœuvre du foramen mandibulaire (figures 4.45 et 4.46)

Palpation

Le patient est en latérocubitus homolatéral, cette position nous permet de plaquer l'index contre la partie médiale de la mandibule, sans créer de réflexe vomitif au contact de la langue, ce qui est assez fréquent en décubitus.

On fait glisser l'index, lentement et doucement en direction postérieure, le long de la partie médiale des molaires mandibulaires. Ensuite, on remonte l'index contre la partie médiale de la branche mandibulaire au contact du foramen mandibulaire.

Le test

L'index doit pouvoir glisser facilement et librement contre la lingula et le foramen mandibulaire, une impression de rugosité et une sensibilité trop forte signifient une tension intraneurale trop élevée.

La technique

Comme d'habitude, pour éviter la douleur, on effectue un glissement en légère compression de part et d'autre de la zone sensible, d'abord dans les sens craniocaudal et caudocrânial et enfin de part et d'autre sagittalement. Ce n'est que lorsque la zone n'est plus sensible qu'on effectue une légère compression/induction sur le nerf lui-même.

Effets de la technique

La manipulation des nerfs mandibulaires permet de détendre les tensions musculaires des muscles barométriques du cerveau innervés par le nerf trijumeau, de diminuer les irritations du système alvéolodentaire, source de cervicalgie et d'avoir un effet central sur l'organisme par l'intermédiaire du tronc cérébral et du *locus cœruleus*.

Si la zone reste toujours douloureuse, il faut suspecter un problème infectieux dentaire important nécessitant des soins chez un dentiste.

Muscle mylohyoïdien (figure 4.47)

On manipule ce muscle en raison de son influence sur le nerf dentaire inférieur, branche du nerf mandibulaire et aussi sur les ganglions submandibulaires.

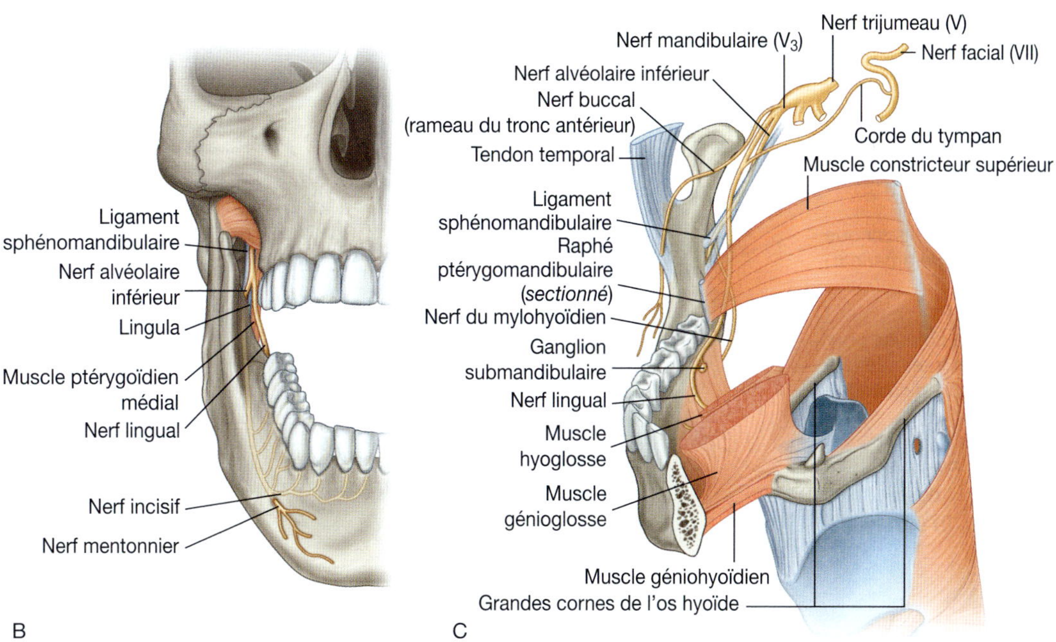

Figure 4.45. Test et manœuvre du foramen mandibulaire.
Source : Richard L. Drake, A. Wayne Vogl, Adam W.M. Mitchell, Gray's Anatomy for Students, 4e. 2020 Elsevier.

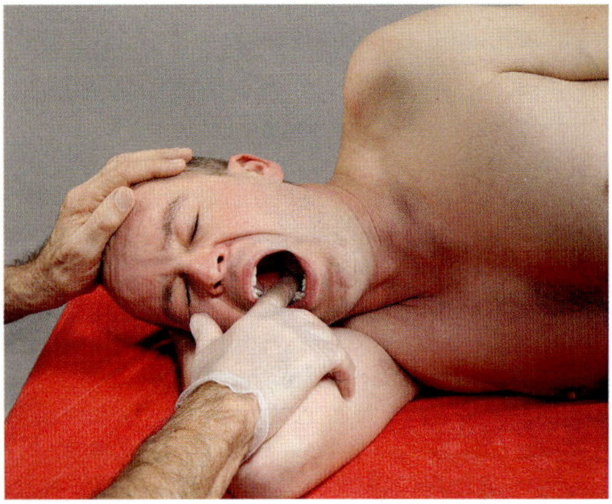

Figure 4.46. Palpation du foramen mandibulaire.
Source : Photographie de Pierre-François Couderc.

Insertions

- Il se dirige de la symphyse mentonnière à l'os hyoïde.
- Il prend naissance sur la face médiale de la mandibule, le long de la ligne mylohyoïdienne de la mandibule et il se porte sur le raphé aponévrotique médian qui va de l'os hyoïde au menton.
- Il s'achève au niveau de la dernière molaire.

Ses rapports importants

- À sa face caudale, les glandes submandibulaires.
- À sa face crâniale, les nerfs lingual et hypoglosse et la glande de Wharton.
- Avec les muscles digastrique, stylohyoïdien, hyoglosse.

Innervation

Une branche du nerf dentaire inférieur, issu du nerf mandibulaire.

Action

Ascension de l'os hyoïde et abaissement de la mandibule quand l'os hyoïde est fixé.

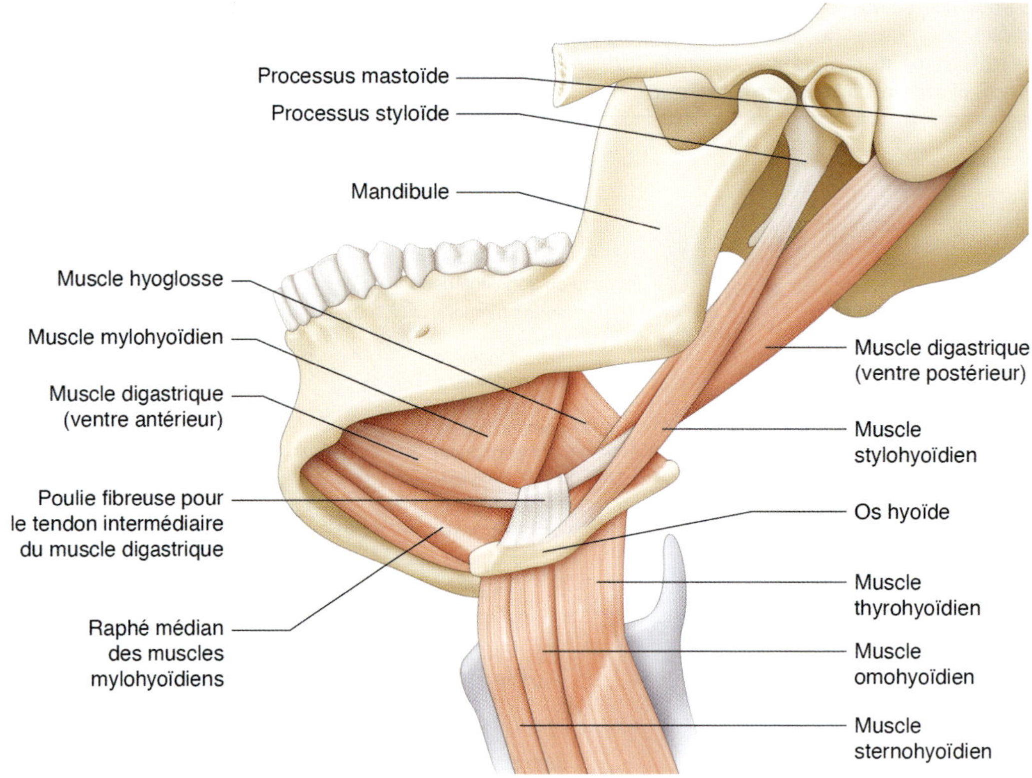

Figure 4.47. Le muscle mylohyoïdien.
Source : Cyrille Martinet.

Technique (figure 4.48)

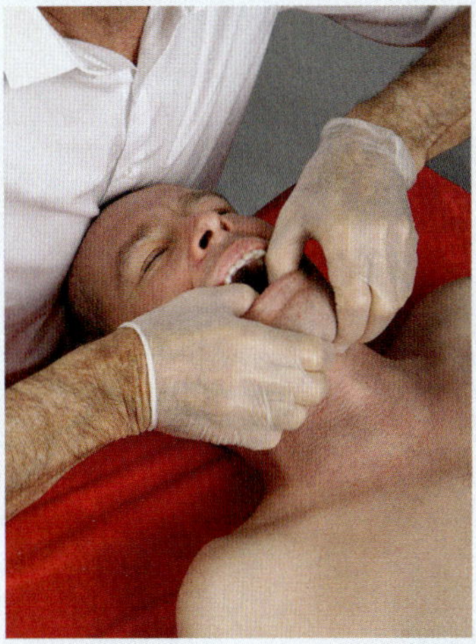

Figure 4.48. Technique.
Source : Photographie de Pierre-François Couderc.

Le patient est en décubitus, vous êtes assis derrière lui, le thorax contre son crâne.
Dans un premier temps, vos pouces sont placés bilatéralement à la partie médiale des mandibules par voie buccale, vous les dirigez latéralement, puis vous maintenez l'appui pour écarter les fibres du muscle mylohyoïdien.
Simultanément, vous placez vos doigts à la partie caudale de la mandibule pour effectuer une traction latérale.

Patient en latérocubitus (figure 4.49)

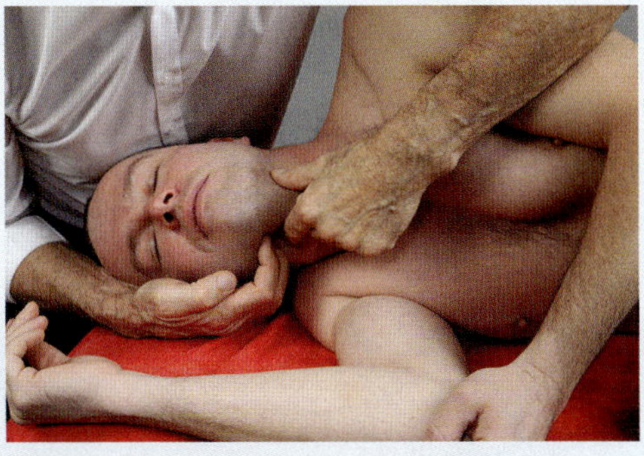

Figure 4.49. Le patient en latérocubitus.
Source : Photographie de Pierre-François Couderc.

Positionner les doigts d'une main, alternativement d'un côté et de l'autre sur le muscle mylohyoïdien, de part et d'autre du raphé aponévrotique médian, le thorax contre son épaule. Quand vous étirez latéralement le mylohyoïdien, vous entraînez l'épaule dans sa direction ; ensuite, de deux doigts de l'autre main, vous abaissez l'os hyoïde, il existe presque systématiquement une tension plus forte d'un côté.

Autres nerfs influençant le cerveau

Nerf facial

C'est le nerf des expressions du visage, en raison de ses nombreuses branches destinées aux muscles de la face, il innerve en plus les muscles des osselets de l'ouïe, le voile du palais, la corde du tympan et la muqueuse linguale.

Il joue donc un rôle sur les pressions intra-auriculaire et intracrânienne, il est anastomosé, entre autres, avec le nerf trijumeau, le nerf hypoglosse, et chose importante, le nerf vague par son rameau jugulaire.

Anastomose avec le nerf vague

Elle se détache à 4 ou 5 mm au-dessus du foramen stylomastoïdien, pour rejoindre la fosse jugulaire par un tout petit canal osseux qui se termine au niveau du ganglion supérieur du nerf vague.

Notons qu'il s'anastomose aussi avec le nerf glossopharyngien, ami fidèle du nerf vague.

Branche terminale accessible du nerf facial (figure 4.50)

On la trouve sous le lobule de l'oreille, en avant du muscle sternocléidomastoïdien. À ce niveau, on trouve le nerf facial et ses branches temporofaciale, cervicofaciale, auriculotemporale et la branche anastomotique du rameau auriculaire.

Technique

Première modalité (figure 4.51)
Le patient est en latérocubitus du côté opposé au nerf à relâcher. Pour accéder au nerf facial, on pose un doigt sous le lobule de l'oreille et on pousse la parotide en avant.

- D'abord, faire rouler d'un doigt le nerf facial situé en avant du muscle sternocléidomastoïdien, pour apprécier sa mobilité, sa dureté et sa sensibilité.
- Placer deux doigts de part et d'autre de la partie sensible ou peu mobile du nerf facial pour détendre son environnement fascial.
- Ensuite, chercher au-dessus du processus zygomatique ses filets nerveux sensitifs douloureux que vous libérez de la même manière (figure 4.52).

Deuxième modalité (figure 4.53)
À l'aide d'un coton-tige, vous contactez la région crâniale dorsale du conduit auditif externe correspondant au nerf facial, vous le manipulez en compression/induction.

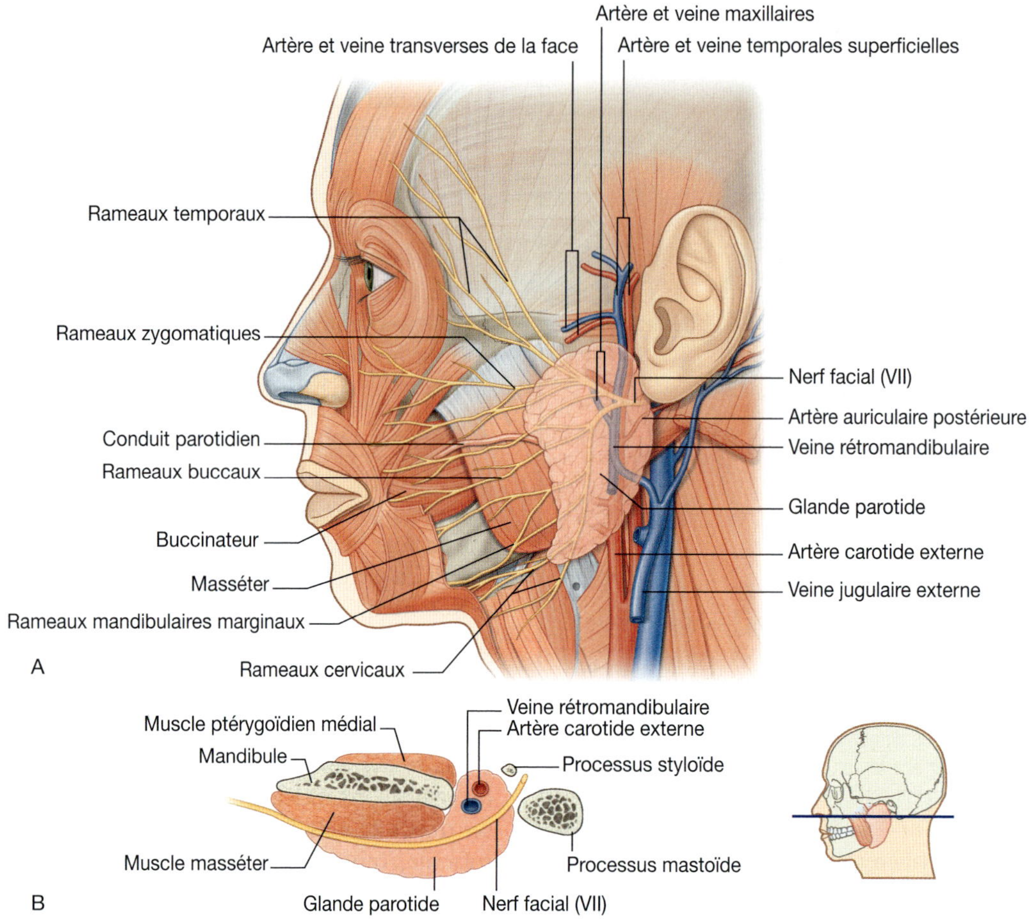

Figure 4.50. Glande parotide. A. Vue latérale. B. Section transversale.
Source : Richard L. Drake, A. Wayne Vogl, Adam W.M. Mitchell, Gray's Anatomy for Students, 4e. 2020 Elsevier.

Simultanément, vous étirez délicatement le nerf facial sous le lobule de l'oreille en direction ventrale.

Troisième modalité (figure 4.54)

Vous placez un doigt dans le conduit auditif externe que vous tractez en direction ventrale pour harmoniser la pression intra-auriculaire, tout en étirant légèrement le nerf facial sous le lobule de l'oreille, en direction dorsale.

Quatrième modalité

Placez une paume d'un côté et de l'autre, contre la partie temporale en regard du *porus internus* que vous comprimez en direction médiale, doucement et progressivement en induction, tout en étirant le conduit auditif externe postérolatéralement.

On peut relâcher aussi ses branches situées dans le muscle temporal, surtout celles qui sont situées au niveau de la tempe.

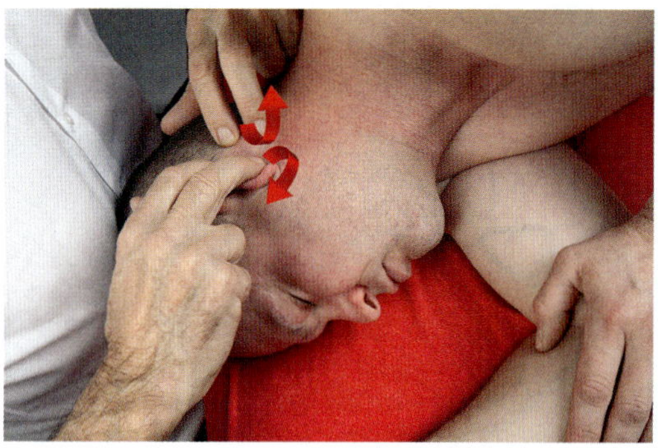

Figure 4.51. Première modalité.
Source : Photographie de Pierre-François Couderc.

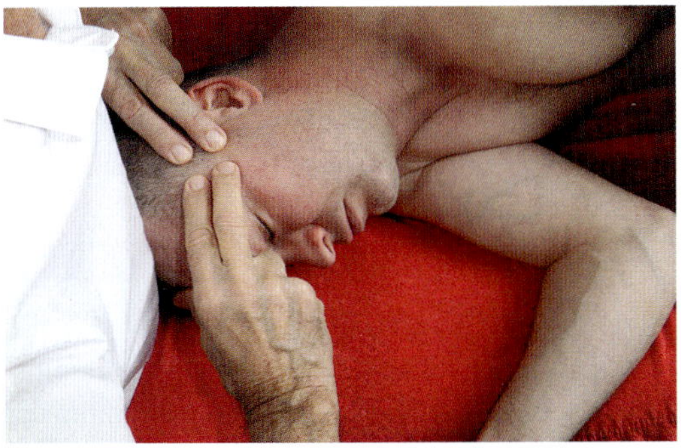

Figure 4.52. Technique des filets sensitifs du nerf facial.
Source : Photographie de Pierre-François Couderc.

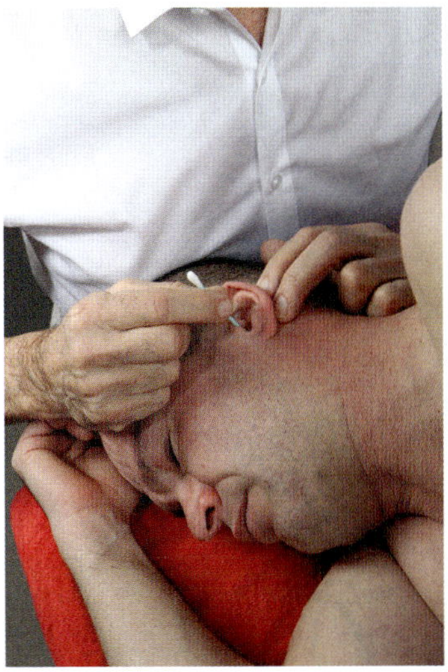

Figure 4.53. Deuxième modalité.
Source : Photographie de Pierre-François Couderc.

Nerf phrénique

Nous allons nous intéresser au nerf phrénique qui, certes, n'est pas un nerf crânien, mais dont l'effet indirect est indéniable sur les pressions intracrâniennes. De plus, il est anastomosé au ganglion stellaire, ce qui laisse supposer qu'il puisse avoir une action sur la pression foraminale jugulaire, le cœur, le diaphragme, le système digestif et les glandes surrénales que nous verrons plus loin.

Ses anastomoses

Au niveau du cou

Le ganglion inférieur du sympathique et le nerf du subclavier, dénommé parfois nerf phrénique accessoire.

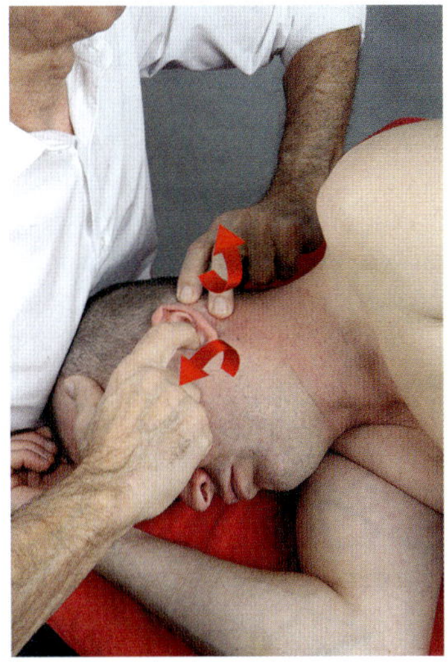

Figure 4.54. Troisième modalité.
Source : Photographie de Pierre-François Couderc.

Au niveau de l'abdomen

Le plexus cœliaque, quelques nerfs intercostaux et les glandes surrénales.

Palpation et test (figure 4.55)

Le nerf phrénique est très fin, de l'ordre de 2 mm. C'est surtout à la portion caudale du muscle scalène antérieur qu'on peut le palper et apprécier sa tension.

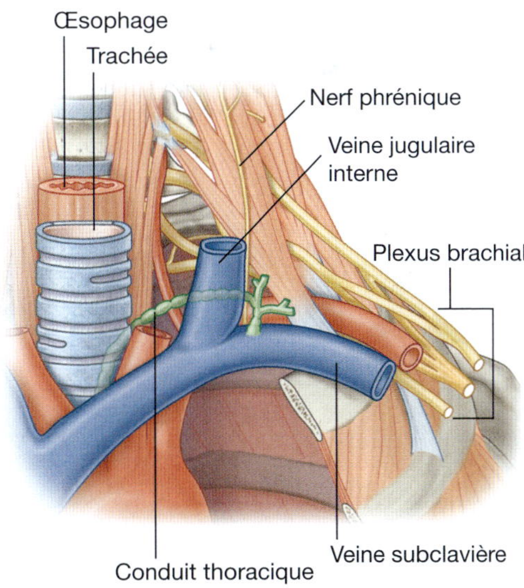

Figure 4.55. Conduit thoracique dans la racine du cou
Source : Richard L. Drake, A. Wayne Vogl, Adam W.M. Mitchell, Gray's Anatomy for Students, 4e. 2020 Elsevier.

Le patient est en latérocubitus, sa tête reposant sur vos mains placées l'une sur l'autre, le thorax contre sa tête, vos doigts, bien à plat, glissent contre la partie antérieure des processus transverses des dernières vertèbres cervicales.

À ce niveau, on sent les corps des scalènes antérieur et moyen, faire glisser un doigt le long de la partie ventrale des scalènes antérieurs, le nerf phrénique se distingue comme un fil tendu caudalement sur la masse musculaire des scalènes antérieurs.

On fait glisser un doigt sur sa partie ventrale, si le glissement donne une sensation de résistance et de rugosité, il faut le traiter.

Technique (figure 4.56)

Le but de la technique est de le faire glisser librement sur le corps musculaire des scalènes antérieurs.
Le patient est en décubitus, la tête contre votre thorax, placez deux doigts, bien à plat, de part et d'autre du nerf pour effectuer un écartement/induction. De votre thorax, vous faites un appui progressif sur son crâne pour situer vos doigts plus profondément ; on ne comprime pas le nerf, on peut, à la fin, effectuer un très léger appui sur le nerf lui-même pour l'étirer très légèrement caudalement. Si le patient tousse, cela signifie que vous êtes au bon endroit, mais que votre appui est trop fort, déplacez légèrement vos doigts.
Il arrive parfois qu'on ne ressente pas ou mal le nerf phrénique, effectuez quand même un écartement du fascia du scalène antérieur, ce qui permet de le relâcher.

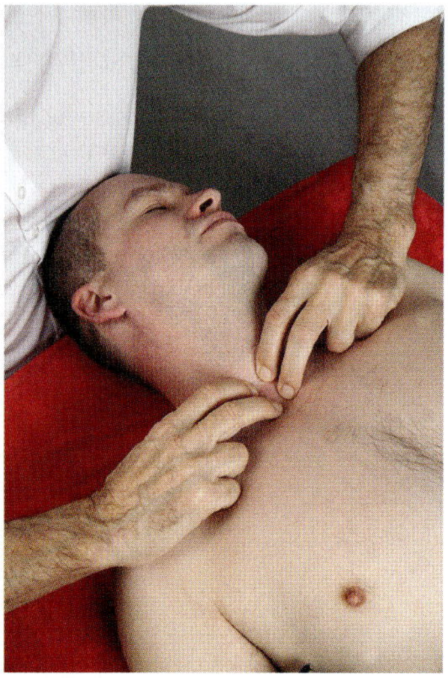

Figure 4.56. La technique.
Source : Photographie de Pierre-François Couderc.

Effets de la manipulation

Les nerfs phréniques naissent entre les 3e et 5e cervicales, surtout au niveau de C4, leur manipulation a un effet sur :

- la plèvre médiastinale ;
- la jonction azygocave ;
- le péricarde ;
- le péritoine ;
- le diaphragme, avec ses effets sur la respiration, les pressions intrathoracique, abdominale, pelvienne et par ce biais sur la pression intracrânienne ;
- la toux, la défécation, l'accouchement ;
- le système ligamentaire du foie (triangulaire, coronaire) ;
- la capsule de Glisson ;
- les surrénales et les reins ;
- les attaches intestinales.

Relation centrale

Les centres respiratoires sont situés au niveau du tronc cérébral, la moelle allongée (noyau du tractus solitaire) et la région pontique.

Les centres respiratoires reçoivent des informations venant des chémorécepteurs du glomus carotidien et des mécanorécepteurs du sinus carotidien, de la plèvre, des côtes, des bronches, des poumons et de leur système vasculaire.

Les manipulations des nerfs phréniques stimulent les centres respiratoires.

À la fin, on effectue une technique sur le tronc cérébral que nous avons décrite dans « Poumons ».

Ganglions sympathiques du cou (figure 4.57)

Au nombre de trois, on s'intéresse surtout aux ganglions cervicaux supérieur et inférieur ; le moyen, relié aux deux autres, fait souvent défaut.

Le nerf grand sympathique cervical s'étend de la base du crâne jusqu'à la tête de la 1re côte, où il pénètre ensuite dans le thorax.

Il s'appuie sur l'aponévrose prévertébrale où il est maintenu par un feuillet fascial, situé immédiatement en dedans des tubercules antérieurs des processus transverses.

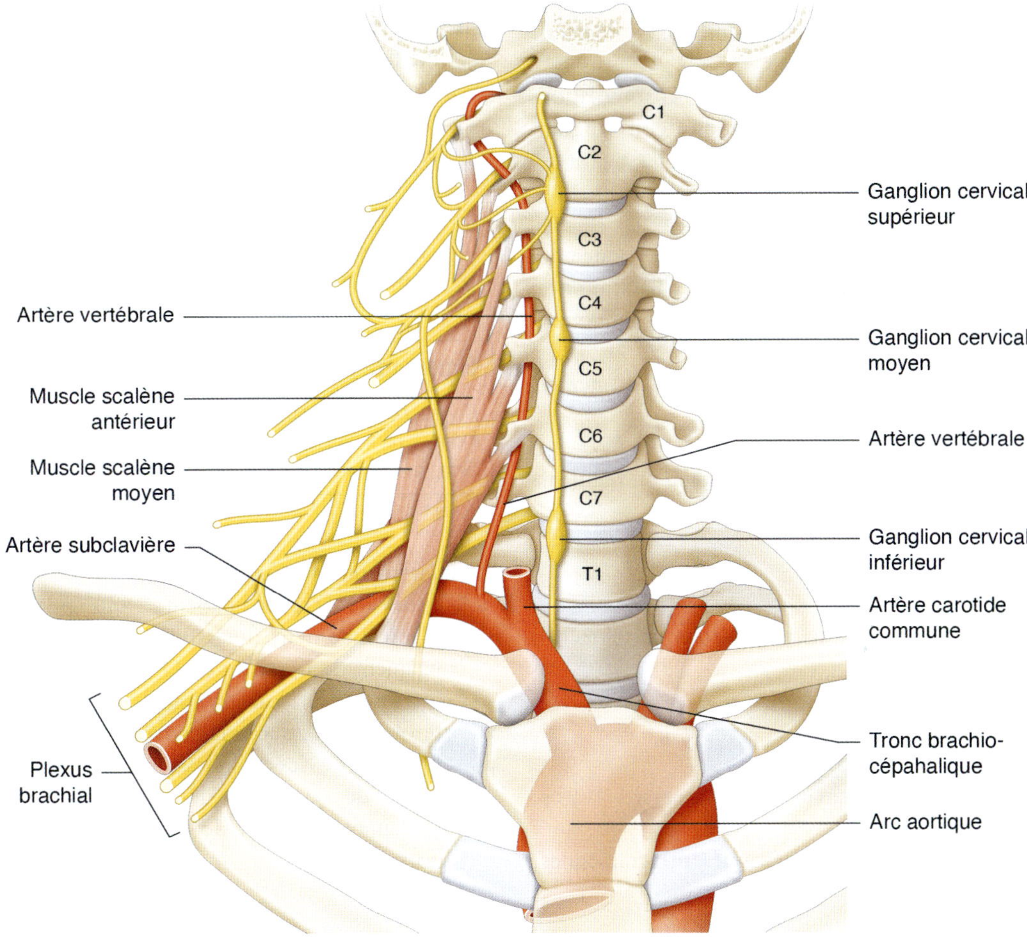

Figure 4.57. Les ganglions sympathiques du cou.
Source : Cyrille Martinet.

Ganglion cervical supérieur

C'est le ganglion du système nerveux sympathique qui innerve la tête et le cou, il a de multiples fonctions.

Situation et anatomie

Il se trouve à la face antérieure des 2e et 3e vertèbres cervicales. Il repose dorsalement sur le muscle grand droit antérieur de la tête et il est logé profondément dans la gaine fasciale réunissant la carotide interne et la veine jugulaire interne ; il est en avant du muscle long de la tête.

Fusiforme, aux extrémités minces, il mesure 2 à 4 cm de longueur pour 6 à 8 mm de largeur, il correspond aux quatre nerfs cervicaux supérieurs.

Ses connexions neurales

Il échange de très nombreuses fibres avec les nerfs du crâne et du cou ; on peut retenir qu'il s'anastomose avec les nerfs hypoglosse et glossopharyngien, ce dernier innerve les sinus et glomus carotidiens.

Il envoie des filets au système parasympathique, aux plexus carotidiens externe et interne, au nerf cardiaque supérieur, au larynx et au pharynx.

Fonctions

Elles dépendent de ses très nombreuses innervations, il a une action sur :

- les vaisseaux sanguins cérébraux, sa stimulation entraîne une baisse de 20 % du débit sanguin cérébral ;
- les plexus choroïdes ;
- le plexus carotidien interne ;
- les yeux, les glandes lacrymales, il provoque une vasoconstriction de l'iris avec une dilatation des pupilles et une diminution de la production lacrymale ;
- les systèmes muqueux de la bouche, du nez et du pharynx ;
- la thyroïde ;
- la glande pinéale (rythme circadien en régulant la mélatonine) ;
- le plexus cervical.

Indications

Très nombreuses, nous retiendrons particulièrement :

- les acouphènes ;
- les arythmies ;
- les fibrillations atriales ;
- les insuffisances circulatoires cérébrales (carotide interne) ;
- les modifications barométriques intracrâniennes et intraoculaires ;
- les dysfonctionnements thyroïdiens ;
- les insomnies ;
- les problèmes salivaires grâce à ses neurones sécrétomoteurs ;
- les insuffisances de sécrétion lacrymale.

Palpation et technique

La palpation directe du ganglion cervical supérieur est malcommode, hasardeuse et souvent douloureuse. On peut le contacter cependant indirectement et en douceur par :

- l'aponévrose prévertébrale, en avant des processus transverses, que l'on étire ;
- le muscle droit antérieur, proche du tubercule pharyngien ;
- la bifurcation carotidienne, comprenant les sinus et glomus carotidiens, en l'ouvrant ;
- les constricteurs supérieur et moyen du pharynx en les élongeant caudalement.

1. Technique en décubitus (figure 4.58) :
   A. placer un pouce au niveau de la partie médiale des processus transverses des 2ᵉ et 3ᵉ cervicales, et d'un doigt de l'autre main faire glisser la partie postérieure du pharynx caudalement ;
   B. on effectue la manœuvre bilatéralement, à l'inverse de la technique du sinus carotidien qui ralentit les battements cardiaques, cette technique les accélère.

> **Important**
>
> On ne comprime jamais un ganglion, au risque de l'irriter ; on le manipule indirectement, en relâchant les fibres musculofasciales qui l'entourent.

2. En latérocubitus (figure 4.59) :
   A. Situé derrière le patient, vous relâchez d'abord de deux doigts de chaque main, le ligament de Berry ou de Gruger (expansion du fascia cervical profond) qui est postérolatéral, il attache la thyroïde à la trachée. On effectue des mobilisations médiales profondes des deux côtés, les doigts bien à plat, en faisant attention de rester toujours très dorsalement ;

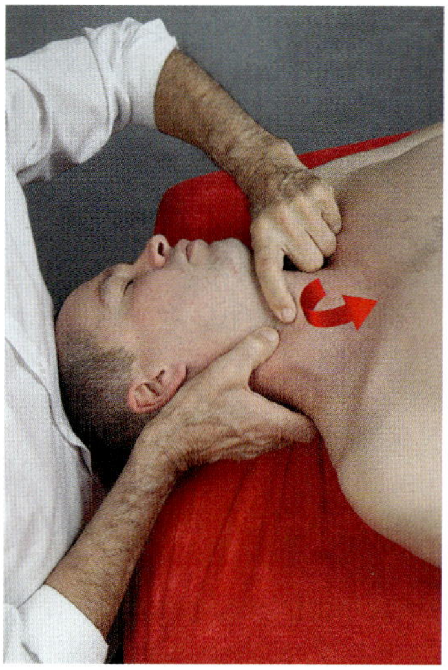

Figure 4.58. Technique en décubitus.
Source : Photographie de Pierre-François Couderc.

B. Ensuite, placez vos doigts plus médialement, de manière à être plus près du plan antéromédial de la colonne cervicale ;
C. Ramenez plusieurs fois le fascia cervical profond médialement et caudalement pour libérer d'éventuelles adhérences, il nous semble que c'est surtout par son entremise que la manœuvre est efficace, cette dernière ne doit pas être douloureuse.

Ganglion cervical inférieur

Il est uni au premier ganglion thoracique, fusiforme il a la taille d'un haricot.

Situation

On le trouve près de la tête de la 1re côte, en avant du processus transverse de C7, derrière l'artère vertébrale, en dessous de l'artère thyroïdienne inférieure.

- Il est situé dans une petite loge formée par :
  - la colonne cervicale, recouverte par le long du cou ;
  - la tête et le col de la 1re côte ;
  - les scalènes ;
  - le cul-de-sac supérieur de la plèvre.
- Il est recouvert par la veine et l'artère vertébrales, le tronc thyrocervical et l'artère intercostale supérieure.

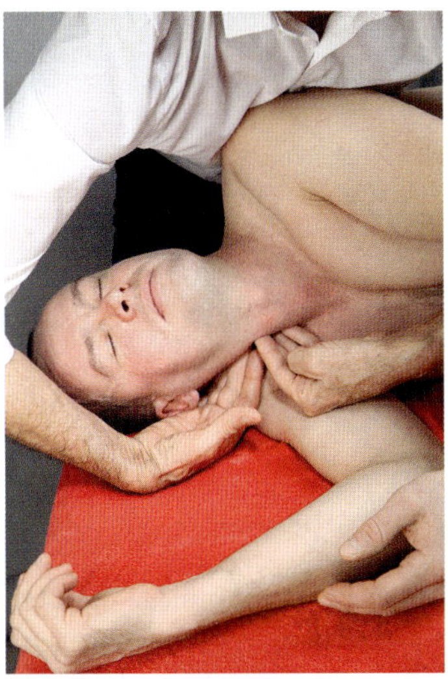

Figure 4.59. En latérocubitus.
Source : Photographie de Pierre-François Couderc.

- Il est formé par la coalescence de quatre ganglions issus des quatre premiers nerfs cervicaux.

Le nerf cardiaque cervical inférieur se détache de son origine, en avant du ganglion.

Le ganglion stellaire contient des neurones qui innervent le cœur, des muscles lisses vasculaires et les poumons.

Fonctions

Toutes les branches du ganglion cervical inférieur sont mixtes, elles contiennent des nerfs afférents et efférents qui assurent :

- l'innervation sympathique des membres supérieurs ;
- l'innervation des glandes sudoripares des membres supérieurs (résection en cas d'hyperhydrose), il joue un rôle important dans l'algodystrophie du membre supérieur ;
- l'innervation de l'artère vertébrale ;
- l'innervation sympathique de l'œil, notamment des fibres motrices pour l'iris et la mydriase ;
- la fonction Pacemaker du cœur.

Innervation sympathique du cœur (figure 4.60)

Elle commence au niveau du tronc cérébral, associée à la moelle spinale des deux dernières cervicales et des six premiers segments thoraciques.

La stimulation du système nerveux sympathique entraîne une plus grande force de contraction cardiaque, une stimulation du nœud sinusal et une augmentation de conduction dans le nœud atrioventriculaire et une tachycardie.

Réflexe de Frank-Starling

Lorsque le retour veineux est augmenté, le volume des ventricules s'accroît, ses fibres musculaires sont étirées, la force de contraction augmente. Les ventricules expulsent plus de sang.

L'augmentation du volume sanguin au niveau atrial active des récepteurs nerveux sensibles à l'étirement, empruntant le nerf vague pour alerter le tronc cérébral (réflexe de Bainbridge que nous avons étudié).

Effets cardiorespiratoires

Les systèmes cardiaque et respiratoire sont interdépendants, en inspiration, la pression négative intrathoracique augmente et favorise le retour veineux vers les oreillettes, active ou déclenche

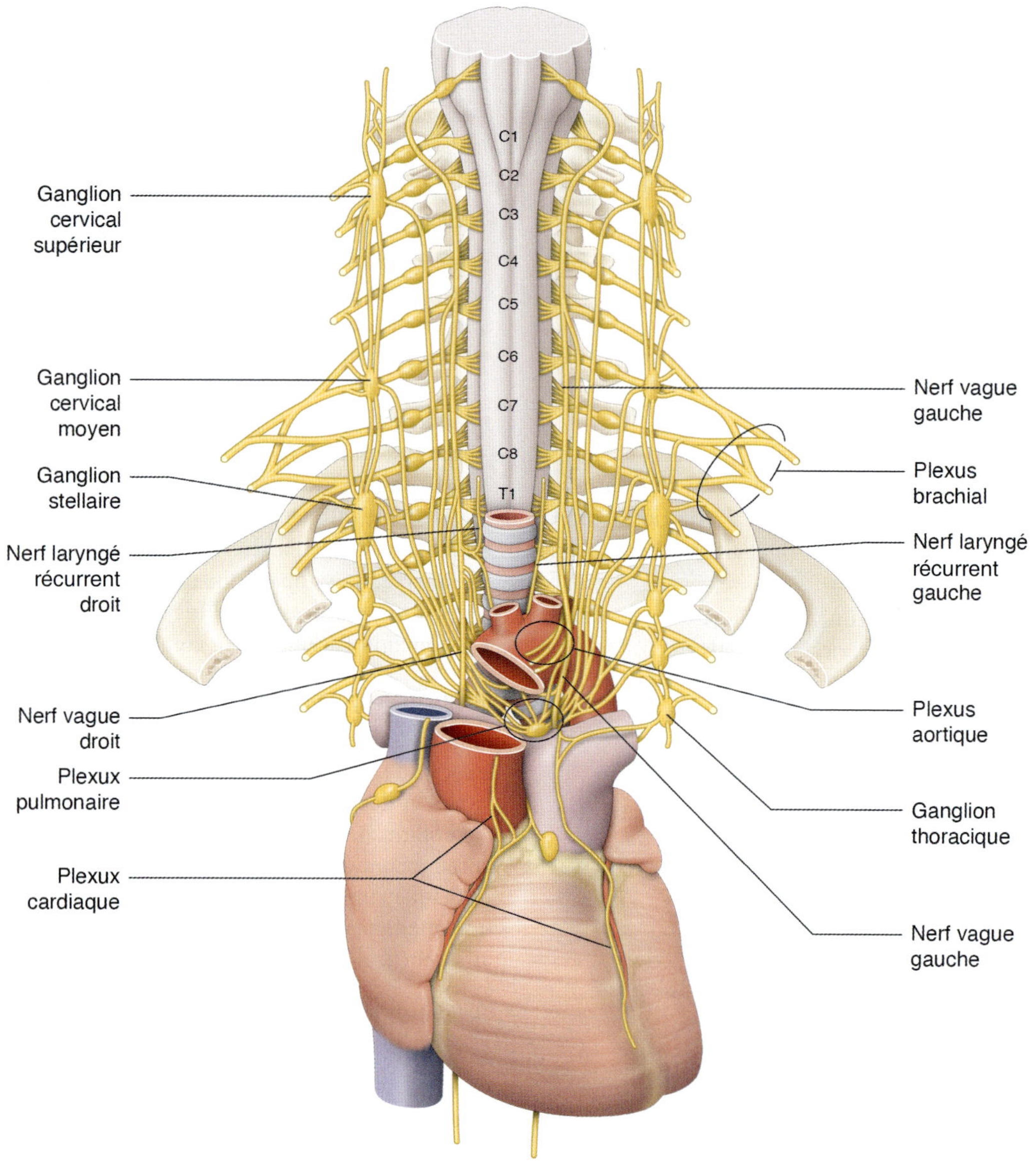

Figure 4.60. L'innervation sympathique du cœur.
Source : Cyrille Martinet.

le réflexe de Brainbridge qui accroît le tonus vagal.

L'étirement des mécanorécepteurs pleuropulmonaires inhibe le nerf vague, faisant augmenter le rythme cardiaque.

On a donc paradoxalement des effets contraires sur ces systèmes nerveux pendant la respiration.

Palpation

En décubitus

C'est une palpation très difficile qui demande du « doigté ». Ne pensez pas que vous allez franchement le reconnaître avec les doigts, ce sont ses rapports anatomiques et parfois sa sensibilité qui vous permettront de le contacter.

Particularité de C6

Cette vertèbre, surtout du côté gauche, fait partie des zones stratégiques du corps, en raison de la naissance de l'œsophage qui crée, avec la jonction cardiotubérositaire de l'estomac, une tension mécanique permanente sur toutes les fibres musculofasciales qui s'y attachent. C'est en grande partie l'explication des atteintes arthrosiques de cette zone et des conflits mécaniques qui se dirigent plus particulièrement sur elle, lors d'un accident. De plus, c'est l'entrée du tronc vasculaire cérébral dans les foramens transversaires de la colonne cervicale.

Enfin, notons qu'elle est située sur le versant postérieur du dôme pleural qui, à la suite de traumatismes, d'infection ou de tumeurs (Pancoast-Tobias), devient irritée et douloureuse.

On peut demander au patient d'inspirer pour mieux sentir les attaches cervicopleurales ; le ganglion cervical inférieur se trouve sur la fossette supra- et rétrosternale, située au-devant du col des deux premières côtes.

On peut aussi prendre comme référence le pouls de l'artère vertébrale, juste à son origine, sous le tubercule carotidien dit de Chassaignac, au niveau de C6. Attention : on le confond facilement avec celui de l'artère thyroïdienne inférieure (figure 4.61).

En conclusion, le ganglion stellaire se situe entre la carotide commune latéralement, et l'artère vertébrale médialement, et il est positionné entre les muscles scalène antérieur et long du cou et l'œsophage qui commence à C6.

En latérocubitus

La tête du patient repose sur vos mains, placées l'une sur l'autre. De vos doigts bien à plat, vous passez d'abord entre les scalènes moyen et

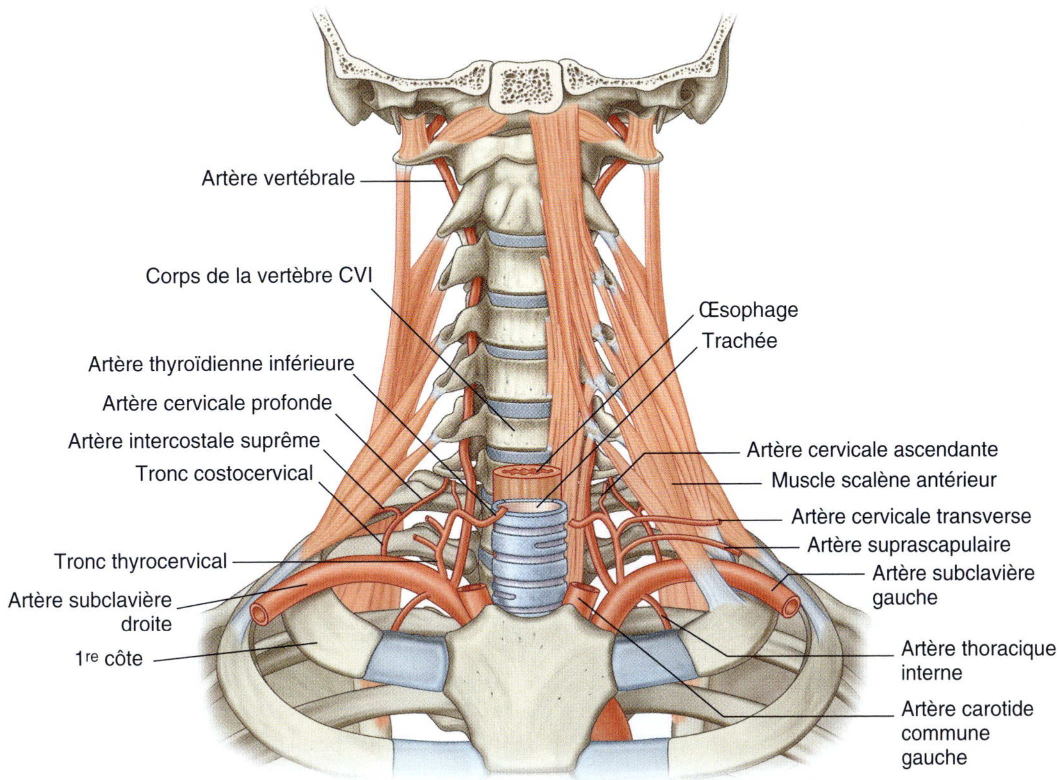

Figure 4.61. Vascularisation de la racine du cou.
Source : Richard L. Drake, A. Wayne Vogl, Adam W.M. Mitchell, Gray's Anatomy for Students, 4e. 2020 Elsevier.

antérieur, et en avant et en bas de ce dernier, vous pouvez atteindre le ganglion stellaire en profondeur.

Technique en latérocubitus

Balayage (figure 4.62) Placer deux doigts de chaque main, les uns sur les autres, en avant du tubercule de Chassaignac pour les diriger médialement et caudalement. La manœuvre consiste à balayer de vos doigts, sans surtout la comprimer, la zone du ganglion stellaire où l'on sent un glissement un peu freiné et limité, en raison de ses attaches fasciales.

En principe, une manœuvre réussie sur le ganglion stellaire accélère le pouls.

Il est difficile d'expliquer aux membres de la communauté médicale comment fonctionne ce type de technique. Autant, on peut avoir une certaine logique quand on s'adresse à d'autres tissus du corps, autant c'est moins explicite quand il s'agit de ganglions nerveux.

Les ganglions nerveux ont des mécanorécepteurs très sensibles à la pression ; comprimés, ils déchargent des influx qui stimulent anormalement les différentes structures et organes qu'ils innervent, souvent à distance.

Nous avons vu précédemment que le système barométrique du foramen jugulaire vient du ganglion stellaire, ce qui souligne encore les très nombreux effets de sa manipulation.

Quand on libère les ganglions sympathiques des tensions tissulaires qui les entourent, on obtient un effet *reset* qui, non seulement fait diminuer les réactions négatives de ces ganglions, mais en plus les reconditionne sur leurs fonctions normales.

Technique pleurale du ganglion stellaire (figure 4.63) Le patient est en décubitus, les mains reposant sur le ventre, le ganglion stellaire se situe sur le versant postérieur du dôme pleural. On pose un pouce en avant du plexus brachial pour fixer les ligaments pleurocervicaux situés sur les tubercules antérieurs des processus transverses de C6 et C7. On place l'autre main au sommet de l'hémithorax homolatéral ; on demande au patient d'inspirer et d'expirer lentement et profondément.

On accompagne et on amplifie les mouvements respiratoires de la partie apicale des poumons, à la fin on ajoute une rotation controlatérale cervicale pour accroître l'étirement pleural.

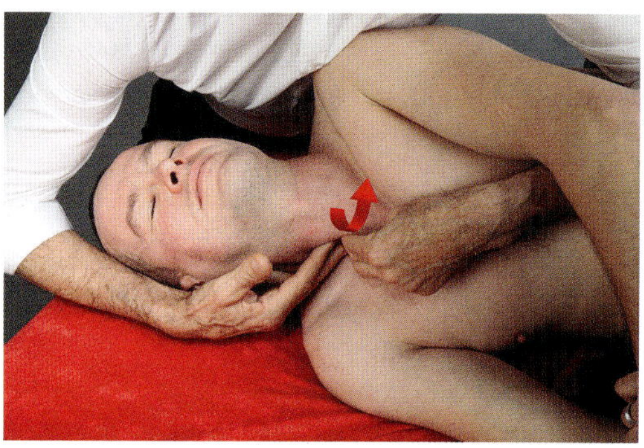

Figure 4.62. Le balayage.
Source : Photographie de Pierre-François Couderc.

Continuité barométrique cérébrospinale

Le crâne a besoin de la colonne vertébrale pour mieux amortir les chocs, équilibrer les tensions dure-mériennes et harmoniser la circulation du liquide cérébrospinal, nous allons étudier la continuité barométrique cérébrospinale.

Le cerveau utilise le système nerveux de la colonne vertébrale pour que ses ordres soient exécutés ; il existe un échange d'informations permanent entre les deux. Pour cela, il lui est nécessaire d'avoir un équilibre harmonieux des pressions barométriques intracrâniennes et intracanalaires vertébrales. Lors de certaines atteintes cérébrospinales, les coordinations se font mal, en raison des atteintes de la moelle spinale et aussi des pressions barométriques intracanalaires spinales trop élevées ou trop basses.

À peu près 15 % du liquide cérébrospinal circule dans le canal vertébral et se poursuit le long des gaines nerveuses. En cas d'accident, une partie des forces collisionnelles parcourt la colonne vertébrale en créant des lésions méningées, parfois médullaires et neurales.

Nous avons beaucoup insisté sur les effets des variations des pressions intracrâniennes, nous allons évoquer ceux des pressions intracanalaires et foraminales vertébrales.

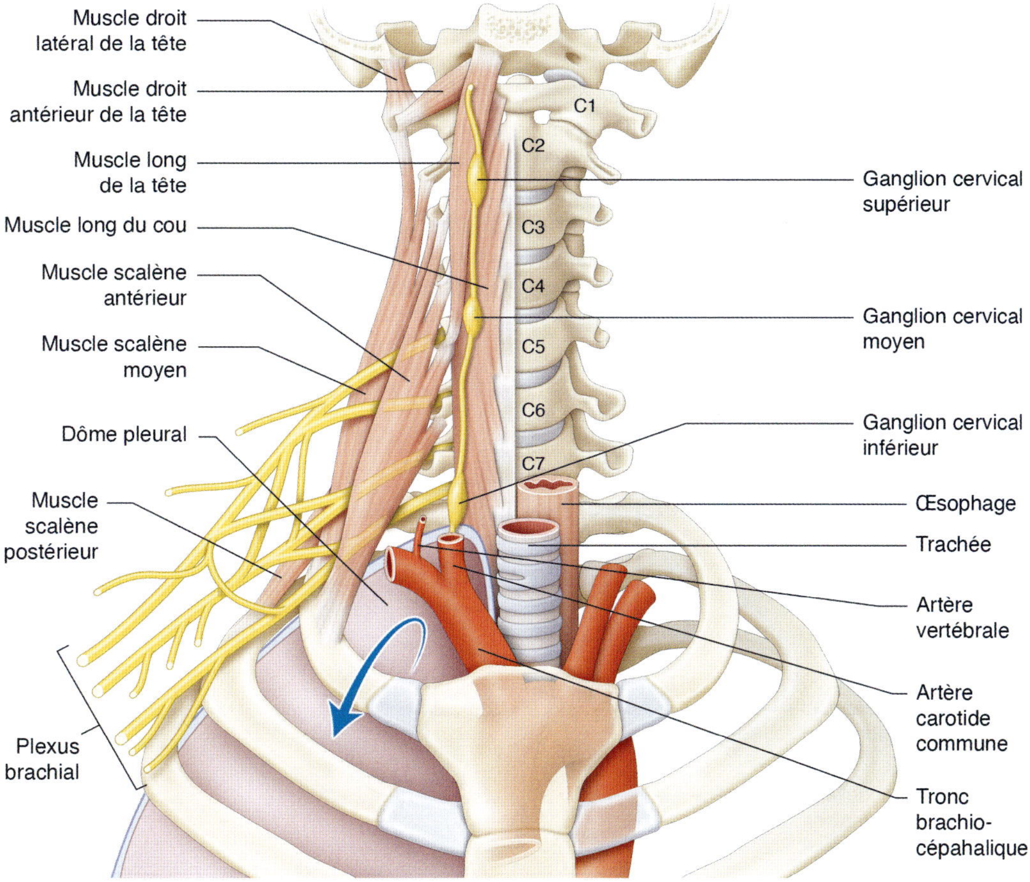

Figure 4.63. Technique pleurale du ganglion stellaire.
Source : Cyrille Martinet.

Système méningé craniovertébral

Il existe une communication barométrique entre le crâne et le canal vertébral, toute tension anormale du système méningé dans un segment de ces deux parties a une influence sur leurs pressions intracavitaires et leur système microsystème vasculaire méningé. La moelle spinale ne pèse qu'une trentaine de grammes et le cerveau, comme nous l'avons dit à la consistance d'une *panna cota*, pour cette raison, la moindre variation de pression peut provoquer des problèmes fonctionnels considérables.

Communication des pressions intracrâniennes et intravertébrales

Harmoniser les pressions canalaires vertébrales a un effet local, mais aussi général sur le cerveau, permettant de diminuer les conséquences des chocs reçus par le cerveau.

Il est difficile d'imaginer que la pression intracanalaire vertébrale puisse être très différente de la pression intracrânienne, surtout à la jonction occipitovertébrale. Ceci entraînerait un conflit barométrique entre l'encéphale et la moelle spinale, avec toutes ses conséquences sur la moelle spinale et les systèmes fluidique, vasculaire, lymphatique et glymphatique du cerveau.

Il faut aussi au niveau canalaire vertébral, un système d'équilibre des pressions tout le long de la colonne vertébrale, en plus des foramens intervertébraux et de leurs prolongements neuraux, nous pensons que c'est la région du cône médullaire qui permet d'harmoniser les pressions intracanalaires vertébrales.

Cône médullaire (figure 4.64)

Il est à l'extrémité de la moelle spinale, située au niveau des deux premières vertèbres lombaires, il se prolonge par la queue de cheval ; c'est le sac dural qui entoure la moelle spinale et la queue de cheval.

Il contient du liquide cérébrospinal permettant la flottabilité de la moelle spinale, facteur d'équilibre des pressions intracrâniennes et intracanalaires vertébrales, il nous semble aussi probable qu'il contribue à la bonne diffusion et élimination du liquide cérébrospinal par l'intermédiaire des plexus lombosacrés.

Influence barométrique du cône médullaire

Pour nous le cône médullaire harmonise les pressions intracanalaires vertébrales, lors des changements de position, d'éternuements, de toux, d'efforts importants, d'accouchement, de tensions dure-mériennes traumatiques, de hernie discale et de suites d'anesthésie péridurale.

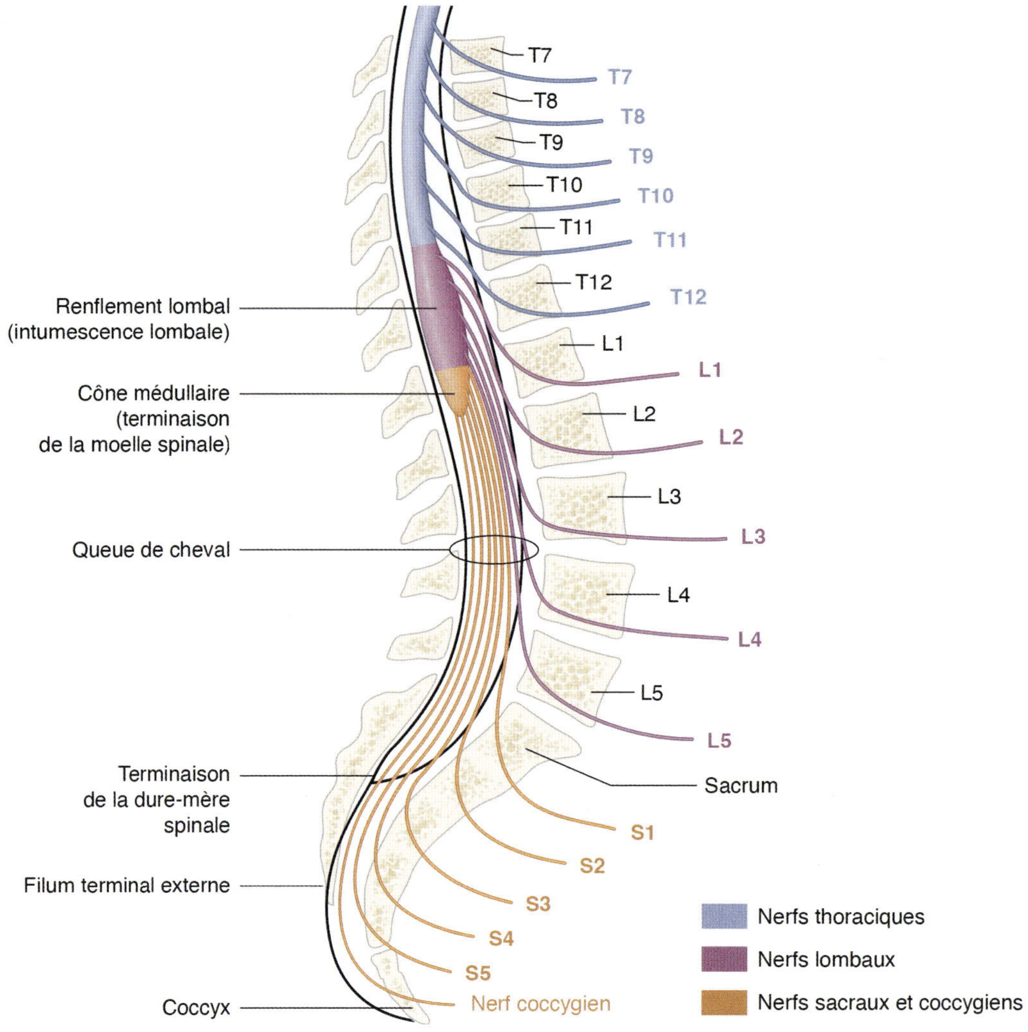

Figure 4.64. Le cône médullaire.
Source : Cyrille Martinet.

Le cône médullaire a surtout une mobilité sagittale quand la colonne vertébrale se fléchit ou se latérofléchit et nous pensons aussi qu'il peut en plus se dilater quand les pressions intracrâniennes et intracanalaires sont trop fortes.

Les péridurales avec effractions dure-mériennes montrent bien les problèmes qu'elles provoquent sur la région du cône et le cerveau. Le patient ressent très rapidement une lourdeur de la tête, accompagnée de céphalées intenses dues à la baisse de la pression intracrânienne et intravertébrale, avec en plus des lombosacralgies.

C'est la preuve que les atteintes cérébrales influencent la pression intracanalaire vertébrale et réciproquement, les problèmes vertébraux se répercutent sur la pression intracrânienne.

Intéressant

Ceci pourrait être un complément d'explication des effets obtenus en manipulant la colonne vertébrale ; on sait que notre action ne concerne pas les parties osseuses, mais tous les tissus mous qui s'attachent sur elle. Les manipulations agissent sur les ligaments, les muscles, les disques, les méninges, les nerfs, la mobilité des segments vertébraux, mais aussi sur les pressions intracanalaires et foraminales. Celles-ci ont un effet sur la moelle spinale, le ganglion spinal et les racines nerveuses, pouvant expliquer certains résultats spectaculaires obtenus après des manipulations de la colonne vertébrale.

Pressions intracanalaires vertébrales

Il existe peu d'études sur les pressions intracanalaires et surtout foraminales vertébrales, on imagine bien la difficulté à les évaluer.

Il faut encore se rappeler que la moelle spinale a un poids d'une trentaine de grammes pour une longueur de 45 cm, c'est-à-dire 0,70 g par cm ! Elle est très fragile en raison d'une consistance très faible, elle se continue par la queue de cheval, dont le poids plus élevé crée une traction caudale naturelle utile pour la moelle spinale.

Bien que bien moins fragile que la moelle spinale, la queue de cheval supporte elle aussi assez mal les augmentations de pressions intracanalaires et les tractions caudales trop fortes.

En plus, l'arthrose, les discopathies, les fixations vertébrales, coccygiennes, les tensions méningées, les kystes de Tarlov, les tumeurs et les sténoses canalaires augmentent aussi les pressions intracanalaires vertébrales.

Sténoses canalaires vertébrales

La taille du canal vertébral change beaucoup en fonction de la morphologie de la personne, son diamètre varie de 25 à 30 mm. En cas de sténose du canal rachidien qui a un effet sur le diamètre intrarachidien et sur les pressions intracanalaires, le patient peut ressentir des douleurs neurales comme des décharges électriques, des impatiences, un engourdissement, des fourmillements, des crampes des membres, une claudication intermittente, des névralgies, des fontes musculaires avec hypo- ou aréflexie, des incoordinations motrices, des troubles sphinctériens et le syndrome des jambes sans repos.

Causes des rétrécissements du canal vertébral

- Fibrose et calcification des ligaments jaune et longitudinal dorsal.
- Protrusion discale.
- Problèmes arthrosiques.
- Kyste de Tarlov.
- Tumeurs.
- Stase veineuse.
- Tensions dure-mériennes.
- Tumeurs intracanalaires.
- Phénomènes dégénératifs médullaires, comme dans la sclérose en plaques.

Technique méningée craniovertébrale globale (figure 4.65)

Le patient est en décubitus, placer deux doigts sous l'inion pour étirer dorsalement la partie occipitale de la dure-mère et l'index de l'autre main sur le maxillaire, pour le tracter dorsalement et légèrement vers le haut.

Demandez au patient de poser, tour à tour, un pied par-dessus la jambe opposée et de l'amener progressivement en adduction. Au maximum de tension que vous ressentez au niveau du crâne, vous étirez la dure-mère, l'adduction met en tension progressivement la région de L2 où se situe le cône médullaire. Il faut répéter plusieurs fois la

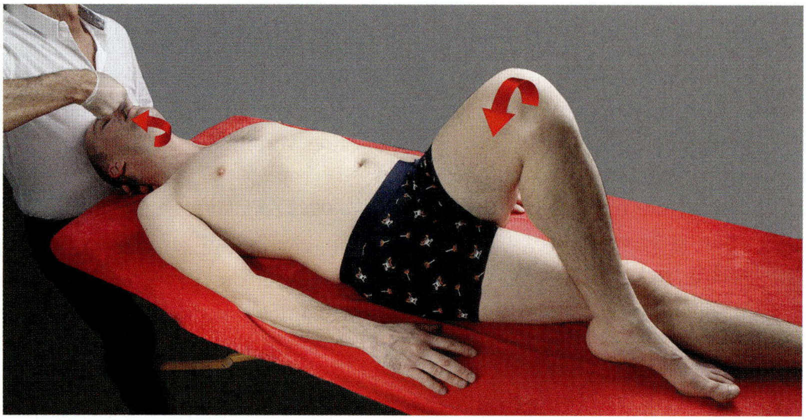

Figure 4.65. La technique méningée craniovertébrale globale.
Source : Photographie de Pierre-François Couderc.

manœuvre, pensez à la longueur de la dure-mère : environ 45 cm ! On effectue systématiquement cette manœuvre des deux côtés.

Tests et techniques du cône médullaire en procubitus (figure 4.66)

Il est important de se souvenir que le cône médullaire est mobile et qu'en cas de fixation, il est à l'origine de lombalgies ou lombosacralgies invalidantes, accompagnées de troubles sensitifs des organes pelviens. Pour harmoniser les pressions canalaires vertébrales, on agit sur l'élasticité sagittale du cône et sa relation avec la deuxième pièce sacrée.

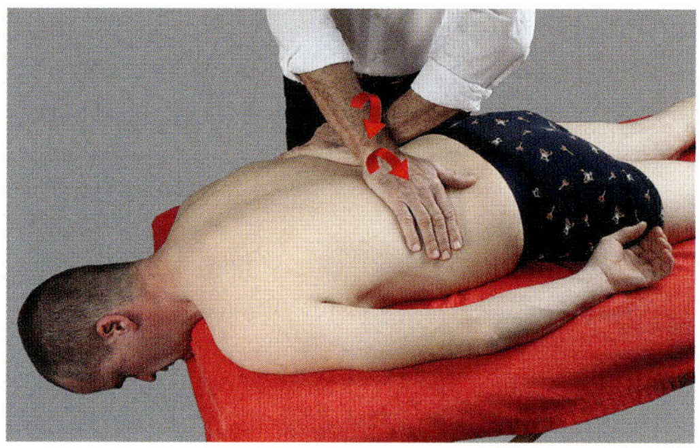

Figure 4.66. Tests et techniques du cône médullaire en procubitus.
Source : Photographie de Pierre-François Couderc.

Le test

Le patient est en procubitus, la tête pendant légèrement en dehors de la table, pour mettre en tension le canal vertébral. Placez vos paumes bien à plat, d'abord sur les processus épineux de L1 et L2, puis sur leurs processus transverses.
Vous comprimez, premièrement, en direction ventrale les processus épineux. Pour les processus transverses, placez les paumes contre les épineuses en les faisant glisser progressivement jusqu'à ce qu'elles rencontrent les processus transverses. C'est seulement à la fin que vous les poussez ventralement en les écartant. Il existe toujours un côté plus résistant, ce test permet d'apprécier d'abord les tensions musculaire, ligamentaire, intradiscale, dure-mérienne et à la fin barométrique intravertébrale.

La technique

Première modalité

Vous comprimez d'abord les processus épineux ventralement et ensuite les processus transversaires, les mouvements s'effectuent très lentement et progressivement, d'abord directement, puis en induction. Se focaliser sur les parties les plus rigides, vous les mobilisez en viscoélasticité progressive.

Pendant la manœuvre, le patient, la tête en bout de table, augmente la flexion pour que vous sentiez bien, dans un premier temps, les tensions musculoligamentaires superficielles et, dans un second temps, plus profondément les tensions dure-mériennes.

Après plusieurs manœuvres, demander au patient de faire de grandes inspirations et expirations pour stimuler les circulations veineuses et lymphatiques.

Nous avons vu, pour le crâne, que les plexus veineux du cerveau et du crâne se vidaient en direction du cœur pendant l'inspiration. Il en est de même pour la colonne vertébrale qui renferme d'importants plexus veineux. Mais l'inspiration, en faisant contracter le diaphragme et tendre ses piliers, rend trop difficile la compression ventrale des vertèbres lombaires ; on effectue donc paradoxalement la technique pendant l'expiration.

Seconde modalité (figure 4.67)

Demander au patient, toujours en procubitus, de reposer une jambe après l'autre en abduction, le genou fléchi, le pied en appui au sol, en dehors de la table. Cette position permet, en fixant le sacrum, de préciser et d'augmenter les pressions intracanalaires et foraminales des lombaires hautes et aussi de mettre en tension la région du cône médullaire.

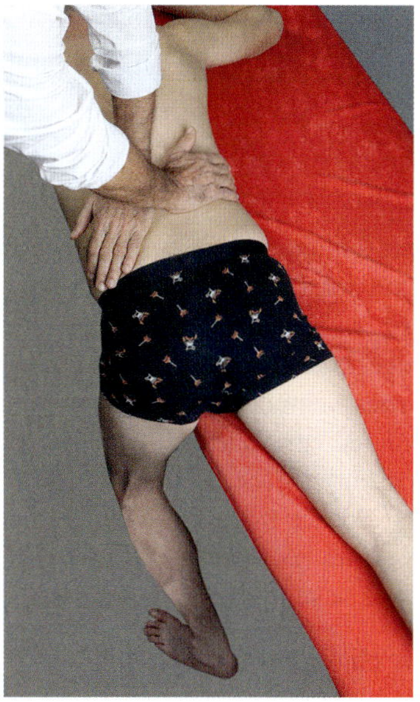

Figure 4.67. Seconde modalité.
Source : Photographie de Pierre-François Couderc.

Technique du cul-de-sac dural

La région de la deuxième vertèbre sacrée (S2) est au niveau de l'extrémité inférieure du cul-de-sac dural et de la citerne lombaire, remarquable par la présence de la portion initiale du ligament sacrodural.

Manœuvre (figure 4.68)

Elle se pratique en latérocubitus des deux côtés, le patient est face à vous, contre votre thorax. Placez deux pouces sur la deuxième vertèbre sacrée que vous poussez ventralement, pendant que le patient amène progressivement son bassin

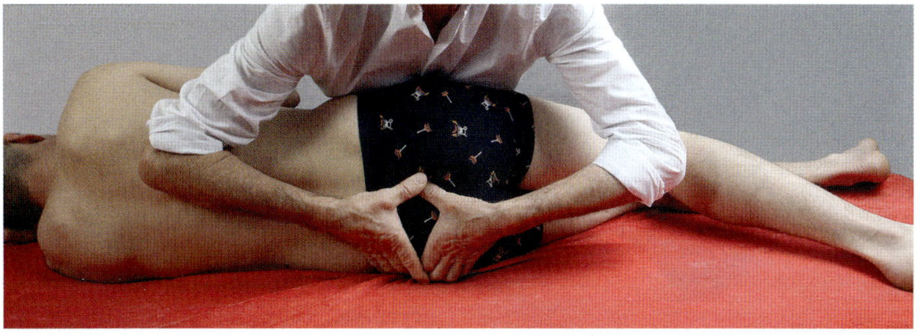

Figure 4.68. La manœuvre.
Source : Photographie de Pierre-François Couderc.

et sa jambe en arrière sur la table ; on sent petit à petit la région de S2 devenir moins rigide et plus facile à mobiliser.

Technique jumelée du cône et du cul-de-sac dural (figure 4.69)

Le patient est en procubitus, vous positionnez une paume sur L2 et l'autre sur S2. Le patient se redresse en appuyant sur ses mains et quand il s'allonge, vous comprimez en séparant les deux parties ventralement, c'est surtout quand le patient est presque en procubitus que la manœuvre est efficace. Essayez de bien ressentir la correspondance tissulaire entre les deux ; c'est souvent sur les parties latérale et sagittale de la dure-mère que se trouvent les fixations.

Technique du ligament sacrospinal

Nous avons vu plusieurs zones à relâcher pour la dure-mère, la jonction occipitovertébrale, la région du cône médullaire, le ligament sacrodural, en fonction de l'état de la colonne vertébrale, d'autres parties sont souvent incriminées, comme le coccyx, Th9, où le canal est naturellement le plus étroit et Th12, victime fréquente de tassement.

Le ligament sacrospinal, du fait de ses attaches sur le sacrum, le coccyx et le bassin, est une zone clé à relâcher.

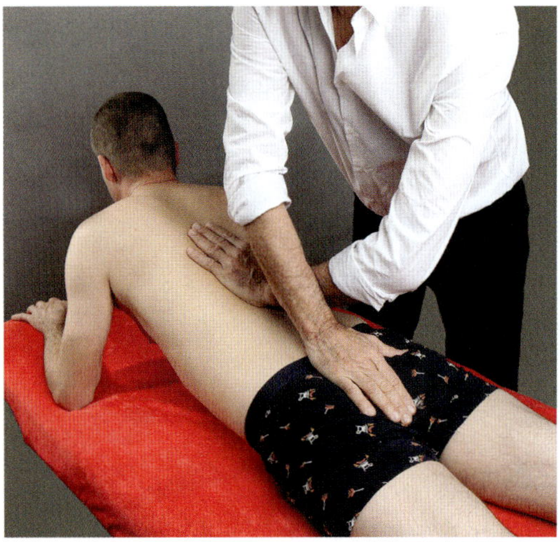

Figure 4.69. La technique jumelée du cône et du cul-de-sac dural.
Source : Photographie de Pierre-François Couderc.

Ligament sacrospinal (figure 4.70)

Il va du bord latéral du sacrum et du coccyx pour rejoindre l'épine ischiatique.

Intérêt ostéopathique

Relâcher ce ligament permet d'avoir un effet sur les pressions pelviennes, les tensions musculoligamentaires sacrococcygiennes et les nerfs du bassin, dont le nerf pudendal.

> **La technique**
>
> Le patient est en latérocubitus d'un côté, puis de l'autre, la jambe du dessus est en abduction, le pied reposant sur la table, votre thorax repose sur son hémibassin. Placez un pouce bien à plat le long de la partie latérale du coccyx que vous dirigez crânialement et profondément jusqu'à sentir la résistance du ligament sacrospinal ; étirez-le crânialement, en jouant sur l'abduction du membre inférieur. Le pouce en bonne position, cherchez la tension maximale de ce ligament et de votre thorax, et effectuez des mouvements de rotation du bassin pour mettre en évidence la partie la plus rigide. La technique a un effet sur les fibres ligamentaires sacrospinales, l'artère glutéale, le nerf glutéal inférieur et le plexus sacré, comprenant notamment les fibres du nerf pudendal, juste en dessous du ligament sacrospinal. Nous verrons d'autres techniques dans le chapitre 13.

Organes barométriques du cerveau

Le cerveau reçoit des myriades d'informations provenant de notre milieu extérieur et de tous les éléments de notre corps. Certains organes ont une influence déterminante sur le cerveau aux plans barométrique, biochimique, neuro-endocrine et émotionnel.

De nombreux organes peuvent influencer les pressions intracrâniennes, notamment par leurs attaches diaphragmatiques et leurs propres pressions qui se répercutent au niveau cérébral.

On peut s'en rendre compte aisément en faisant une écoute crânienne ; lorsque quelqu'un effectue des manœuvres viscoélastiques sur ces organes, la pression intracrânienne se modifie profondément. Les changements de pression dus à la respiration ou les techniques de viscoélasticité, au niveau hépatique, cardiaque et pulmonaire permettent d'améliorer les circulations veineuse, lymphatique et glymphatique cérébrales.

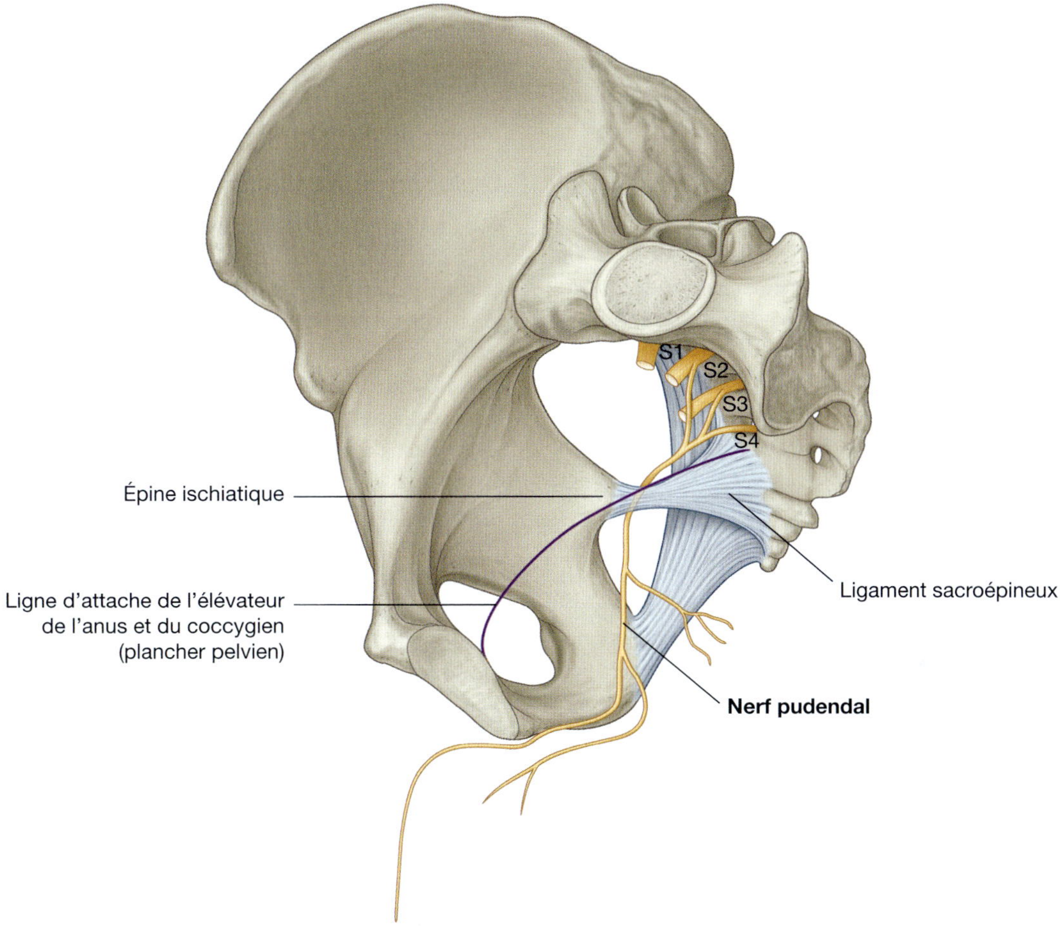

Figure 4.70. Nerf pudendal.
Source : Richard L. Drake, A. Wayne Vogl, Adam W.M. Mitchell, Gray's Anatomy for Students, 4e. 2020 Elsevier.

Il faut toujours se rappeler qu'il existe plus de 2 000 km d'artérioles et de veinules dans le cerveau, dont la circulation est dépendante de la pression intracrânienne, intrathoracique, intra-abdominopelvienne et intraviscérale ; à cela, il faut ajouter les effets des circulations lymphatique et glymphatique. Certaines artères et veines mesurent seulement quelques microns, elles font partie de la microcirculation intracrânienne au rôle primordial, et dépendent en grande partie des pressions intracrâniennes.

C'est l'alternance des pressions/dépressions intraviscérales qui optimise les circulations vasculaire et glymphatique cérébrales. Ces techniques sont précieuses à réaliser dans les maladies neurodégénératives, les dépressions nerveuses, les fatigues chroniques, les suites d'accident vasculaire cérébral et les traumatismes crâniens.

Nous allons nous intéresser particulièrement aux cœur, poumons et foie, sans oublier toutefois que tous les organes attachés au diaphragme, comme le colon, ont aussi une influence barométrique sur le cerveau.

Cœur

Le cœur n'a pas uniquement une influence sur les pressions intracrâniennes, mais aussi sur le parenchyme cérébral par l'effet des ondes systoliques qui mobilisent très légèrement l'encéphale, surtout à sa partie postérocaudale. On peut penser que le cerveau a besoin de cette stimulation micro-ondulatoire pour être boosté la nuit quand la tension baisse.

Les perturbations de l'activité électrique des neurones et de la motilité cérébrale ont un effet très négatif sur la circulation cérébrale. Dans une étude publiée dans *Cell Reports* de Clayton Mosher, des chercheurs américains ont découvert que l'activité électrique des neurones se modifiait à chaque battement du cœur. Ils pensent que c'est dû à la considérable densité artérielle, notamment à la base du cerveau. Nous pensons aussi que c'est peut-être en raison de la forte activité électromagnétique du cœur et du cerveau que ce phénomène a lieu.

Des études ont montré qu'une fibrillation atriale et une arythmie favorisent le déclin des capacités cognitives du cerveau [2].

Ces auteurs pensent que l'arythmie provoquerait des microaccidents vasculaires cérébraux peu décelables, accompagnés d'une mauvaise oxygénation du cerveau.

Ceci nous conforte dans notre insistance à utiliser la respiration pour assurer un bon apport d'oxygène et une meilleure élimination des déchets du cerveau par voie veineuse.

Hypertension

Dans notre premier volume, nous avons souligné les risques au niveau cérébral d'une hypertension artérielle.

Le cerveau a besoin d'une tension artérielle normale, soutenue par des battements cardiaques réguliers et harmonieux qui ont un effet mécanique positif sur les artères, les veines, les neurones, les circulations glymphatique et lymphatique et les nerfs crâniens, et en particulier le nerf vague, dans sa gaine vago-jugulo-carotidienne.

Techniques cardiaques

Au niveau du cœur, deux zones sont à privilégier : la jonction azygocave et l'atrium droit, et la crosse aortique étudiée plus loin avec le nerf vague gauche, elles sont très mécanosensibles et réactives.

Indications :

- arythmie ;
- hypertension ;
- fibrillations atriales ;
- circulation cérébrale déficiente.

Jonction azygocave et atrium droit (figure 4.71)

Nous avons une longue expérience des manipulations cardiopulmonaires, ayant travaillé dans un service de cardiologie et de pneumologie. De plus, nous avons eu la chance d'effectuer nous-mêmes des dissections, ce qui nous a permis d'objectiver les zones que nous manipulons régulièrement.

Un secteur est d'un très grand intérêt thérapeutique, c'est l'atrium droit et plus précisément la jonction azygocave.

À ce niveau se trouvent :

- la jonction azygocave ;
- le nerf phrénique droit ;
- le nerf vague droit ;
- la bronche principale droite ;
- le système vasculaire pulmonaire ;
- des fibres sympathiques bronchopulmonaires.

C'est un carrefour hautement stratégique qui nous permet d'avoir un effet barométrique pulmonaire et par extension cérébrale.

C'est une région que l'on trouve systématiquement en tension, en cas d'asthme, d'eczéma, de psoriasis, d'allergie et de déficience immunitaire. C'est l'expérience qui nous a fait trouver cette zone, son explication réside peut-être dans la richesse de son innervation.

Test et technique azygocaves (figure 4.72)

Le patient est en décubitus, les bras le long du corps. La jonction azygocave se situe en regard du 2e cartilage chondrocostal droit, c'est une zone qui offre une résistance assez forte, quand on la comprime dorsalement, en raison surtout des tensions tissulaires de la bronche principale droite, de l'atrium droit et du système vasculaire pulmonaire.

- Placez les paumes des mains, l'une sur l'autre, entre les 2e et 3e cartilages costaux que vous comprimez lentement dorsalement ; aidez-vous aussi du poids de votre corps, d'abord directement, puis en induction. N'oubliez pas d'aller jusqu'au bout des fameux derniers millimètres qui font la différence !

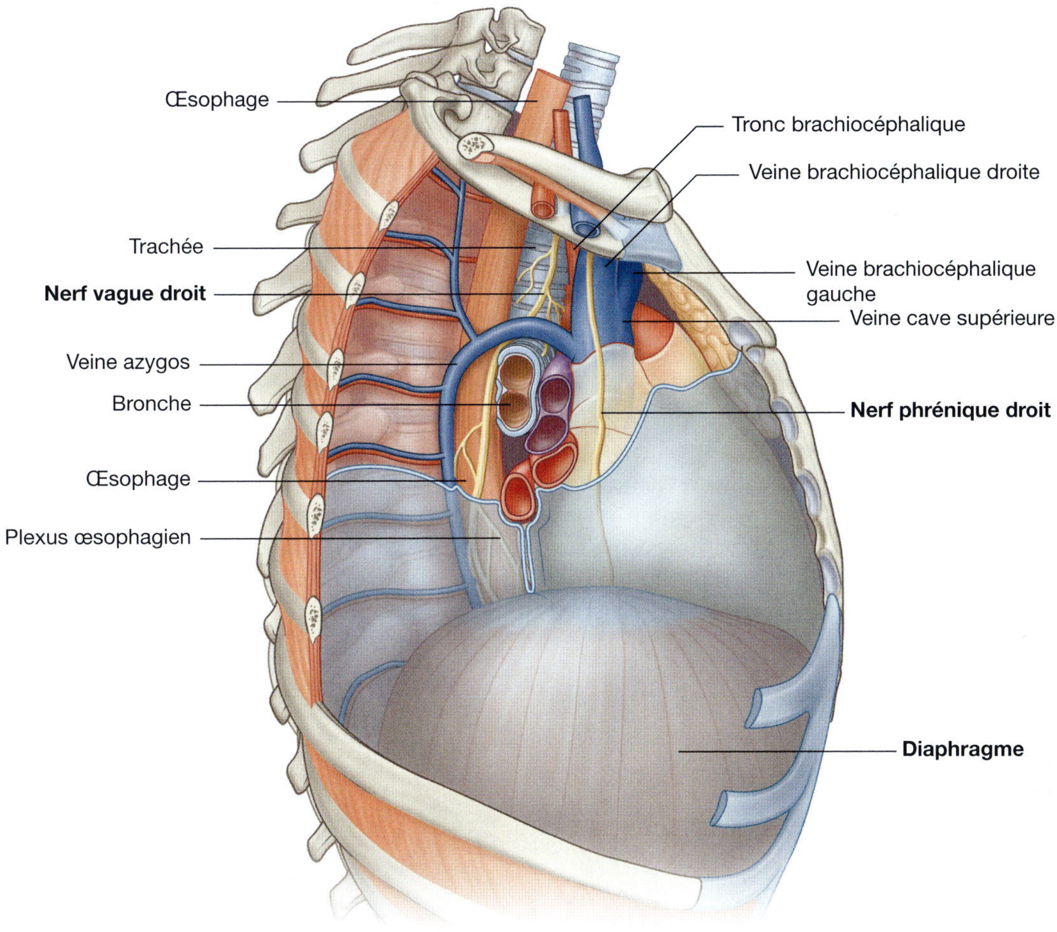

Figure 4.71. Nerf vague droit traversant le médiastin supérieur.
Source : Richard L. Drake, A. Wayne Vogl, Adam W.M. Mitchell, Gray's Anatomy for Students, 4e. 2020 Elsevier.

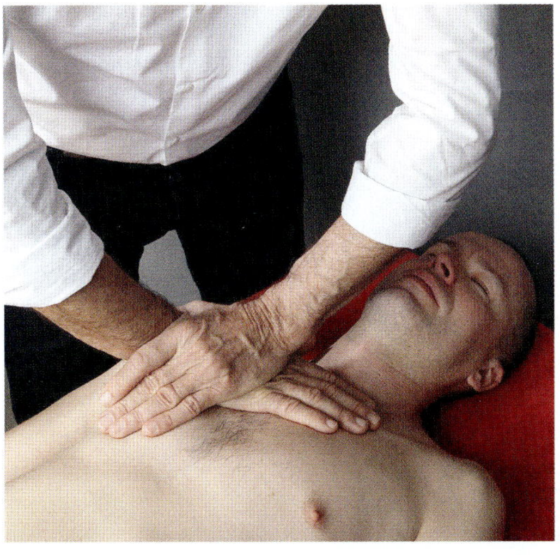

Figure 4.72. Test et technique azygocaves.
Source : Photographie de Pierre-François Couderc.

- Apprécier précisément la résistance à la compression de cette zone, c'est surtout quand la tension est située médialement, en direction du cœur, que la technique est efficace et en relation avec les maladies que nous avons citées. Au début de la manœuvre, on ressent d'abord la résistance de la bronche droite, puis celle de la jonction azygocave, et à la fin, quand les paumes des mains sont situées progressivement très profondément celle des veines pulmonaires. Nous pensons que cette technique permet de diminuer la pression du système vasculaire pulmonaire.
- Prendre garde aux patientes ostéoporotiques, les cartilages sont fragiles, en aucun cas la manipulation ne doit être douloureuse. La technique est réussie quand la compression devient facile et sans résistance, aussi bien en profondeur que médialement.

Technique de la crosse de l'aorte (figure 4.73)

Le patient est en décubitus, repérez le pouls de la crosse aortique dans le 2e espace intercostal gauche pour y positionner votre paume.

- Effectuez d'abord une compression dorsale que vous dirigez ensuite en direction caudale droite.
- Rappelez-vous que l'aorte passe en arrière du cœur, la technique est terminée quand vous avez l'impression que la région de la crosse offre moins de résistance ; cette technique a un effet important sur le nerf vague gauche.
- Vérifiez si le pouls diminue, il est courant qu'il s'accélère un peu au départ, le cerveau n'aime pas recevoir des messages qu'il ne connaît pas, surtout en provenance du cœur, il les considère comme une alerte.

Poumons

Les pressions du système pleuropulmonaire associées aux mouvements diaphragmatiques sont déterminantes pour le système cardiovasculaire.

L'augmentation de la pression intrathoracique en expiration augmente la pression intracrânienne en permettant le retour du sang veineux au niveau cérébral.

Rappelons, qu'à l'inverse, l'inspiration ample et non forcée diminue les pressions intrathoraciques et favorise le passage veineux, glymphatique et lymphatique cérébral, en direction des défilés thoraciques et du cœur. Nous allons évoquer d'abord, pour mieux comprendre les conséquences des traumatismes thoraciques sur les pressions intracrâniennes, leurs effets sur les yeux.

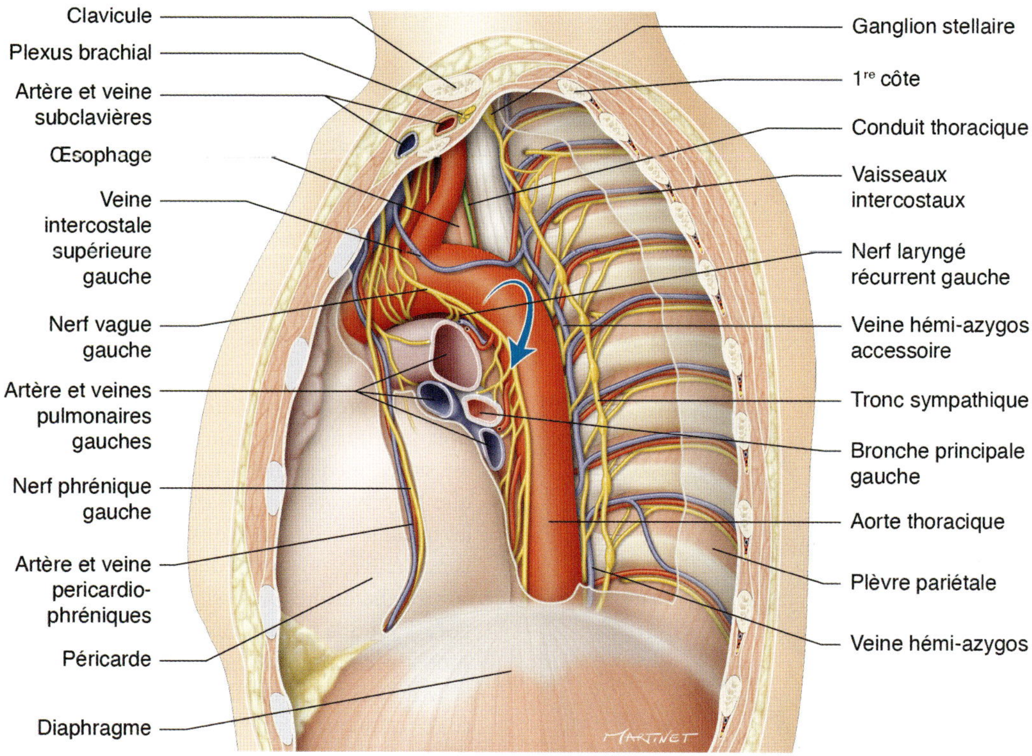

Figure 4.73. Technique de la crosse de l'aorte.
Source : Cyrille Martinet.

Compressions thoraciques traumatiques

Nous avons traité des patients après des traumatismes directs du thorax contre le volant de leur voiture ou après avoir été écrasés par des charges de foin, de terre ou de pierres.

Certains ont eu un œdème et un saignement veineux oculaires dus à l'hyperpression thoracique, facteur d'augmentation des pressions liquidiennes intracérébrales.

Aux services d'urgence, ils étaient persuadés que ces lésions venaient d'un traumatisme crânien, alors que le crâne n'avait pas été touché, c'était bien les augmentations de pression thoracique qui en étaient la cause.

Certains patients ont même eu ensuite une lésion du nerf optique avec perte de vue plus ou moins complète.

C'est bien là une confirmation que le cerveau est dépendant de la pression intrathoracique et que l'œil est affecté par les augmentations de pression intracrânienne. Nous avons insisté dans le premier volume sur les mobilisations des globes oculaires, en raison de leurs considérables effets sur la pression intracrânienne.

Tests vasculaires thoraciques

La prise des pouls carotidiens, subclaviers et le test d'Adson-Wright permettent d'objectiver une compression des défilés thoraciques, souvent due à un problème thoracique.

On vérifie aussi la turgescence et la dilatation des veines jugulaires externes et internes en comprimant le thorax.

Tests oxymétriques

Nous les avons étudiés plus haut ; on réalise ces tests sur les membres supérieurs et inférieurs. En cas de saturation plus basse sur les membres inférieurs, on peut suspecter un problème d'artères et de veines pulmonaires ou de la crosse de l'aorte.

Test bronchopulmonaire gauche

Le patient est en décubitus, les mains sur l'abdomen, on place les paumes sur la partie gauche du thorax, en regard des 2e et 3e cartilages chondrocostaux gauches.

On comprime progressivement les paumes jusqu'à sentir les battements cardiaques, comme la bronche gauche est postérieure par rapport au cœur, on continue l'appui en direction plus caudale jusqu'à sentir la bronche gauche qui est un cylindre rigide par rapport au cœur qui est plus dépressible.

> **La technique**
>
> On maintient la pression des paumes et on étire la bronche gauche, d'abord dorsalement, puis en direction caudale gauche. La technique a réussi quand on sent que toute la région cardio-broncho-pulmonaire s'est relâchée.

Centres respiratoires

Les centres respiratoires se trouvent dans le tronc cérébral, au niveau de la moelle allongée (noyau du tractus solitaire qui est la zone terminale des nerfs vague et glossopharyngien) et du pont.

Dans le pont se situent les centres pneumotaxiques (rythme et intensité de la respiration) et apneustique (limitation ou arrêt inspiratoire).

Ils reçoivent des informations barométriques venant des barorécepteurs bronchopulmonaires et chimiques (O_2, CO_2, PH) venant du glomus carotidien. Ces influx nerveux rejoignent le cortex et notamment l'hypothalamus et l'insula.

Ils reçoivent aussi des informations hormonales générées par le stress et l'anxiété, mal respirer est très anxiogène.

Clinique

Les dépressions respiratoires peuvent se manifester à la suite de :

- problèmes respiratoires (asthme, emphysème, infections, traumatismes thoraciques) ;
- consommation d'alcool et de tabac ;
- traumatisme crânien ;
- tumeur cérébrale ;
- densité cérébrale anormale (maladies neurovégétatives) ;
- traitements médicamenteux ;
- consommation de drogues.

Indications

Une bonne respiration est indispensable à l'homéostasie. Nous employons la technique des centres respiratoires pour augmenter l'efficacité de la respiration et par ce biais, l'élimination des déchets du cerveau.

C'est indiqué dans les dépressions, les maladies neurodégénératives, les traumatismes, les suites d'opération cérébrale et qui plus est dans toutes les atteintes cérébrales.

Technique du tronc cérébral

Pour localiser la zone cérébrale particulièrement active lors de la respiration, on met les mains autour de l'occiput, en position d'écoute cérébrale fonctionnelle.

En décubitus

Le patient a une main sur le thorax, l'autre sur l'abdomen pour bien sentir les mouvements respiratoires, la tête repose sur un coussin, légèrement en flexion ou contre votre thorax, pour respecter l'angle du tronc cérébral par rapport au cerveau (figure 4.74).

On demande au patient de faire des respirations profondes abdominothoraciques, d'inspirer en gonflant le ventre, puis de faire passer l'air dans le thorax et de souffler en vidant le thorax et en rentrant le ventre.

On peut aussi lui faire alterner des apnées et des polypnées, pour mieux localiser les centres respiratoires en écoute crânienne.

1. On effectue une traction crâniale pendant l'inspiration, en comprimant les parties latérales de l'occiput.
2. On relâche, pendant la phase d'expiration, la traction crâniale et la compression occipitale, en poussant légèrement le crâne, caudalement de votre thorax.

En procubitus (figure 4.75)

Le patient repose sur la table, la tête en légère flexion, les paumes de vos mains, avec les doigts joints, se positionnent de part et d'autre de la ligne occipitale supérieure. Se rappeler que le tronc cérébral ne mesure environ que 8 cm de haut, pour 3 cm de largeur et 2 à 3 cm d'épaisseur, c'est dire qu'il est difficile de ne s'adresser qu'à lui, cette technique inclut automatiquement le cervelet.

Effectuer des compressions et décompressions/induction sur cette région, bien que cette partie du crâne soit très rigide ; à la fin de la manœuvre, elle donne une impression de meilleure compressibilité.

Foie

Le foie est étudié plus loin, c'est un organe qui a une influence déterminante sur les pressions intracrâniennes par sa capacité vasculolymphatique. Il est aussi indispensable à l'élimination des bactéries nuisibles de l'intestin et au nettoyage du cerveau,

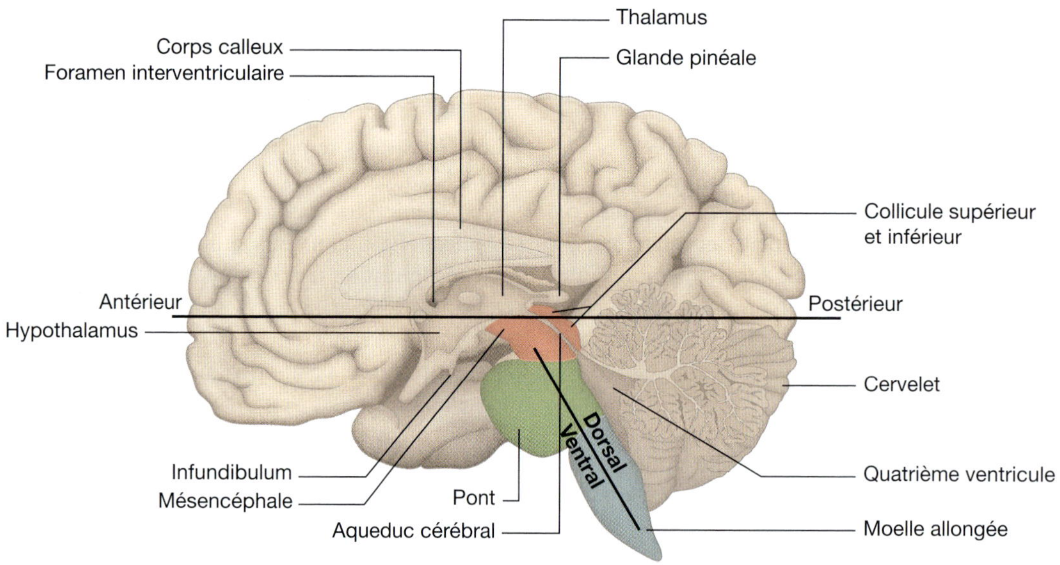

Figure 4.74. Plans de coupes pour le système nerveux central.
Source : Modifié d'après Crossman A. Neuroanatomy. 5th ed., Fig. 1.15A. Philadelphie : Elsevier ; 2015.

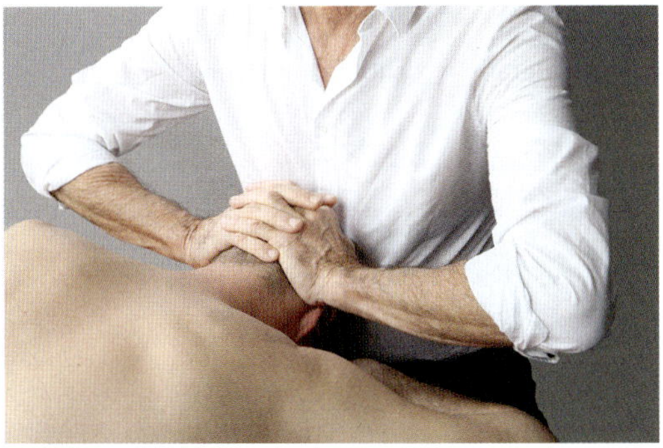

Figure 4.75. En procubitus.
Source : Photographie de Pierre-François Couderc.

c'est pour cette raison que nous l'avons placé plus loin à la suite de l'intestin.

Nettoyage du cerveau

Une autre priorité du traitement du cerveau est de faciliter son nettoyage, le cerveau pour exercer au mieux ses activités consomme de l'oxygène, du sucre et d'autres nutriments, ce qui donne de nombreux déchets, dont il doit absolument se débarrasser. Tous les déchets qui ne sont pas éliminés constituent un risque pour les neurones et encore plus leurs synapses, empêchant les conductions nerveuses et neuro-endocrines.

Répétons encore une fois que le cerveau qui ne pèse que 2 % du poids du corps consomme plus de 20 % de l'énergie totale de l'organisme. C'est pour cette raison qu'il a besoin d'un système de drainage et de nettoyage particulièrement performant, sa grande consommation d'énergie est source d'une importante quantité de déchets.

La quantité de déchets est de l'ordre de 2,5 g/jour, soit environ 1 kg par année. Nous allons, dans un premier temps, analyser ses fonctions de nettoyage assurées par les systèmes lymphatique et glymphatique. Nous les avons décrites dans le premier volume et nous les complétons en sachant que tout n'est pas encore élucidé, ces activités font toujours l'objet de nombreuses recherches qui intéressent la totalité du système nerveux central.

Précision : le système nerveux central comprend : le cerveau, le cervelet, le tronc cérébral et la moelle spinale. Dans les différents chapitres du cerveau nous employons cependant le mot cerveau à la place d'encéphale.

Système lymphatique méningé

Les vaisseaux lymphatiques cérébraux sont situés dans la dure-mère et plus particulièrement dans la pie-mère au contact des sinus veineux intracrâniens. Ils drainent certaines molécules du liquide cérébrospinal en les dirigeant vers les ganglions du cou.

Liquide cérébrospinal

Il doit être sécrété, circulé et résorbé ; il circule autour du cerveau dans les quatre ventricules et le canal de l'épendyme, en raison de sa faible concentration en molécules organiques, c'est vraiment l'élément essentiel pour collecter les déchets du système nerveux central. Les fluides interstitiels cérébraux rejoignent le liquide cérébrospinal qui parcourt tout le parenchyme cérébral pour le nettoyer.

Sa composition

Elle est relativement similaire avec celle du sang, le liquide cérébrospinal est produit à partir des plexus choroïdiens, l'interstitium et le parenchyme cérébral, il est composé :

- d'eau ;
- de leucocytes (protéinorachie) ;
- de glucose (glycorachie) ;
- de nombreux ions (sodium, potassium, chlore, calcium, bicarbonate).

Sa sécrétion

Elle est de 400 à 600 ml/jour, elle s'effectue pour moins de la moitié dans les plexus choroïdiens et pour le reste dans le parenchyme cérébral et l'interstitium.

- La première filtration est passive, elle se dirige vers les plexus choroïdiens.
- La seconde se dirige du secteur interstitiel vers les ventricules, à travers l'épithélium choroïdien.
- La sécrétion varie en fonction de l'heure de la journée et serait plus importante vers la fin de nuit et au petit matin.

Sa circulation (figure 4.76)

Elle est due à une activité dynamique des sites de sécrétion aux sites de résorption. Son flux rostrocaudal est unidirectionnel, il se dirige des ventricules latéraux aux foramens interventriculaires, en passant du IIIe au IVe ventricule, vers les espaces arachnoïdiens.

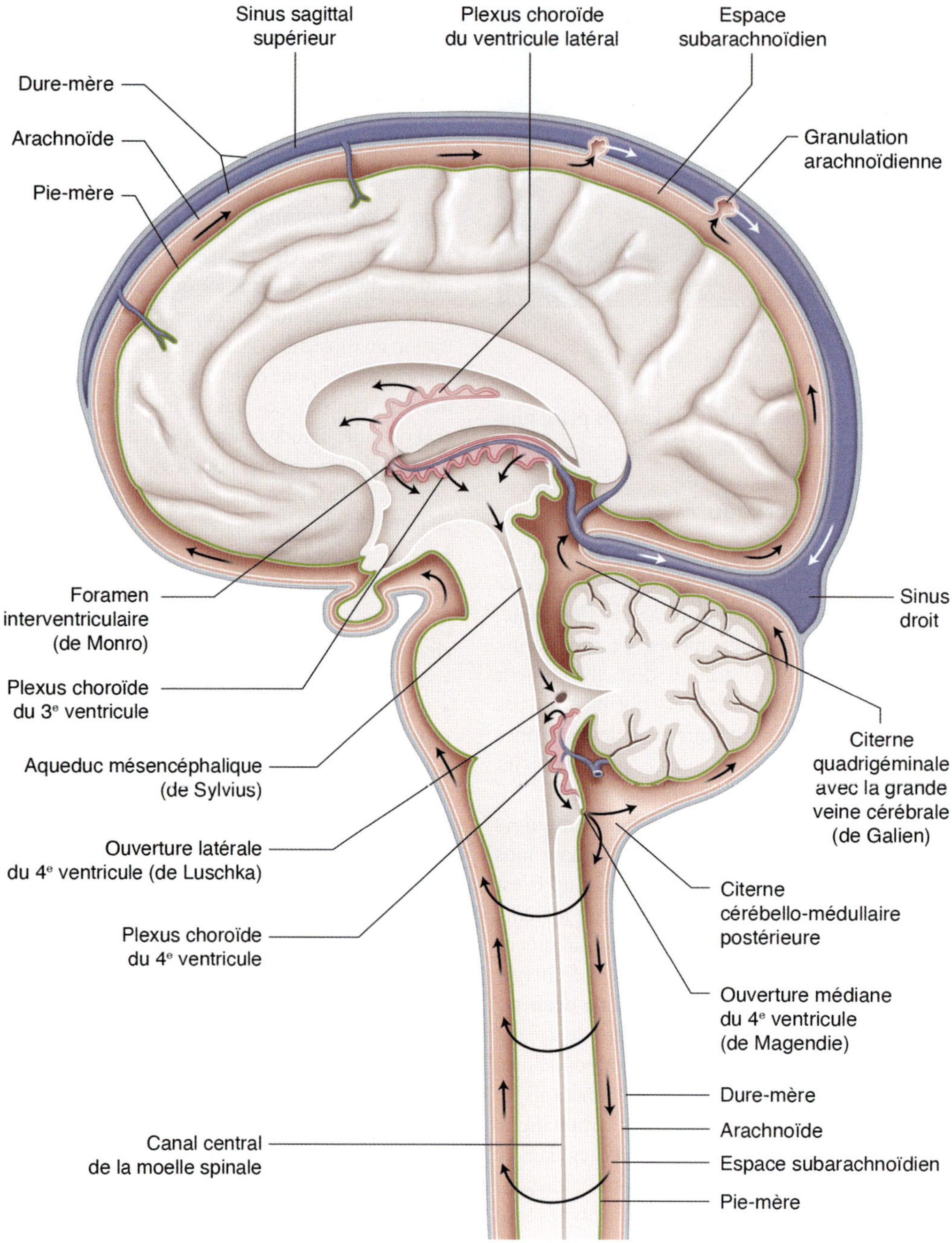

Figure 4.76. Circulation théorique du liquide cérébrospinal.
Source : Cyrille Martinet.

Il existe aussi un flux pluridirectionnel dans les espaces subarachnoïdiens qui dépend de :

- l'onde systolique ;
- l'onde respiratoire ;
- la pression veineuse ;
- la position du sujet ;
- l'activité physique.

Il reste encore quelques points à éclaircir sur la circulation du liquide cérébrospinal.

Sa résorption

Les villosités arachnoïdiennes assurent une grande partie de la résorption du liquide cérébrospinal et encore plus pendant l'activité physique ; c'est pour cette raison que pour tous les traitements du cerveau, on encourage vivement le patient à faire des activités physiques.

Le liquide cérébrospinal est résorbé en partie dans le sinus veineux sagittal supérieur à travers les granulations arachnoïdiennes, les plaques cribriformes et le long de certains nerfs crâniens. On trouve des villosités arachnoïdiennes dans les racines des nerfs, par exemple la résorption du liquide cérébrospinal des racines lombosacrées augmente en position debout et en marchant. Certains troncs artérioveineux participent à cette résorption et comme nous le suggérons, peut-être aussi les yeux, les sinus et la trompe d'Eustache en cas d'œdème cérébral.

Son drainage

Le système lymphatique méningé est une voie de réabsorption du liquide cérébrospinal avec le système glymphatique. Il assure le drainage des fluides du système nerveux central où résident les macromolécules et les cellules immunitaires vers les ganglions lymphatiques cervicaux profonds.

Les fluides extracellulaires forment un milieu intérieur qui doit être renouvelé en permanence ; pour cela, il nécessite un système de drainage pour éliminer les déchets et pour assurer la clairance du liquide cérébrospinal.

Les capillaires lymphatiques drainent les fluides extracellulaires sous forme de lymphe, totalement dépourvue de globules rouges. En général, les vaisseaux lymphatiques ont des valves et un revêtement musculaire qui produisent un flux unidirectionnel vers les ganglions lymphatiques. Ce sont eux qui permettent la surveillance immunitaire en transportant les cellules qui assument ces fonctions.

Les macrophages récoltent les débris cellulaires et les antigènes dans la lymphe pour les diriger vers les ganglions lymphatiques, en empruntant les fluides de l'espace extracellulaire.

En revanche, les vaisseaux lymphatiques et leurs ganglions sont aussi des voies de propagation et même de site des cellules métastatiques tumorales.

Rôle des fascias du cou

Les fascias du cou rejoignent les différents foramens de la base du crâne, comme les foramens jugulaires, carotidiens, *lacerum* et *spinosum*, ils font la liaison entre le thorax et le crâne.

Ce sont des structures qui harmonisent à la fois le jeu des pressions, la circulation fluidique entre le crâne et le thorax, le maintien de la béance des veines et des canaux lymphatiques du cou et la propagation des ondes électromagnétiques cérébrales vers le reste de l'organisme. C'est pour toutes ces raisons que les fascias du cou sont si importants à libérer.

Les vaisseaux lymphatiques du cerveau sont raccordés au système veineux par des tubes collecteurs dont le plus important est le canal thoracique qui s'abouche dans la veine subclavière gauche.

Renouvellement cellulaire

Les cellules doivent avoir une circulation permanente des fluides avec le milieu extracellulaire pour assurer leur croissance et leur bon fonctionnement. Elles ont aussi besoin d'un renouvellement continu qui n'est possible qu'avec un bon drainage et une absence d'œdème par rétention d'eau et d'électrolytes.

Les fluides extracellulaires ne doivent pas contenir de macromolécules et de substances toxiques.

Nous pensons que nos techniques sur la pression et la circulation cérébrales contribuent au renouvellement cellulaire.

Système glymphatique (figure 4.77)

Complexe, il fait toujours l'objet de nouvelles recherches, pour le décrire, nous nous appuyons sur un article [3].

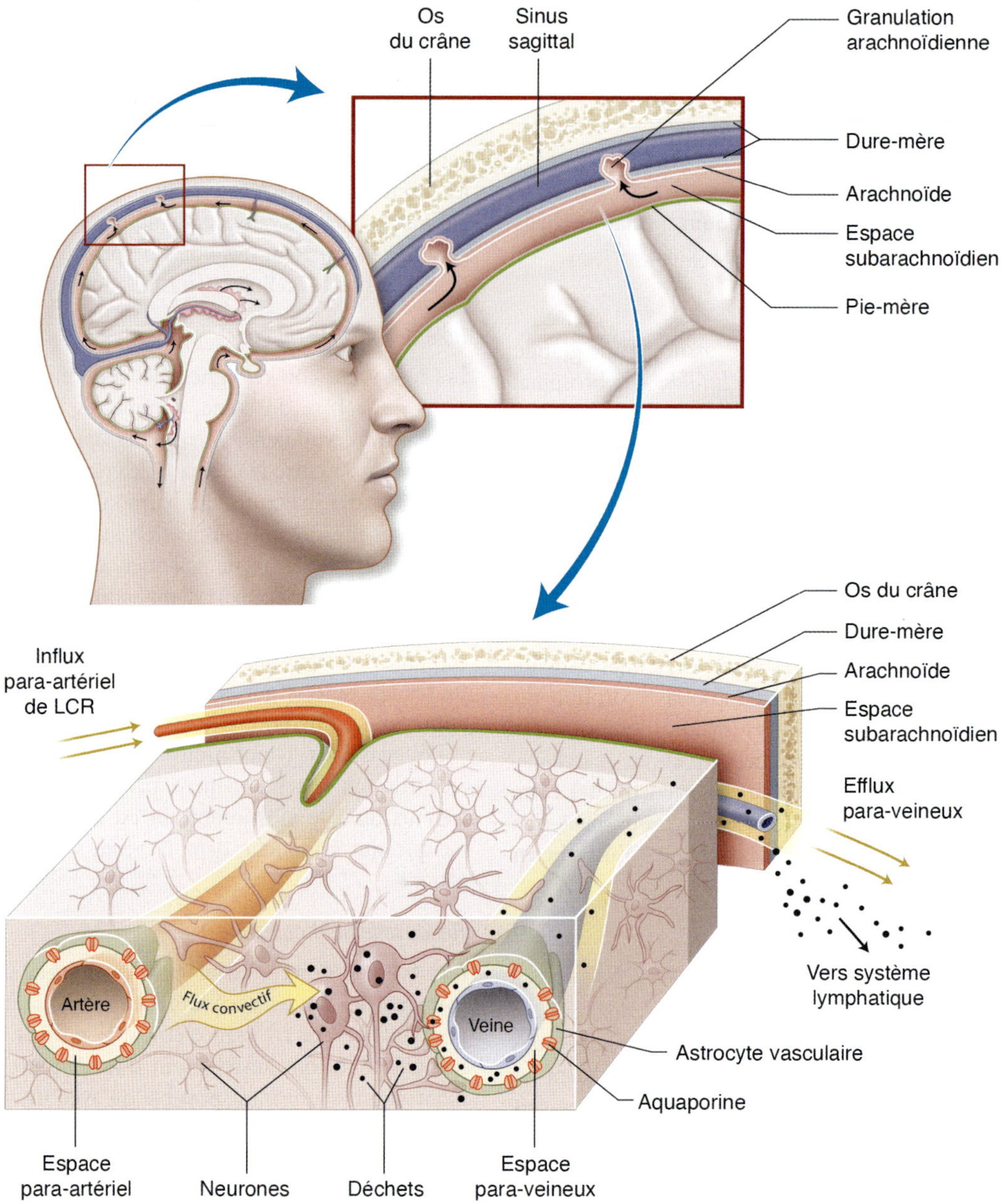

Figure 4.77. Le système glymphatique.
Source : Cyrille Martinet.

Important

D'abord, soulignons encore le fait que le cerveau n'a pas de système lymphatique propre. Le cerveau était le seul organe qui avait la réputation de ne pas posséder de système lymphatique. C'était un mystère : comment un organe consommant autant d'énergie pouvait survivre sans se débarrasser de ses déchets ? C'est le système glymphatique qui assure ce rôle et quand il est défaillant, il se produit rapidement un œdème cérébral.

Fonction de drainage

La fonction de drainage glymphatique du cerveau est assurée par la glie et non par les vaisseaux ; elle est composée des espaces périvasculaires et des astrocytes qui entourent les vaisseaux sanguins.

Le Pr Nedergaard et son équipe de l'hôpital de Rochester (État de New York) ont injecté un traceur fluorescent dans le liquide cérébrospinal (LCS), ils l'ont retrouvé une demi-heure après dans le parenchyme cérébral !

Espace périvasculaire de Virchow-Robin

Le liquide cérébrospinal entre dans le parenchyme cérébral par l'intermédiaire de l'espace de Virchow-Robin situé autour des vaisseaux sanguins.

C'est un espace qui correspond à l'extension de l'espace subarachnoïdien qui entoure les artères et les veines dans le parenchyme cérébral. Il fait penser à une gaine remplie de liquide cérébrospinal composée d'un côté par la paroi des vaisseaux et de l'autre par la pie-mère.

Cet espace périvasculaire est en contact du côté du parenchyme cérébral par les pieds astrocytaires, il entoure les vaisseaux sanguins par leurs prolongements et, du côté vasculaire, par des cellules endothéliales situées le long des artères et des veines.

Il assure à la fois la barrière hémato-encéphalique et la circulation des fluides du système nerveux central depuis les espaces périvasculaires.

Le liquide cérébrospinal (LCS) pénètre dans le cerveau le long des artères et en ressort le long des veines.

Pour le système glymphatique, les fluides interstitiels circulent des espaces périartériels vers les espaces périveineux, pour se déverser ensuite dans l'espace subarachnoïdien et le liquide cérébrospinal.

Direction du liquide cérébrospinal

Il existe un gradient de pression artérioveineux faisant circuler le LCS à travers l'interstitium pour drainer les déchets du cerveau. Le LCS est ensuite conduit dans les sinus veineux, en direction des granulations arachnoïdiennes et des vaisseaux lymphatiques de la dure-mère et du cou.

Le flux du LCS est dépendant du flux artériel, les espaces de Virchow-Robin, qui sont au contact des artères, jouent le rôle de pompe lymphatique.

Les flux du LCS bénéficient de l'aide des canaux d'aquaporine 4 ; ce sont des canaux à eau situés sur les pieds astrocytaires entourant les vaisseaux.

Nettoyage et nutrition du cerveau

Le système glymphatique, en nettoyant le cerveau, le débarrasse de la protéine bêta-amyloïde, il le nourrit aussi en lui procurant du glucose, des lipides, des acides aminés, des neurotransmetteurs, des minéraux et des vitamines.

La bonne fonction du système glial dépend de :

- la pulsatilité des artérioles cérébrales ;
- la position du corps, être couché sur le côté droit optimiserait la circulation glymphatique ;
- du sommeil, car l'activité neuronale baissant, la taille des cellules diminue, ce qui augmente l'espace interstitiel ;
- l'âge, les personnes âgées ont une réduction du drainage interstitiel cérébral en raison de leur baisse d'activité et du vieillissement des cellules. Il se produit ainsi une diminution du taux de renouvellement du liquide cérébrospinal, entraînant une accumulation de catabolites dans le cerveau et le liquide cérébrospinal. Les catabolites des neurotransmetteurs et la bêta-amyloïde stagnent dans l'interstitium, l'espace de Wirshow-Robin, l'épithélium choroïdien et l'épendyme.

Tant que l'accumulation des catabolites est compensée, le patient a des symptômes supportables. Aussitôt les compensations épuisées, les symptômes s'aggravent rapidement et parfois brutalement, ce qui a lieu dans la maladie d'Alzheimer, créant une vie sociale vraiment problématique.

Drainage lymphatique de la tête et du cou

Ganglions lymphatiques cervicaux (figure 4.78)

Les vaisseaux lymphatiques drainent la lymphe de la dure-mère comprenant les macromolécules et les cellules immunitaires (lymphocytes T) vers les ganglions lymphatiques cervicaux profonds, appelés lymphocentres.

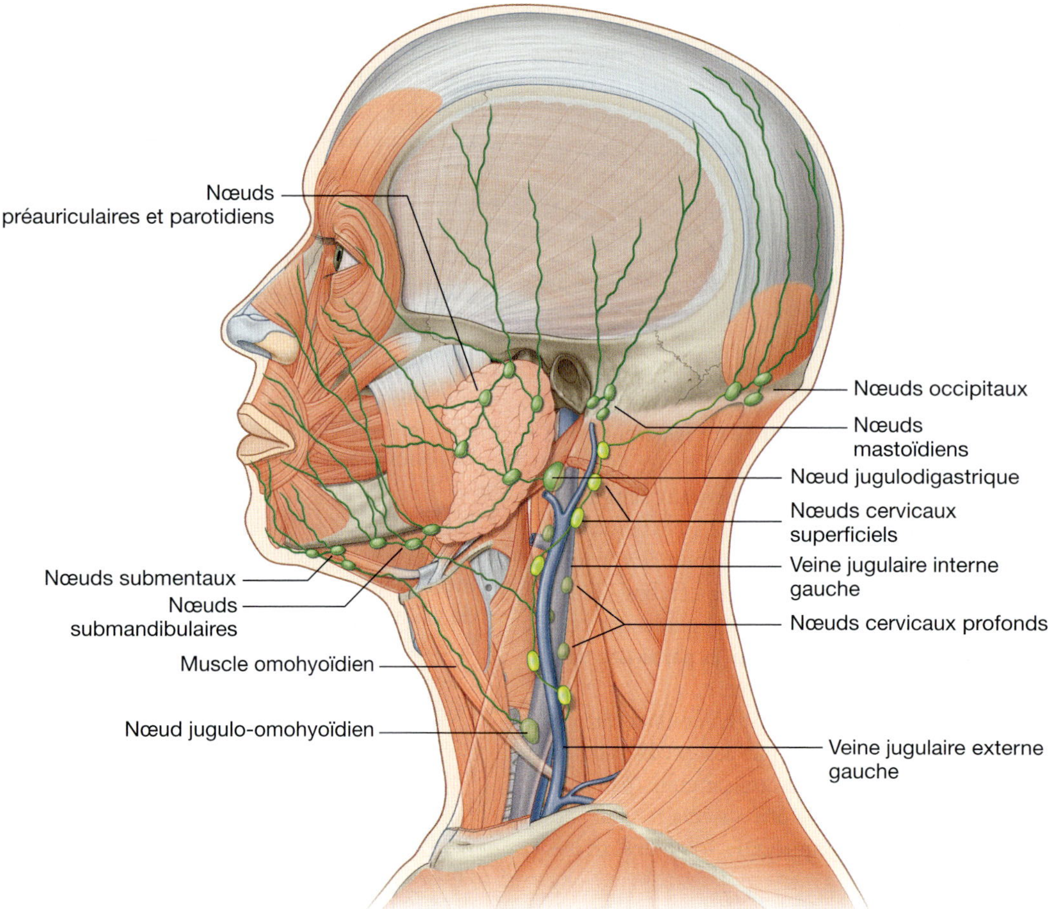

Figure 4.78. Système lymphatique dans le cou.
Source : Richard L. Drake, A. Wayne Vogl, Adam W.M. Mitchell, Gray's Anatomy for Students, 4e. 2020 Elsevier.

Ils se terminent à droite dans le conduit lymphatique droit et à gauche dans le conduit thoracique.

Situation des nombreux lymphocentres

On les trouve dans :
- les nœuds occipitaux ;
- les nœuds mastoïdiens ;
- les nœuds parotidiens ;
- les nœuds faciaux ;
- les nœuds submandibulaires ;
- les nœuds submentonniers.

Grandes voies de circulation lymphatique

Elles suivent les grands vaisseaux veineux du cou, à savoir :
- la jugulaire interne, c'est la voie essentielle ;
- la jugulaire externe, surtout à sa partie caudale ;
- la jonction veineuse subclavière avec les veines jugulaires interne et externe ;
- le défilé thoracique (région supraclaviculaire).

Techniques du drainage lymphatique de la tête et du cou

Les lymphocentres de la tête se drainent dans les lymphocentres du cou, rejoignant ensuite le conduit lymphatique à droite et le conduit thoracique à gauche.

Pour simplifier, on se rend compte qu'ils se situent surtout le long de la jugulaire interne et à la partie très caudale de la jugulaire externe et dans l'espace compris entre les jugulaires interne et externe et la veine subclavière. Nous allons décrire des manœuvres centrées sur cette région.

Manœuvres

Elles se font dans une direction caudale et médiale pour les veines jugulaires interne et externe, et médiolatéralement pour la jonction des veines jugulaires interne et externe avec la veine subclavière.

Veine jugulaire interne (figures 4.79 et 4.80)

Le patient est en décubitus, vous êtes assis près de son cou.

- Pour repérer la jugulaire interne, prendre des deux doigts d'une main le pouls de l'artère carotide commune. Positionner ensuite un doigt légèrement en direction latérale et dorsale par rapport à la carotide pour atteindre la veine jugulaire interne.

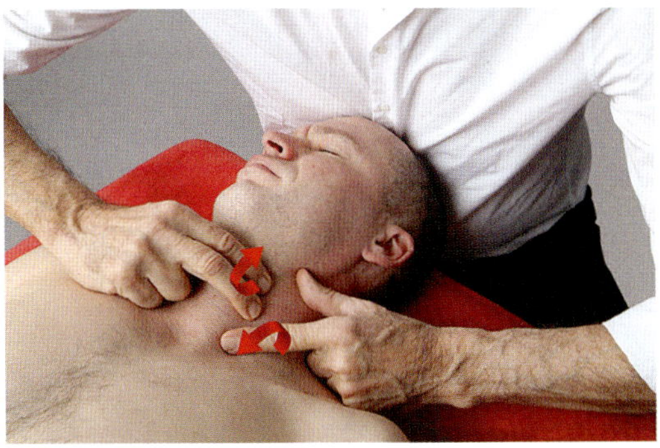

Figure 4.79. Drainage lymphatique le long de la veine jugulaire interne.
Source : Photographie de Pierre-François Couderc.

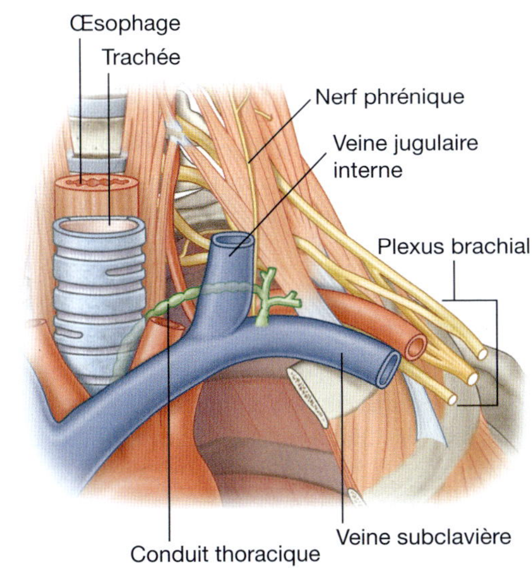

Figure 4.80. Conduit thoracique dans la racine du cou.
Source : Richard L. Drake, A. Wayne Vogl, Adam W.M. Mitchell, Gray's Anatomy for Students, 4e. 2020 Elsevier.

- Déplacer l'index de la même main pour étirer vers le haut la carotide, simultanément il attire la veine jugulaire interne caudalement.
- Effectuer des mouvements transversaux et longitudinaux pour stimuler les lymphangions. Cette technique se fait à la partie juxtaclaviculaire où se situe la jonction de la jugulaire interne avec la veine subclavière.

Cette manœuvre implique aussi le fascia vago-jugulo-carotidien et le nerf vague.

Veine jugulaire externe (figure 4.81)

La médecine lui accorde peu d'importance ; et pourtant, elle draine le sang veineux de la paroi externe du crâne et des parties profondes de la face.

Dans les traumatismes craniofaciaux, elle est intéressante à drainer en raison de sa connexion avec les veines émissaires, les veines du scalp et celles de la face sont les premières à subir ces traumatismes.

Rappelons que les veines émissaires ont un rapport étroit avec le sinus veineux sagittal supérieur.

Origine

Elle naît sous la parotide, au niveau du gonion, par la fusion des veines temporomaxillaire et auriculaire postérieure. On peut mieux la visualiser en faisant la manœuvre de Valsalva et dans chaque effort en apnée.

Trajet

Son trajet est oblique du gonion au milieu de la clavicule, suivant le bord postérieur du muscle sternocléidomastoïdien.

Terminaison

Elle rejoint la veine subclavière dans le défilé thoracique, au niveau du scalène antérieur, en arrière de la première côte.

> **Technique**
>
> - Au préalable, il faut relâcher les tensions du scalp, manœuvre que nous avons étudiée en latérocubitus, en insistant sur les régions pariétale et occipitale, surtout autour des processus mastoïdes.
> - Ensuite, on l'étire de crânial à caudal, en suivant sa direction oblique, en arrière des sternocléidomastoïdiens.
> - On termine par l'ouverture du défilé thoracique et leur jonction avec les veines subclavières, comme nous l'avons vu pour le drainage lymphatique, on demande au patient d'effectuer ensuite d'amples mouvements respiratoires.

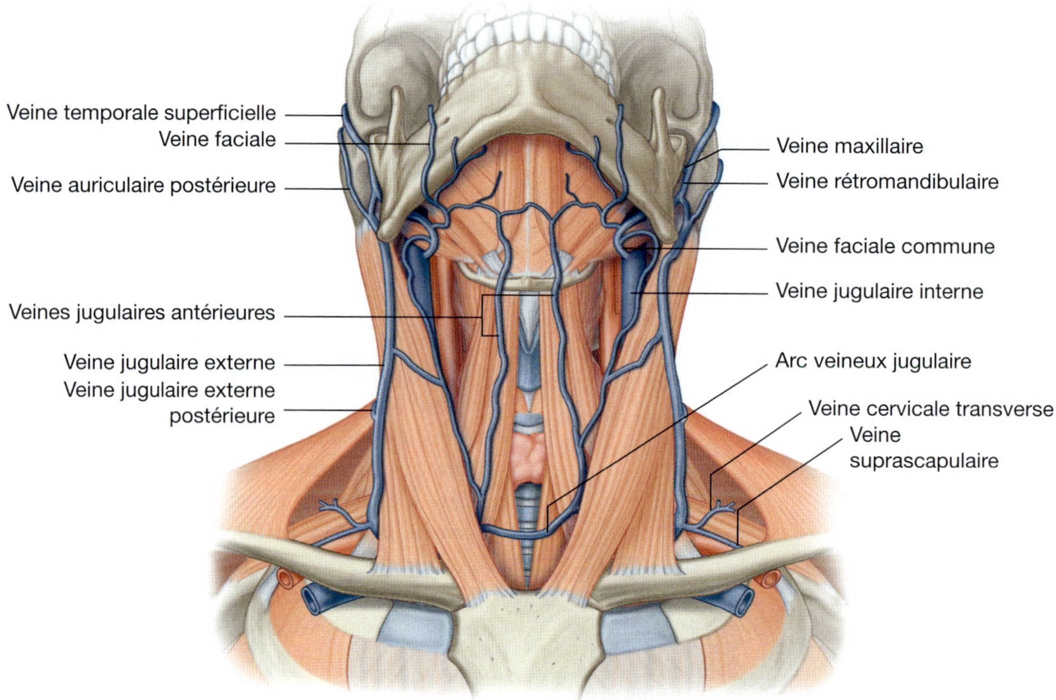

Figure 4.81. La veine jugulaire externe.
Source : extrait de Gray's Anatomie pour les étudiants/3e édition, Richard L. Drake, A. Wayne Vogl, Adam W.M. Mitchell, fig. 8.160. Copyright 2015 avec l'autorisation d'Elsevier.

Carrefour des jugulaires avec la veine subclavière

Le patient est en latérocubitus, vous vous situez derrière lui. On utilise le même *modus operandi* que pour les techniques du défilé thoracique : on demande au patient d'amener son épaule d'abord en avant, puis contre son menton, ce qui permet d'ouvrir le défilé thoracique et d'éviter tout contact profond douloureux.

On place un pouce contre la jugulaire interne pour l'étirer médialement et caudalement, l'index de l'autre main attire latéralement et caudalement la veine jugulaire externe. On demande au patient de faire, pendant la manœuvre, des mouvements inspiratoires progressifs et amples pour mieux drainer le sang veineux crânien.

Attention : cette technique ne doit créer ni inconfort ni douleur.

Circulation lymphatique générale

Il est intéressant de revoir quelques notions générales de la circulation lymphatique globale pour mieux comprendre son importance dans l'organisme, qui contient environ 8 l de lymphe, son débit journalier est de 3 l.

Nous nous sommes servis d'un article de Anatoliy A. Gashiev, Departement of Lymphatic Biology, Texas College of Medicine, Temple États-Unis.

La circulation lymphatique est sous l'influence de deux systèmes, l'un est actif intrinsèque, l'autre est passif extrinsèque.

Actif intrinsèque

Il est dû à l'activité des lymphangions qui se situent entre les vaisseaux lymphatiques, entre deux valves adjacentes, c'est une force active.

Ce sont des unités fonctionnelles valvulées qui font circuler la lymphe dans le même sens, soit centripète, soit centrifuge.

Les capillaires lymphatiques ne sont pas liés directement aux capillaires sanguins, ils ne sont donc pas directement dépendants du mouvement cardiaque.

Le système lymphatique intrinsèque a son propre système de pompage venant des lymphangions, provenant de la chaîne lymphatique où se produiraient des contractions péristaltiques.

Les lymphangions pourraient être considérés comme des petites pompes locales dont la chaîne lymphatique assurerait le transport. Pendant la phase active de contraction des lymphangions, les cellules musculaires lymphatiques créent une augmentation de la pression intralymphatique pour assurer la progression de la lymphe.

Passif extrinsèque

La circulation lymphatique est soumise à différentes forces qui ne dépendent pas uniquement des petits muscles inclus dans les vaisseaux lymphatiques. Elles proviennent aussi des forces produites par :

- les pulsations cardiovasculaires ;
- les contractions musculaires, près des vaisseaux lymphatiques ;
- les pressions veineuses ;
- les pressions intraviscérales ;
- la respiration ;
- le péristaltisme intestinal.

Dans l'ensemble

Il existe bien des fluctuations de pression, sous l'influence de facteurs intrinsèques et extrinsèques, qui ne sont pas forcément coordonnées. Le flux extrinsèque varie grandement en raison de nombreux paramètres, quant aux lymphangions, ils travaillent en permanence et doivent s'adapter de manière continue aux besoins du corps.

Intérêt ostéopathique

Les manipulations lymphatiques doivent agir sur les circulations locales centrées sur les lymphangions et les chaînes qui les relient, sans oublier les organes et les muscles qui les entourent. Comme on l'a vu, au niveau cérébral, c'est par l'intermédiaire de la dure-mère, immédiatement au contact des sinus veineux intracrâniens, des ganglions lymphatiques du cou et du système veineux du cou qu'on peut améliorer la circulation lymphatique.

Voies accessoires et de secours du drainage lymphatique et glymphatique

Voies accessoires

Il est admis que les bulbes olfactifs, la lame criblée de l'ethmoïde, la gaine des nerfs crâniens et l'adventice des vaisseaux peuvent servir de voies accessoires pour drainer le liquide cérébrospinal et lymphatique.

Ce sont des voies de résorption extravillositaires constituées par :

- la gaine des nerfs crâniens, on trouve surtout les nerfs trijumeaux, optique et cochléaire. Pour ce dernier, il est intéressant de noter que l'endolymphe, liquide du labyrinthe membraneux de l'oreille interne, provient essentiellement du liquide cérébrospinal. Pour cette raison, nous pensons que l'oreille interne puisse être une voie de secours de drainage du liquide cérébrospinal ;
- les espaces périvasculaires de Virchow-Robin, situés entre la paroi externe des vaisseaux cérébraux et la membrane basale des tissus nerveux qui les entourent, sont une importante voie de résorption du système glymphatique. Les flux interstitiels circulent des espaces périartériels vers les espaces périveineux pour se déverser ensuite dans l'espace subarachnoïdien et le liquide cérébrospinal.

Voies de secours

Après une lésion cérébrale, à la suite d'interventions chirurgicales, de traumatisme craniocérébral, d'infection, d'hypertension et d'hyperthermie cérébrale, le cerveau doit utiliser des voies de secours pour assurer le drainage plus complexe du cerveau.

Notre expérience nous a montré que :

- les yeux (comme nous l'avons vu, il apparaît souvent un œdème papillaire après les accidents) ;
- les sinus paranasaux ;
- les conduits auditifs ;
- les voies lacrymales pourraient permettre aussi au cerveau de mieux éliminer l'œdème cérébral et de contribuer à faire diminuer la pression intracrânienne.

Pour cette raison, on utilise les techniques oculaires et paranasales du premier volume et les nouvelles techniques sur les muscles tenseur et élévateur du voile du palais, les sinus paranasaux, les conduits auditifs et les voies lacrymales.

Œdème papillaire

Il se produit lorsque la pression intracrânienne augmente au niveau de la jonction du nerf optique et de l'œil (papille) à la suite d'un traumatisme crânien, d'un accident vasculaire cérébral, d'une tumeur cérébrale, d'une hémorragie cérébrale, d'une hypertension intracrânienne idiopathique et d'un traumatisme thoracique, on assiste alors à un véritable gonflement du nerf optique qui est inclus dans le cerveau.

Symptômes

Céphalées, nausées, acouphènes pulsatiles, troubles de la vue allant jusqu'à une diplopie.

Dans toutes les atteintes que nous avons vues, nous avons traité systématiquement les globes oculaires pour harmoniser les pressions intracrâniennes, améliorer la circulation fluidique cérébrale et en plus, chercher à obtenir une stimulation hormonale hypophysaire.

Glandes lacrymales

Nous n'avons pas pu trouver de voies anatomiques directes qui pourraient expliquer la correspondance entre le système lymphatique du nerf optique et les glandes lacrymales. En revanche, on peut facilement admettre qu'une pression trop forte du nerf optique, entouré de ses méninges, puisse gêner la circulation lymphatique du crâne et de l'œil. La pression intraoculaire augmentant, elle empêche le drainage normal des glandes lacrymales, ce qui accroît la pression du nerf optique et son enveloppe méningée. Drainer les voies lacrymales pour nous contribue à faire diminuer l'œdème papillaire et par conséquent l'œdème cérébral, étudions l'appareil lacrymonasal.

Appareil lacrymonasal (figure 4.82)

Il est constitué de la glande lacrymale, le canal lacrymal et ses canalicules, le sac lacrymal et le conduit lacrymonasal.

La glande lacrymale est située à la partie supérolatérale de l'orbite, sa partie orbitaire est nichée dans une dépression de l'os frontal, la partie caudale est sous l'élévateur de la paupière.

La glande lacrymale qui mesure 2 cm de long sécrète une solution saline contenant du lysozyme qui est bactéricide qui, en plus de lubrifier la conjonctive et la cornée, apporte des éléments nutritifs et de l'oxygène au globe oculaire.

Conduits excréteurs

Ils conduisent le liquide lacrymal, de latéral à médial, aux canalicules lacrymaux jusqu'au sac lacrymal et au conduit lacrymonasal. Celui-ci draine le liquide en arrière, vers le plancher de la cavité nasale et le nasopharynx pour, à la fin, être avalé.

Innervation

- Le nerf lacrymal issu du nerf ophtalmique, première branche du trijumeau qui donne des fibres sensorielles.
- Le nerf facial qui lui apporte des fibres parasympathiques rejoignant le ganglion ptérygopalatin.
- Le ganglion cervical supérieur qui lui fournit des fibres sympathiques.

Physiologie

Le liquide lacrymal s'écoule caudalement sous l'influence de la gravité, quand la cornée s'assèche, les paupières clignent pour étaler le film liquidien.

Pathologie

- La dacryocystite, elle est souvent due à la sténose du canal lacrymonasal.
- Les lithiases lacrymales ou dacryolithes.
- Les canaliculites.
- Les sténoses post-traumatiques.

Technique du canal lacrymonasal (figure 4.83)

Le patient est en décubitus ; vous placez un coton-tige dans chaque narine pour atteindre le point de départ du canal lacrymal, en suivant bien le grand axe du nez, surtout éviter qu'il soit perpendiculaire à cet axe.

1. Vous faites des petites compressions/décompressions dans la petite dépression de l'os frontal où se loge la glande lacrymale, de latéral à médial.

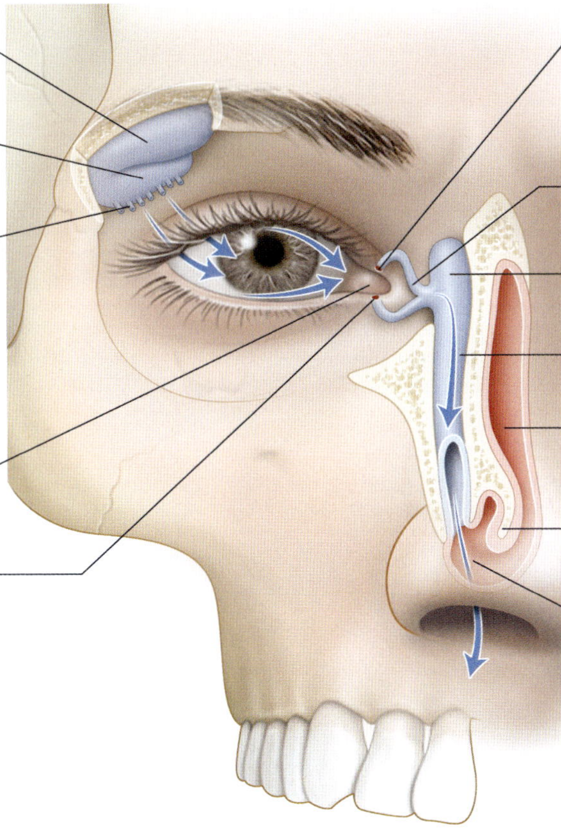

Figure 4.82. L'appareil lacrymonasal.
Source : Cyrille Martinet.

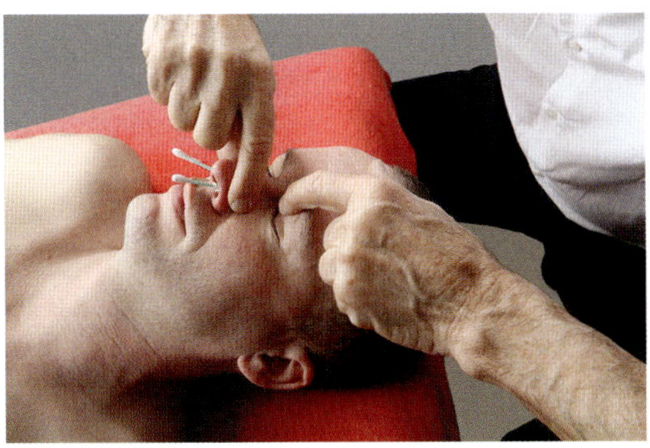

Figure 4.83. La technique du canal lacrymonasal.
Source : Photographie de Pierre-François Couderc.

2. Vous effectuez de petites compressions accompagnées de tractions caudales des canalicules lacrymaux et du sac lacrymal.

3. Vous tractez le conduit lacrymonasal entre le pouce et l'index à l'aide du coton-tige, il permet une meilleure efficacité de l'étirement, la technique s'effectue toujours d'un côté et de l'autre.

Références

[1] Bornstein NM, Saver JL, Diener HC, et al. An injectable implant to stimulate the sphenopalatine ganglion for treatment of acute ischaemiv stroke up to 24 h from onset (ImpACT-24B): an international, randomised, double-blind, sham-controlled, pivotal trial, Lancet, 2019 ; 394-219-229.

[2] Atrial fibrillation, antithrombotic treatment, and cognitive aging: a population-based study. Ding M, Fratiglioni L, Johnell K, et al, Neurology, 2018 ; 91(19):e1732-e1740.

[3] Coulay R, Gaberel T, Vivien D. La révolution cérébrale : le système glymphatique. 2016.

Chapitre 5

Les dissipations émotionnelles

Pour ceux qui n'ont jamais pris de cours d'émotionnel avec nous, on admet volontiers que notre démarche peut paraître étrange, ce qui l'a vraiment été pour nous au départ. On se rend vite compte dans notre profession qu'il n'y a pas de limites à la sensibilité manuelle, le passage d'un ressenti physique à une perception émotionnelle se fait automatiquement.

Accentuation et dissipation des contours de la zone émotionnelle

Si on admet que la mémoire émotionnelle laisse une trace physique, on ressent manuellement une zone parfois très délimitée, c'est la zone qui, en écoute émotionnelle, s'accompagne d'une rotation ulnaire ou radiale.

On effectue d'abord, pour mieux la préciser, une intensification/stimulation du contour pour ensuite mieux la traiter en dissipation/inhibition. Ceci nous permet de mieux libérer la zone centrale, le contour serait l'écorce du fruit et la partie centrale l'intérieur du fruit.

Traitement physique de la zone centrale

Lorsque la zone émotionnelle est fortement marquée au niveau cérébral, avant de procéder à l'induction émotionnelle, on effectue quelques manœuvres de viscoélasticité sur la zone centrale. Ensuite, on vérifie si elle est accompagnée de flux thermiques facilement décelables. Auquel cas, on harmonise son champ électromagnétique comme on le fait pour certaines atteintes physiques cérébrales.

Induction émotionnelle

On procède, à l'intérieur de la zone émotionnelle, à une induction qui est l'amplification de l'écoute émotionnelle. C'est-à-dire qu'on suit l'écoute qui nous donne la direction du traitement et on continue activement dans sa direction, comme si on voulait dépasser la limite de l'écoute.

Il arrive souvent que le patient se mette à bouger spontanément la tête d'une manière répétitive pendant le traitement, comme si l'énergie émotionnelle se transformait en énergie physique. On laisse se dérouler ces mouvements, sauf s'ils durent trop longtemps et qu'ils deviennent trop forts ; dans ce cas, on augmente la pression manuelle pour revenir en écoute tissulaire, le mouvement s'arrête immédiatement.

Quand on a l'impression d'avoir dissipé cette zone, on refait une autre écoute qui doit montrer une différence, si une autre zone se révèle, on la traite de la même façon. Il est assez rare de trouver de nombreuses zones, ce qui est logique avec la notion de résultante émotionnelle que l'on décrit plus loin.

Ostéopathie du cerveau - Applications thérapeutiques

En résumé, pour les zones émotionnelles très marquées, on effectue :

- une accentuation et dissipation du contour ;
- une technique de viscoélasticité de la zone centrale ;
- une harmonisation des champs électromagnétiques ;
- une induction émotionnelle.

Datation émotionnelle

Nous avons établi une méthode tout à fait empirique pour dater l'apparition d'un conflit émotionnel qui a marqué le cerveau et qui lui a laissé une trace. Chose étonnante, on arrive à être assez précis dans la datation d'un événement.

D'abord, comme nous l'avons souvent répété, c'est presque toujours l'hémisphère droit qui mémorise les faits importants de notre vie émotionnelle, hélas plus souvent négatifs. C'est plus précisément la région pariétotemporale droite qui stocke ces faits, ce qui a été confirmé par des spécialistes du cerveau se servant de l'IRM (imagerie par résonance magnétique) fonctionnelle. Ces zones correspondent au cortex cingulaire, à l'insula et à l'amygdale.

Repères de la datation (figure 5.1)

Plus l'écoute émotionnelle nous amène vers la suture coronale, plus le problème est récent et à l'inverse, plus l'écoute nous dirige vers l'occiput, plus le problème est ancien.

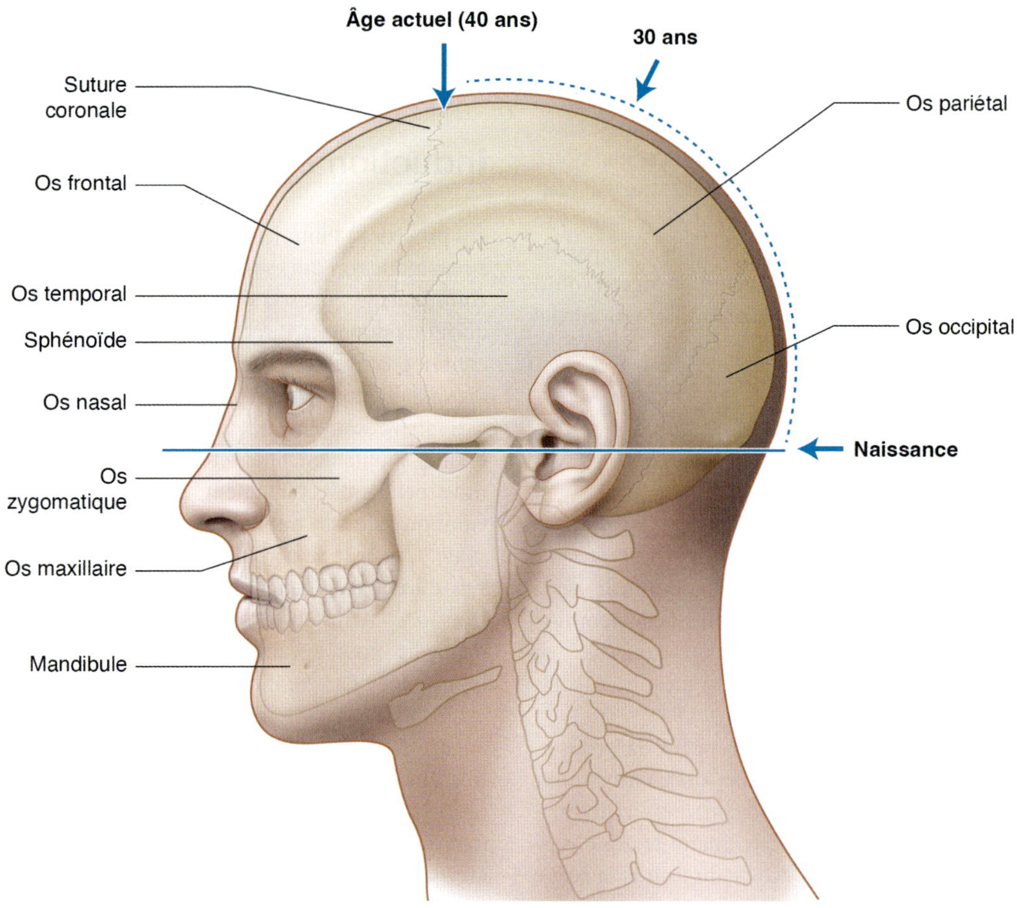

Figure 5.1. Les repères de la datation émotionnelle.
Source : Cyrille Martinet.

La suture coronale correspond à l'âge actuel du patient et la jonction entre l'occiput et la main, à la naissance. Finalement, la vie émotionnelle du patient est comprise entre l'occiput et la suture coronale.

Dans le dessin de la datation, on prend l'exemple d'un patient de 40 ans qui a vécu un divorce difficile à 30 ans. Pour simplifier la datation, on voit si ça correspond à plus ou moins de la moitié de sa vie. Dans notre cas, nous sommes dans la deuxième moitié de sa vie, donc plus de 20 ans, par rapport à cette moitié, nous calculons la distance par rapport à la suture coronale, et la zone se trouve à la moitié, soit 10 années. Cette technique demande de la pratique, mais les résultats sont étonnants !

Mémoire émotionnelle récente et ancienne

On s'est longtemps demandé pourquoi l'écoute émotionnelle nous attirait plutôt vers des zones récentes, alors que nous savons tous que notre enfance nous a marqués profondément. Paul Valéry a dit que l'enfant est le père de l'homme et l'on ne peut que souscrire à cette affirmation : on n'échappe pas à son enfance !

Finalement, la notion de chaîne émotionnelle nous permet de mieux comprendre ce phénomène.

Chaîne émotionnelle

Rien n'est oublié, les stress s'accumulent à partir de la naissance, peut-être même avant, les stress émotionnels de nos ancêtres, ou plutôt la manière de les conserver et de réagir, nous sont peut-être transmis et font partie de notre patrimoine génétique. Si nous ressemblons physiquement à nos géniteurs, il en va certainement de même aux plans émotionnel et psychologique.

Résultante émotionnelle

Chaque événement important de notre vie est mémorisé selon une hiérarchie propre à chacun. On est loin d'être égaux face à une épreuve. Un stress ajouté à un autre stress ne font pas deux, mais peut-être trois ou quatre ! La résultante émotionnelle est l'addition de ces différents stress qui se matérialise sur une zone précise, très souvent récente.

Cette résultante nous amène à avoir une réaction conditionnée par notre passé, notre cerveau devient de plus en plus réactif à certaines catégories de stress.

Effet cumulatif et décompensation

Imaginons différentes étapes émotionnelles pénibles vécues par une personne, décès d'un grand-parent, opération chirurgicale, rupture sentimentale, vie sans grand relief, et on lui annonce brutalement qu'elle est licenciée : elle aura de fortes chances de faire une dépression. Cette dépression nerveuse n'est pas uniquement due à son licenciement, mais à l'accumulation des différentes épreuves qu'elle a vécues. La personne n'ayant plus de possibilités de compensation, les effets du stress vont être multipliés.

À la main, on trouvera donc une zone émotionnelle récente qui ne correspond pas uniquement à la dernière épreuve vécue, mais qui est la résultante de tout son passé émotionnel.

Exercices de visualisation

Dans le premier volume, nous vous avons proposé des formations d'images, comme celles de l'arbre, de la maison et du cercle pour préciser la localisation de la mémorisation émotionnelle et mieux la dissiper (p. 250, 251 et 252).

Pour bien comprendre la finalité de ces exercices, il faut imaginer que la mémorisation émotionnelle la plus profonde est celle qu'il faut dissiper. Les exercices qui mettent le patient à contribution nous permettent d'accéder à cette profondeur, au fur et à mesure de l'explication détaillée de l'image, la main en écoute émotionnelle se dirige là où le cerveau a stocké le problème, on évoque souvent l'image du cœur du volcan.

Nous vous proposons deux nouveaux exercices, les visualisations d'une boîte et d'un wagon.

Visualisation d'une boîte (figure 5.2)

Cette boîte est le symbole d'un espace bien fermé, hermétiquement clos, c'est l'enfermement et l'impossibilité de se sortir d'une situation face à un problème.

Le patient est en décubitus, vous êtes assis derrière lui, les mains en position d'écoute émotionnelle. Demandez au patient, les yeux fermés, d'imaginer une boîte, en lui disant qu'il est enfermé dedans, dans la pénombre ou carrément dans le noir.

La boîte peut lui donner l'impression d'être protégé et d'être dans le déni, mais, surtout, elle est l'expression de la solitude et de l'impuissance face à son problème : il ne se sent pas bien et n'a plus l'énergie pour s'en sortir.

On lui suggère qu'il serait opportun de sortir de cette boîte qui le maintient dans l'impression de solitude et la tension génératrice de mal-être. Il doit nous préciser ce qu'il ressent à la fois physiquement et psychologiquement ; on lui pose des questions qui viennent spontanément sur la position de son corps, les tensions musculaires au niveau de la nuque, du tronc, du bassin, des jambes et sur ses impressions de solitude, d'abandon ou de résignation.

Progressivement, on doit avoir la même image que lui ; on lui demande d'amplifier les messages négatifs, la sensation d'être prisonnier, d'être très mal à l'aise et désespéré. Ceci permet à la main d'être de plus en plus précise sur la zone la plus fixée émotionnellement.

On lui suggère ensuite d'être un peu plus positif, de penser, par exemple, qu'on peut l'aider à se sentir mieux. À ce moment, on l'interroge sur un éventuel changement de clarté dans une partie de la boîte qui pourrait être une issue pour échapper à cet emprisonnement physique et émotionnel.

Progressivement, on doit avoir la même image que lui, on effectue alors une induction émotionnelle sur la partie plus claire de la boîte, pendant que le patient agit mentalement pour emprunter cette sortie.

Après un certain temps la boîte se dématérialise, donnant une sensation de plus grande liberté au patient, répétons qu'on n'a pas fait disparaître le problème, mais son allègement permet au patient d'avoir une meilleure adaptation/compensation.

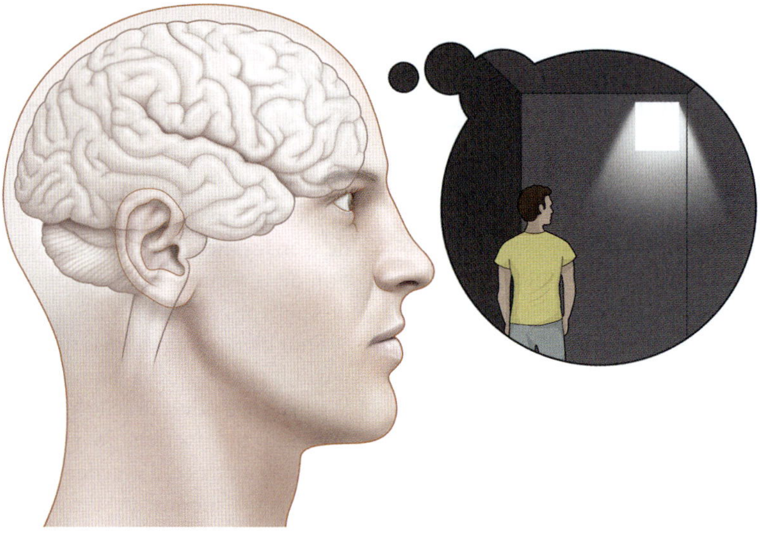

Figure 5.2. La visualisation d'une boîte.
Source : Cyrille Martinet.

Visualisation d'un wagon

Le patient doit imaginer d'abord un train, puis qu'il est à l'intérieur d'un wagon. Le train et le wagon sont le symbole de la vie qui se déroule inexorablement. Le thérapeute, qui doit avoir aussi progressivement la même image que le patient, lui pose des questions : le train est à l'arrêt ou roule-t-il ? Vite ou doucement ? Est-il assis à droite ou à gauche du wagon, est-il seul ? Y a-t-il des personnes dans le wagon ? Sont-elles assises devant, derrière, à droite ou à gauche ? Le wagon est-il sombre, bien éclairé ? Veut-il ou peut-il changer de place ? Sait-il où il va, où il aimerait aller ?

Le train qui avance est le symbole des projets, des regrets, de l'impossibilité d'agir, de ce qu'il a vécu, subi et de ce qu'il n'a pas pu réaliser.

Au cours des réponses, la main en écoute émotionnelle se dirige en profondeur dans la zone émotionnelle cruciale pour la libérer en induction émotionnelle.

Exemple de Jacques

Il a dû déménager dans une autre ville à la suite d'une mutation professionnelle favorable à son épouse. Il vivait auparavant à l'endroit où il était né, avec toute sa famille et ses amis. Il faisait de la marche en montagne et du vélo, il s'est retrouvé brutalement en pleine ville, isolé avec un nouveau travail peu motivant.

Il est venu nous consulter pour des cervicalgies, à irradiation scapulaire, récidivantes ; on ne connaissait pas sa vie, ni la frustration qu'il vivait. Il existait bien quelques fixations ostéoarticulaires, mais ne pouvant pas expliquer ses douleurs, nous lui avons proposé de le tester au niveau émotionnel.

L'écoute émotionnelle a entraîné la paume de la main en rotation ulnaire, très précisément contre la suture coronale droite, ce qui caractérise à la fois un problème important et récent.

Nous avons traité cette zone, d'abord en intensification/stimulation pour mieux la circonscrire, puis en dissipation à sa partie centrale.

Nous avons ressenti nettement le relâchement de cette zone, comme si elle était physique, le patient s'est détendu et les tests de mobilité cervicale ne montraient plus de fixations. Nous n'avons pas évoqué précisément ses problèmes et, bien sûr, donné aucun conseil sur la conduite de sa vie.

Quand il est revenu un mois après pour une deuxième séance, il nous a expliqué ce qu'il avait ressenti très clairement, c'est-à-dire ne plus accepter cette situation et retourner vivre où il résidait auparavant. L'écoute émotionnelle ne donnait plus cette impression de rigidité proche de la suture coronale, il nous a dit qu'en quittant notre cabinet, il s'était senti beaucoup plus léger et clair dans sa tête.

Peut-être que notre intervention lui a simplement permis de prendre une décision qu'il n'osait pas envisager, il a pu franchir un cap et faire face à tous les problèmes qui en découlaient.

Pour nous une chose était certaine, le traiter physiquement aurait été une erreur, d'ailleurs en revenant sa colonne cervicale et son épaule étaient absolument libres.

Chapitre 6

Les interactions des différents systèmes et organes

Plan du chapitre

Système neuro-endocrine

Il est quasiment impossible d'être exhaustif sur les relations neuro-endocrines entre les organes et le cerveau et le cerveau et les organes. Il est difficile d'étudier chaque relation cerveau/organe, de plus, les scientifiques restent toujours réservés sur le *modus operandi* exact de certains neurotransmetteurs qui ne sont certainement pas tous connus.

Le système neuro-endocrine implique, entre autres, des aires cérébrales comme le thalamus, l'hypothalamus, l'hypophyse et l'insula qui gèrent nos réactions physiologiques, la croissance, le métabolisme général, la tension artérielle, le fonctionnement de tous les organes. N'oublions pas non plus le système limbique qui contribue aussi à actionner le système neuro-endocrine viscéral.

Les hormones sont transportées par le sang, alors que les neurotransmetteurs passent par voie synaptique, mais ce sont aussi des hormones d'où leur appellation de neurohormones.

On peut aisément dire, sans se tromper, que tous les organes sont importants et indispensables au cerveau, et en cas d'ablation, un autre organe prend sa place. Par exemple, la vésicule biliaire, après cholécystectomie, est remplacée par l'estomac dans les réactions face aux stress.

Localisation des cellules neuro-endocrines

On les trouve dans tous les organes du corps, dans le système digestif, la thyroïde, les poumons, les reins, les surrénales, le thymus, en fonction de l'âge, le système génital, la peau et le cerveau (principalement l'hypophyse et l'hypothalamus).

Ostéopathie du cerveau - Applications thérapeutiques

La plupart des transports neuro-endocrines sont effectués par la circulation artérielle ; une bonne circulation est la condition indispensable à l'homéostasie, c'est pour cette raison qu'on s'adresse au système vasculaire et aussi lymphatique.

Modes de transmission des cellules neuro-endocrines

Les cellules neuro-endocrines sont semblables aux cellules nerveuses, mais elles produisent des hormones, comme les cellules du système endocrinien.

Elles sont différentes selon les organes, là aussi, en simplifiant, on peut déterminer plusieurs voies de transmission du système neuro-endocrine ; elles peuvent être : neuronales, vasculaires, lymphatiques, glymphatiques, bactériennes et nous pensons aussi électromagnétiques.

Mais tous ces modes de transmission sont impliqués et interdépendants, il est illusoire de les séparer arbitrairement, nous allons prendre l'exemple du stress pour montrer la complexité des modes de transmission neuro-endocrine.

Exemple du stress sur le cerveau

Le système neuro-endocrine est très dépendant du stress qui peut occasionner de multiples dysfonctionnements, maladies, dépressions, douleurs articulaires, etc. Nous allons décrire les effets physiologiques du stress sur le cerveau qui sont répercutés ensuite sur l'ensemble de l'organisme.

Nous nous sommes servis d'un article de la société canadienne du cancer (cancer types/ neuro-endocrine tumeurs) pour résumer l'action complexe du cerveau et de ses relations neuro-endocrines face à un stress.

Lors d'un stress, si on prend l'exemple de la CRH (*Corticotropin-Releasing-Hormone*) fabriquée par l'hypothalamus, elle active la production d'ACTH (adrénocorticotrope hormone) produite dans l'hypophyse.

Celle-ci stimule les glandes surrénales en leur faisant sécréter du cortisol, le taux de glucocorticoïde sanguin alors augmente. L'excès de cortisol active les récepteurs aux glucocorticoïdes du cerveau.

Mais c'est encore bien plus complexe : toutes ces activations sont contrôlées par des centres cérébraux, comme l'amygdale (centre de la peur et du stress) et l'hippocampe (centre de la mémoire), qui ont des récepteurs au CRH capables d'activer le système sympathique et d'inhiber le système parasympathique. Les effets centraux de la CRH réduisent l'activation hypothalamo-hypophysaire-gonadique, le tout générant un état d'anxiété. Les réactions sont différentes en cas de stress aigu ou chronique.

Pour un stress aigu

L'hypothalamus active le système sympathique et les médullosurrénales, libérant ainsi des catécholamines dans le sang. Le cœur bat plus vite, la tension artérielle augmente, la respiration s'accélère, les pupilles se dilatent, la digestion se ralentit fortement et la glycémie augmente, les muscles se contractent, c'est la réaction classique du *fight or flight*.

Certains patients nous ont consultés pour des torticolis soudains, déclenchés uniquement par une situation de stress aigu, par exemple un candidat au baccalauréat interrogé sur un sujet qu'il ne connaissait pas du tout a eu dans la minute qui suivait un torticolis !

Pour un stress chronique

La commande vient de l'hypothalamus par libération de corticolibérine qui stimule l'hypophyse, elle envoie de l'ACTH dans le sang pour atteindre à leur tour les surrénales qui libèrent les hormones du stress (adrénaline, cortisol, ocytocine et vasopressine).

À la différence du stress aigu qui active les médullosurrénales, le stress chronique met en route les corticosurrénales.

Ces hormones agissent sur le cœur, les reins, le foie, la thyroïde, le cerveau (amygdale, hippocampe, hypothalamus et hypophyse) et les muscles. Le spasme permanent des muscles lombaires crée, par exemple, des lombalgies particulièrement résistantes aux traitements classiques.

On comprend un peu mieux la difficulté à soigner les patients victimes de stress chronique.

Système neuroviscéral

Douleurs viscérales et ostéoarticulaires

De nombreux nerfs participent à l'innervation des viscères ; la plupart du temps, on ne peut pas sentir directement les nerfs splanchniques près des organes, c'est en mobilisant les tissus périviscéraux qu'on les libère. Ils deviennent sensibles en cas de dysfonctionnement ou de maladie des organes, leurs branches dorsales provoquent des douleurs cutanées et musculaires au niveau paravertébral. Très souvent, quand l'origine de la douleur est viscérale, la peau au regard de l'organe est humide et cellulalgique.

Les problèmes viscéraux sont responsables d'algie vertébrale, faisant croire qu'on est en présence d'un problème ostéoarticulaire alors que ce n'est que la conséquence du dysfonctionnement viscéral.

Cependant, dans un second temps, ils sont à l'origine de blocages vertébraux réels ; prenons l'exemple d'une microlithiase rénale par insuffisance hydrique ou mauvais régime alimentaire. Les plexus lombaires déchargent des influx nerveux douloureux qui affectent les muscles lombaires, le patient se penche banalement en avant et, soudain, il ne peut plus se relever, victime d'un lumbago aigu très douloureux. Il est persuadé que c'est ce simple mouvement de flexion en avant qui en est la cause, alors que le lumbago n'est que l'arbre qui cache la forêt.

Fonctionnement neuronal

On croit que le système neuronal obéit à des lois physiques simples, comme deux neurones communiquant par voie synaptique. La plupart des organes sont innervés par une voie comportant deux intermédiaires, un neurone cholinergique via un ganglion sympathique et formant une synapse adrénergique avec l'organe.

Mais, par exemple, pour les surrénales c'est différent, elles sont innervées simplement par les neurones cholinergiques. Elles sécrètent aussi directement dans le sang et non par voie synaptique des catécholamines (adrénaline, noradrénaline, dopamine, etc.), finalement, ce sont de gros ganglions sympathiques.

Traitement

On libère les fibres neuroviscérales en relâchant les attaches péritonéales viscérales, en traitant l'organe et aussi les tensions neurales musculaires paravertébrales qu'il projette.

Système nerveux spinal vertébral (figure 6.1)

Les nerfs spinaux, issus de chaque étage vertébral, contiennent des fibres nerveuses viscérales sensitives et motrices, en relation avec les ganglions sympathiques ; ceux-ci sont situés de part et d'autre de la colonne vertébrale.

Il existe aussi des territoires végétatifs cutanés correspondant à la projection pariétale des viscères, en relation avec des fibres nerveuses des muscles paravertébraux.

C'est au niveau des processus transverses, dans la masse des paravertébraux, qu'on peut atteindre les petites fibres nerveuses postérieures communes aux muscles et aux organes. Ce sont celles qui expliquent les fixations vertébrales d'origine viscérale, en relation avec la capsule et la synoviale des facettes articulaires.

Manœuvre neuroviscérale vertébrale (figure 6.2)

Elle se réalise en latérocubitus des deux côtés, vous faites face au patient.

Manipuler l'organe que l'écoute a révélé, puis chercher dans la masse des muscles paravertébraux les petits filets nerveux sensibles, localisés entre les processus épineux et transverses. Vous les relâchez en les étirant avec deux doigts, de part et d'autre de la zone sensible.

Par exemple pour le foie, vous trouverez surtout des fibres nerveuses localisées autour de Th7, Th8 et Th9, en principe, on traite d'abord l'organe et ensuite les fibres nerveuses musculaires paravertébrales.

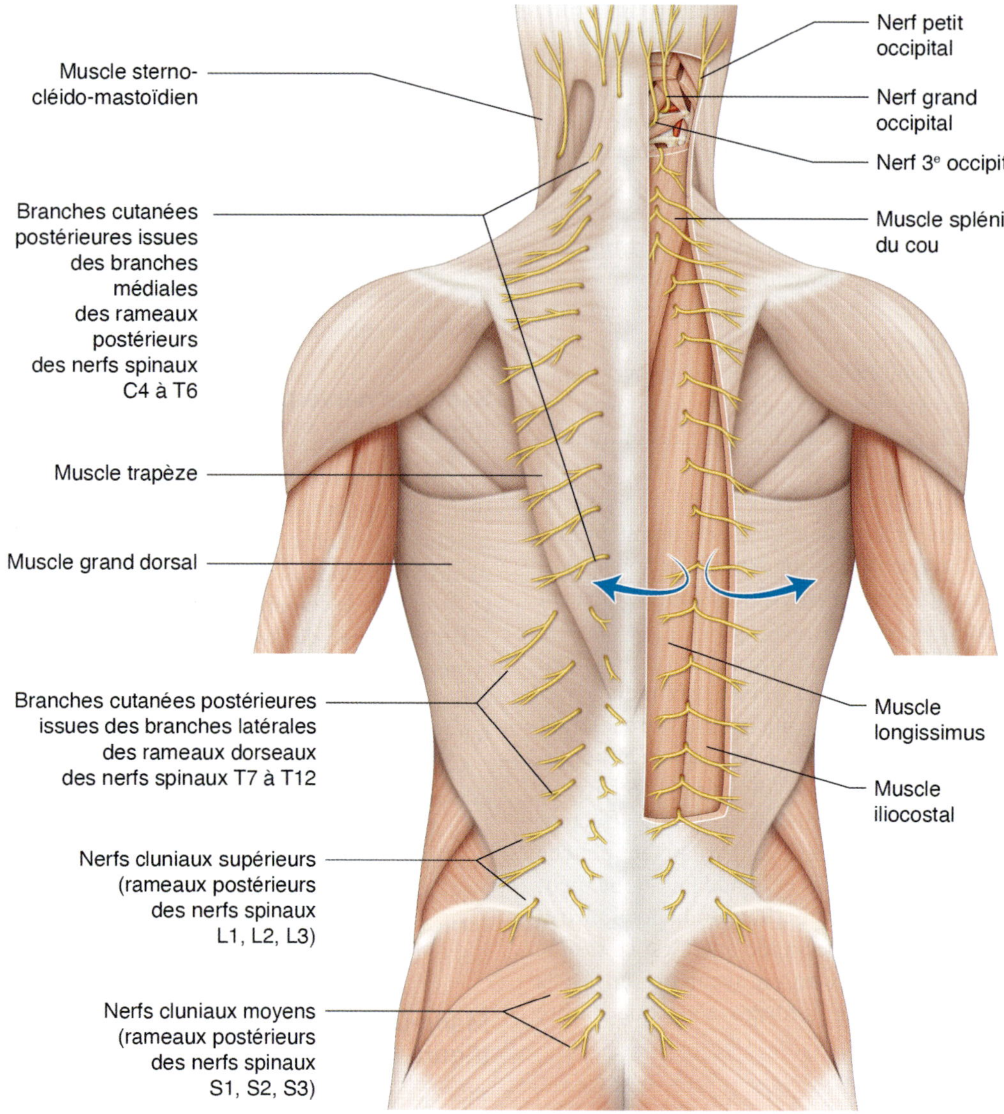

Figure 6.1. Manipulation du système nerveux spinal.
Source : Cyrille Martinet.

Communications neuro-cérébro-viscérales

Le fait de manipuler les organes provoque une réaction locale des filets nerveux viscéraux ; dans un deuxième temps, les influx nerveux se propagent vers la moelle spinale, le tronc cérébral, le thalamus, l'hypothalamus, l'insula, et comme toujours pour le cerveau, vers d'autres parties qui sont loin de suivre notre logique.

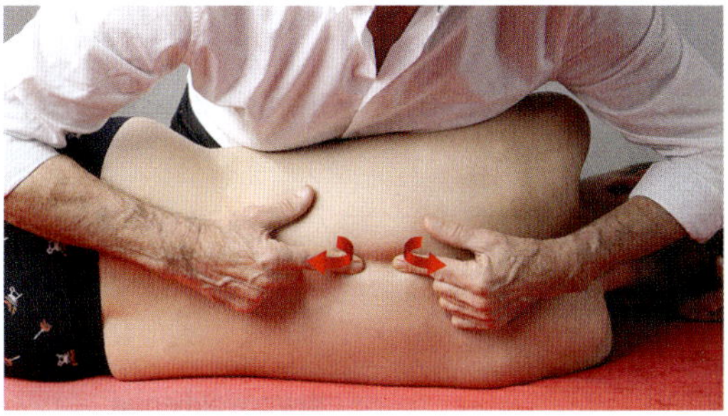

Figure 6.2. Manœuvre neuroviscérale vertébrale.
Source : Photographie de Pierre-François Couderc.

> **Pour traiter l'insula, par exemple**
>
> On procède d'abord à une écoute initiale pour mieux situer la nouvelle écoute suscitée par notre traitement viscéral. En supposant qu'elle nous dirige vers l'insula gauche, on place les paumes de part et d'autre du sillon latéral gauche à sa partie antérieure. Les sillons latéraux commencent à 3,5 cm des processus orbitaires et à 5 cm au-dessus des processus zygomatiques.
> On procède comme si on voulait écarter en profondeur les lobes frontaux et temporaux, pour ensuite travailler l'insula en viscoélasticité.

Modes de communication viscérocérébrale

Tous les organes communiquent avec le cerveau, et particulièrement l'intestin par sa longueur et ses centaines de millions de neurones qui est un très bon exemple de l'intercommunication viscérocérébrale. Ce mode de communication emprunte de nombreuses voies, aussi bien vasculaire, lymphatique, neuronale, chimique, neuro-endocrine, électromagnétique et bactérienne ; c'est sur cette dernière que nous allons décrire des techniques pour améliorer la qualité du microbiote.

Nous verrons aussi le foie et les reins, en raison de leur influence barométrique, vasculaire et métabolique essentielle sur le cerveau.

Intercommunication intestin/cerveau

Ces dernières années, on a beaucoup parlé de l'axe intestin/cerveau, comme si on redécouvrait maintenant que l'organisme est un tout, où chaque élément est indispensable à l'homéostasie. Les anciens évoquaient déjà les relations cerveau et système digestif il y a 2 siècles !

L'axe intestin/cerveau est très important, mais il faut se souvenir que l'intestin est loin d'être le seul organe qui a une relation privilégiée avec le cerveau.

De nombreuses recherches ont lieu dans le monde pour démontrer la justesse de cet axe intestin/cerveau, nous n'avons aucun doute sur son importance, mais on a peut-être trop oublié que d'autres organes sont essentiels pour assurer une bonne qualité du microbiote, surtout le foie qui est chargé de débarrasser l'intestin de toutes les bactéries qui lui sont nuisibles.

Il nous semble préférable de soigner au préalable l'intestin avant le foie, pour que les bactéries nuisibles transportées par la veine porte soient mieux éliminées, essayons de comprendre comment se réalise la communication intestin/cerveau.

Contribution du nerf vague (figure 6.3)

Le nerf vague joue certainement un grand rôle dans l'organisme, notamment dans la relation cerveau/intestin et particulièrement avec l'hypothalamus. Mais est-ce que le simple fait de stimuler le nerf vague est suffisant pour améliorer toutes les fonctions dont on parle ? Nous l'avons déjà évoqué auparavant, il faut se méfier de tout type de recettes qui, progressivement, nous fait oublier le concept de globalité de l'ostéopathie.

Nous pensons que d'autres nerfs ont un rôle aussi déterminant, comme les nerfs trijumeau, glossopharyngien et facial par exemple ; tous les composants de l'organisme sont indispensables à l'homéostasie, ce qui rend si passionnant l'approche ostéopathique, et n'oublions surtout pas le système hormonal.

Contribution hormonale

Les principales hormones sécrétées par l'intestin incluent la somatostatine, la motiline, le peptide intestinal vasoactif, la cholécystokinine (CCK), la neurotensine et l'entéroglucagon. Elles ont toutes une influence centrale, certaines sont d'ailleurs produites aussi par l'hypothalamus.

Avant d'aborder les manœuvres vasculaires spécifiques de l'intestin, rappelons quelques éléments de base pour mieux comprendre le microbiote et le système hormonal général.

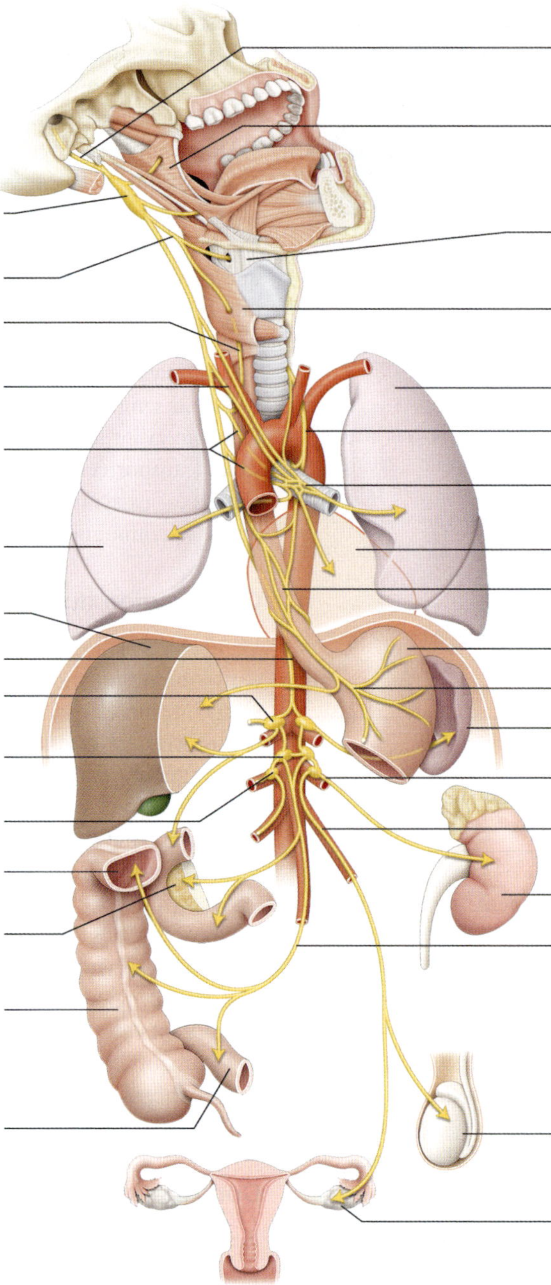

Figure 6.3. Communication du nerf vague avec le cerveau.
Source : Cyrille Martinet.

Microbiote intestinal

C'est l'ensemble des micro-organismes (bactéries, virus, parasites, levures et champignons) situé dans l'intestin ; on dit qu'il en existe dix fois plus que le nombre de cellules du corps !

Le microbiote est principalement localisé dans l'intestin grêle et le côlon, mais ce ne sont pas les seules localisations. L'intestin est colonisé par 100 000 milliards de bactéries dont certaines sont bénéfiques et d'autres très néfastes. Nous allons voir très succinctement les fonctions du microbiote.

Fonctions

- Il a un rôle déterminant sur les fonctions : digestives, métaboliques, immunitaires et neurologiques.
- Il affecte le cerveau par le biais du système nerveux (le nerf vague en particulier) et vasculaire, en libérant et en stimulant des neuroendocrines.
- En cas de dysbiose, l'atteinte du microbiote pourrait expliquer le développement de certaines maladies auto-immunes et inflammatoires.
- Il agit sur le système émotionnel par son effet sur la sérotonine, produite à 90 % dans l'intestin.

Des études menées par l'Institut Pasteur ont montré qu'un microbiote de qualité permet d'avoir un effet positif sur les dépressions [1].

Le microbiote intestinal, selon son état, pourrait à la fois avoir une influence négative en déclenchant des maladies neurodégénératives, mais aussi positives, en faisant réduire indirectement la neuro-inflammation qui en découle, à notre niveau, c'est surtout par la circulation artérioveineuse intestinale qu'on peut améliorer la qualité du microbiote.

Microbiote et maladies neurovégétatives

Presque toutes les études réalisées sur des souris et des rats seraient en faveur d'une action du microbiote sur le système immunitaire et inflammatoire, non seulement de l'intestin, mais de l'organisme en général.

L'inflammation est un processus physiologique naturel important, indispensable aux processus immunitaires. Elle provoque une réaction immunitaire à l'origine de médiateurs pro-inflammatoires par les macrophages de l'intestin.

En cas de dysbiose, les réactions inflammatoires deviennent trop puissantes, donc nocives pour l'ensemble de l'organisme et particulièrement le cerveau.

Il existe aussi des interactions avec toutes les parties du corps qui contiennent un microbiote : la peau, la bouche (attention à la plaque dentaire !), le nez, les bronches et les différentes tubulures (cholédoque, uretères, urètre, etc.), si bien qu'il est important de tout prendre en compte dans les traitements du microbiote et de ne pas se limiter à l'intestin.

Le microbiote intestinal, selon son état et sa composition, pourrait à la fois avoir une influence négative en déclenchant des maladies neurodégénératives, mais aussi positive en faisant réduire indirectement la neuro-inflammation qui l'affecte.

Intestin grêle

À notre avis, c'est lui qu'il faut traiter en priorité. Il possède une mémoire étonnante de toutes les infections de la sphère digestive, mais aussi de celles de tout l'organisme, c'est un organe subtil !

Sur le plan général et vasculaire, il est plus difficile à soigner que le côlon ; c'est surtout en améliorant sa vascularisation qu'on obtient un effet sur les fonctions cérébrales, en aidant le transport artériel hormonal et aussi veineux des bactéries vers le foie qui se charge d'éliminer celles qui sont toxiques.

Nous nous souvenons de notre ami, le Dr Jacques Ferrieux, excellent chirurgien, qui opérait avec vélocité l'intestin pour éviter les adhérences et il replaçait avec grande délicatesse les anses de l'intestin grêle. C'était, disait-il, pour éviter les adhérences, respecter les artères, les veines et le circuit lymphatique, et aussi les processus inflammatoires pouvant, d'après lui, peut-être affecter le cerveau. Il n'en connaissait pas la raison, mais en suspectait les effets : il s'était rendu compte qu'un mauvais état de l'intestin affectait l'état psychologique et moral des patients et ralentissait leur récupération.

Vascularisation de l'intestin grêle (figure 6.4)

Elle provient de l'artère mésentérique supérieure et de ses branches : les artères iléale, jéjunale, iléocolique, coliques droite et moyenne, cæcale et appendiculaire, sans oublier l'artère pancréatico-duodénale inférieure.

Le système veinolymphatique suit à peu près la même direction que les artères ; comme nous le répétons souvent, soigner l'artère, c'est aussi traiter en même temps la veine et le système lymphatique.

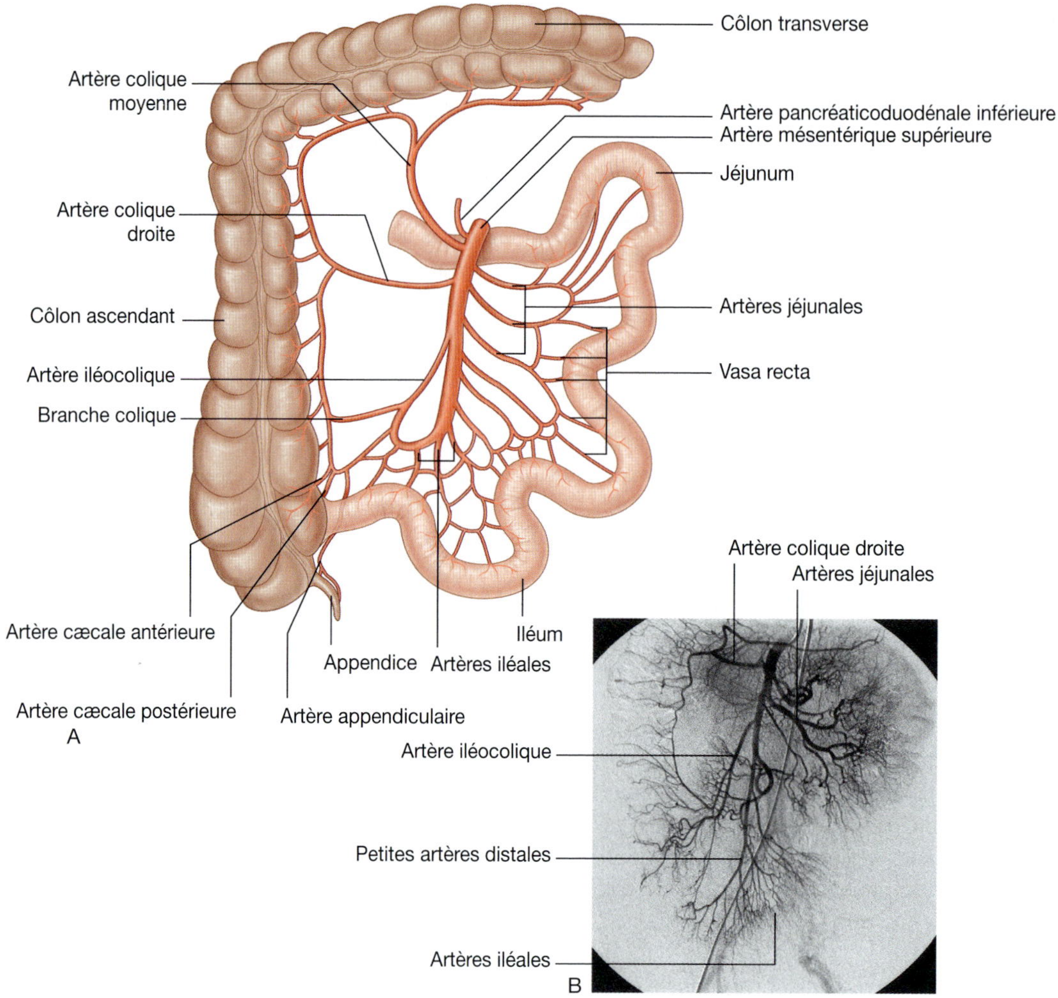

Figure 6.4. Artère mésentérique supérieure.
Source : Richard L. Drake, A. Wayne Vogl, Adam W.M. Mitchell, Gray's Anatomy for Students, 4e. 2020 Elsevier.

Mésentérique supérieure

L'origine de la mésentérique supérieure se trouve à environ 2 cm en dessous du tronc cœliaque, en avant de la partie caudale de la première lombaire.

Elle vascularise l'intestin jusqu'aux deux tiers gauches du côlon transverse.

C'est au niveau de la microcirculation de l'intestin, celle qui est la plus difficile à explorer et à traiter, qu'a lieu un système de contre-courant artérioveineux.

C'est au niveau des villosités que se réalise l'absorption digestive ; elle nécessite un gradient de concentration hydroélectrique et d'oxygène très performant.

Les niveaux de pression partielle en oxygène sont faibles sur les villosités intestinales, facteurs d'hypoxémie touchant le réseau splanchnique.

Manœuvres vasculaires de l'intestin grêle

Manipulation de la mésentérique supérieure

D'abord, on effectue une écoute manuelle locale pour déterminer la zone du grêle qui nécessite un traitement. Ensuite, on évalue les pouls de la mésentérique supérieure et des artères duodénojéjunales ; c'est quand les pouls sont faibles que l'on effectue les techniques.

Pouls de la mésentérique supérieure (manipulation vasculaire viscérale) (figure 6.5)

Vous vous situez à droite du patient, le pouls mésentérique supérieur le plus facile à évaluer se trouve juste en dessous de la partie droite du 3e duodénum, en dessous et à gauche de l'ombilic, plus haut il est recouvert par le pancréas.

Placer l'index bien à plat en l'enfonçant progressivement, le pouls est facilement perceptible, le diamètre de l'artère dépasse les 5 mm.

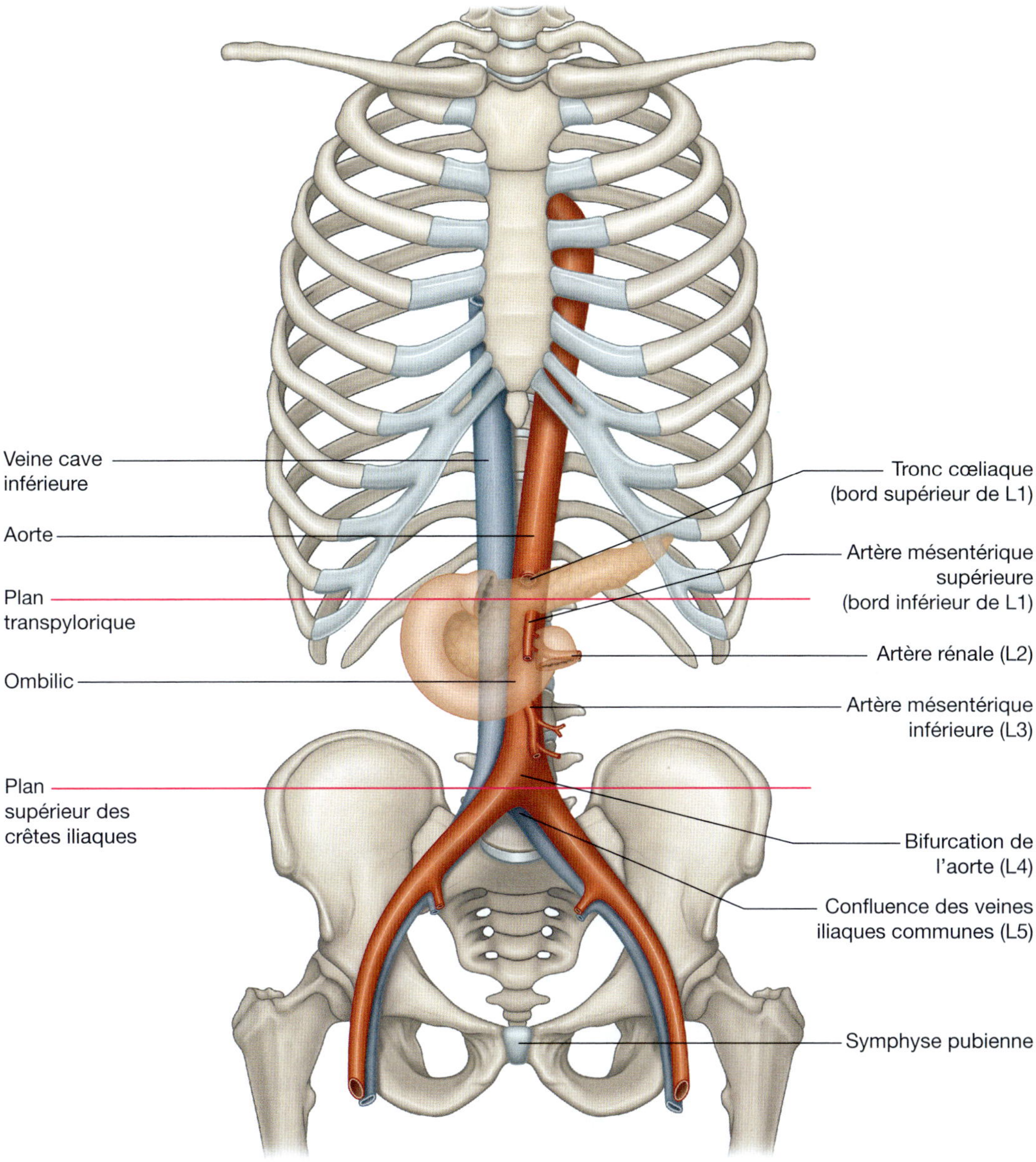

Figure 6.5. Palpation de l'aorte abdominale.
Source : Manipulations vasculaires viscérales, Barral J.-P., Croibier A., © Elsevier Masson SAS, 2009.

La mésentérique supérieure se dirige caudalement et latéralement en se terminant par l'artère iléocæcale.

Technique de la mésentérique supérieure en latérocubitus

1. Le patient est en latérocubitus gauche, vous êtes positionné derrière lui. Dans cette position, la racine du mésentère et l'artère sont relâchées :
   A. Fixer la jonction duodénojéjunale d'un pouce et étirer de l'autre main la racine du mésentère et les côtes droites vers vous, ce qui allonge les artères mésentérique supérieure et iléocæcale (figure 6.6) ;
   B. Ensuite, fixer la jonction entérocæcale, et de votre thorax, repousser les côtes droites vers la gauche, en poussant la jonction duodénojéjunale dans la même direction. Vous effectuez plusieurs fois la manœuvre, c'est l'alternance de d'allongement et du raccourcissement artériels qui augmente la circulation artérioveineuse.
2. Le patient est en latérocubitus droit (figure 6.7) : cette fois-ci, vous étirez des deux doigts d'une main la jonction jéjunoduodénale vers la gauche et du pouce de l'autre main la jonction iléocæcale vers la droite, vous maintenez et relâchez l'écartement plusieurs fois.
3. Demander au patient à la fin de chaque manœuvre de faire des respirations amples pour stimuler le système veinolymphatique.

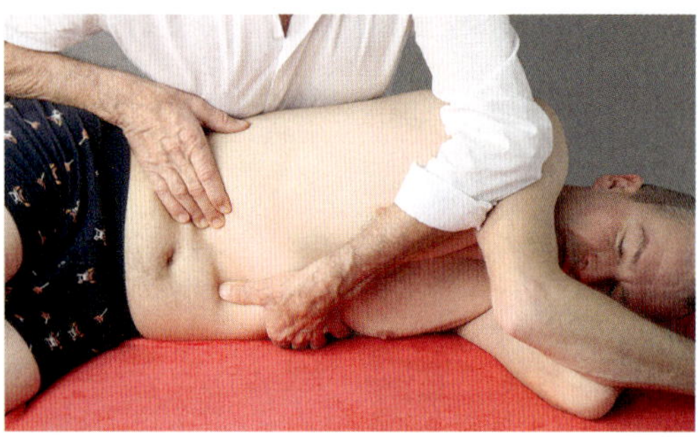

Figure 6.6. Étirement de l'artère mésentérique supérieure.
Source : Photographie de Pierre-François Couderc.

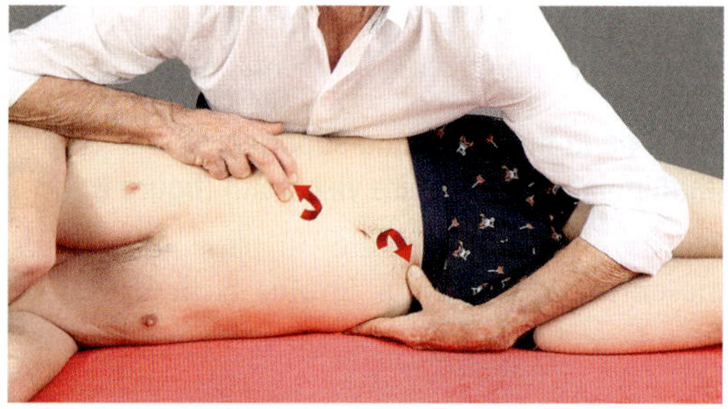

Figure 6.7. Technique vasculolymphatique globale-mésentérique et iléocæcale.
Source : Photographie de Pierre-François Couderc.

Branche duodénopancréatique inférieure et antérieure (figure 6.8)

Sa manipulation permet d'améliorer aussi la vascularisation du pancréas. À partir de la perception du pouls de l'artère mésentérique supérieure, contre le bord caudal droit du 3e duodénum, vous dirigez vos doigts crânialement et à droite. Cette manœuvre, qui mobilise la tête du pancréas et le 2e duodénum à droite, a pour effet d'augmenter la circulation de cette artère.

Artères jéjuno-iléales

Le grêle couvre presque tout l'abdomen, en s'étendant plus largement du côté gauche. On emploie la technique subtile dite « en touches de piano » que nous avons décrite dans le livre « *Manipulations viscérales avancées* » ; elle demande aussi beaucoup de doigté, c'est pour cette raison que nous l'expliquons à nouveau.

Test en touches de piano

Le patient est en décubitus, les bras le long du corps. On palpe les multiples anses du grêle en les pianotant légèrement, elles doivent donner une impression de résistance aérique à la compression.

On apprécie la résistance à la compression et aussi le retour qui doit être immédiat, dans chaque partie testée, on évalue le pouls des différentes anses qui est très léger, mais perceptible.

Technique microvasculaire

À chaque résistance d'une partie du grêle correspond fréquemment une absence de pouls. À ce niveau, on étire simultanément la masse épiploïque de part et d'autre de la partie où le pouls

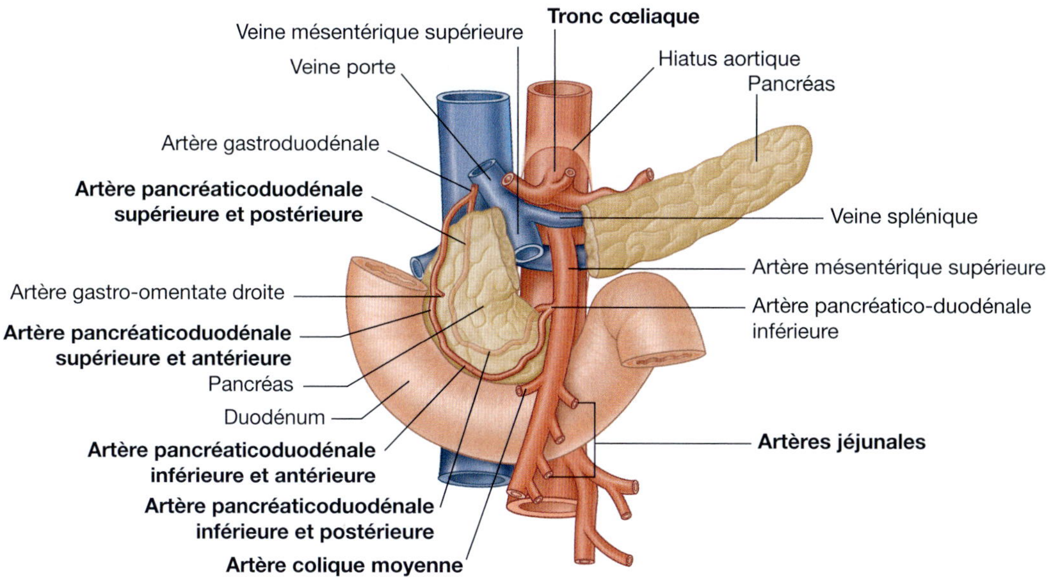

Figure 6.8. Branches proximales de l'artère mésentérique supérieure.
Source : Richard L. Drake, A. Wayne Vogl, Adam W.M. Mitchell, Gray's Anatomy for Students, 4e. 2020 Elsevier.

n'est pas perceptible. À la fin de la manœuvre, le pouls de l'artériole redevient perceptible. Cette technique nécessite une certaine habitude, il faut insister car elle donne de bons résultats.

Système lymphatique de l'intestin

Nous avons vu que le système dure-mérien crânien et spinal possède une circulation lymphatique. Il existe une interdépendance de tout le système lymphatique de l'organisme ; c'est pour cette raison qu'il est judicieux de stimuler la circulation lymphatique dans son ensemble pour aider celle de la dure-mère.

De plus, en raison de la relation immunologique entre le cerveau et les organes, stimuler la circulation lymphatique et surtout celle du grêle contribue à augmenter l'élimination des déchets protéiniques du cerveau, et peut-être permettre d'éviter la prolifération des plaques amyloïdes.

On pense qu'environ trois quarts des cellules immunitaires sont localisées dans l'intestin, ce qui donne une importance significative aux manipulations intestinales pour améliorer nos défenses immunitaires.

Chylifères

Ces vaisseaux font partie du système lymphatique de l'intestin grêle, ils collectent et conduisent une grande partie des phospholipides, du cholestérol et des vitamines liposolubles qu'ils absorbent.

On les retrouve sous forme de chyle, une sorte de liquide laiteux qui est collecté au niveau de la citerne du chyle, pour se diriger vers la veine subclavière gauche par l'intermédiaire du canal thoracique.

Nous allons décrire une technique lymphatique de l'intestin grêle, celle de la citerne du chyle.

Citerne du chyle (figure 6.9)

Large de 2 à 3 cm, elle est située en arrière de l'aorte, entre les piliers du diaphragme, en regard de L2/L3 ; c'est en écartant ces piliers qu'on peut accroître la circulation lymphatique.

La citerne reçoit des fibres du nerf vague droit qui se dirigent ensuite vers les ganglions

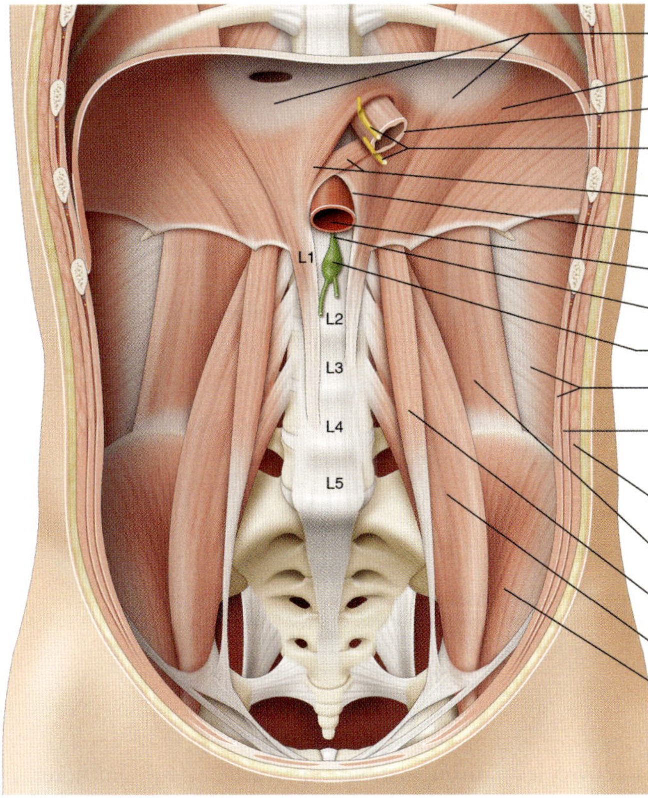

Figure 6.9. La citerne de Chyle.
Source : Cyrille Martinet.

cœliaques et les gros troncs vasculaires, en particulier l'aorte, la mésentérique supérieure et les artères rénales.

Elle draine la lymphe subdiaphragmatique, issue des différents ganglions de la sphère abdominopelvienne.

Manœuvre de la citerne du chyle

Pour faciliter la circulation lymphatique, on relâche la tension des piliers du diaphragme, ce qui permet d'avoir un effet sur les nœuds lymphatiques cœliaques et mésentériques et sur la citerne du chyle.

L'aorte abdominale passe, en compagnie du canal thoracique, dans le hiatus aortique situé entre les piliers médians du diaphragme. Ceux-ci s'attachent sur les faces antérieures des vertèbres lombaires et des disques qui les séparent.

Le pilier médian droit est le plus large, il va de L1 à L4, et fournit des fibres musculaires à la zone hiatale.

Le pilier gauche est plus court, il est implanté de L1 à L3.

Technique (figure 6.10)

Elle s'exécute en latérocubitus ; on insiste particulièrement sur le côté gauche, pour mieux drainer la lymphe vers le canal thoracique gauche et du côté droit, pour avoir un effet sur la circulation lymphatique du foie.

Vous êtes situé devant le patient, couché d'un côté puis de l'autre, placez les pouces successivement contre les processus épineux de L1 à L4, que vous repoussez vers la table ; simultanément vous ramenez les côtes vers vous, en vous aidant de votre thorax.

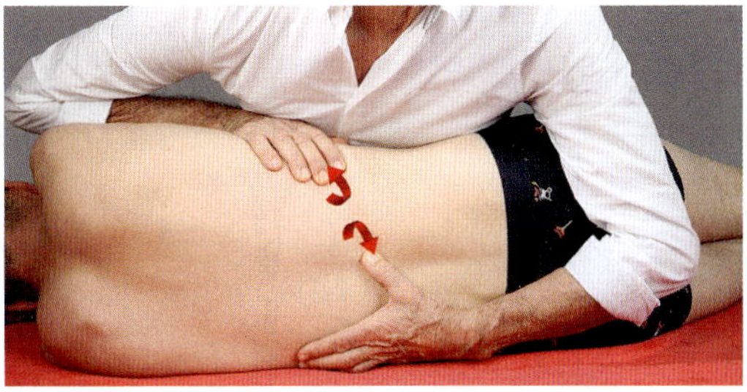

Figure 6.10. Technique.
Source : Photographie de Pierre-François Couderc.

Position du membre supérieur (figure 6.11)

En latérocubitus droit, l'épaule et la clavicule gauches du patient sont positionnées en avant, la main reposant sur le bras droit pour mieux ouvrir le défilé thoracique gauche, et de ce fait, dégager l'abouchement du canal thoracique dans la veine subclavière gauche. On étire la jugulaire interne crânialement et la veine subclavière latéralement.

Associer la respiration à cette technique

On demande au patient d'effectuer des inspirations profondes pour bénéficier de l'aspiration veinolymphatique inspiratoire. Elles doivent être lentes et profondes et commencer au niveau abdominal pour se prolonger ensuite vers le thorax. Ensuite, pour l'expiration, phase de remplissage veineux, elle se fait conjointement au niveau thoracique et abdominal pour favoriser l'écoulement de la lymphe vers le défilé thoracique gauche.

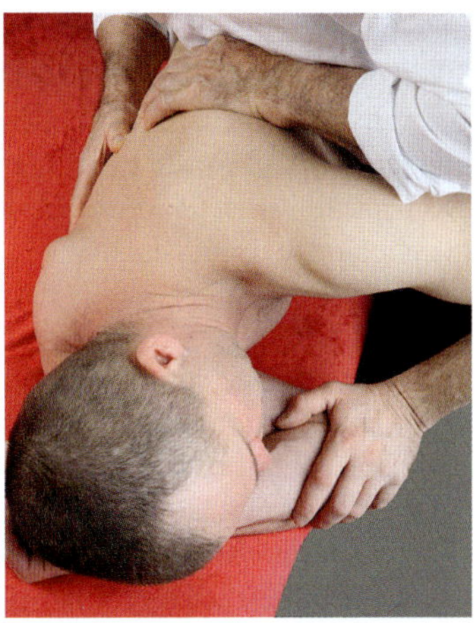

Figure 6.11. Position du membre supérieur.
Source : Photographie de Pierre-François Couderc.

Côlon

Pour nous, il n'est pas question de négliger les nombreux dysfonctionnements et maladies du colôn, même s'il n'a pas la même qualité mémorielle infectieuse et immunitaire de l'intestin grêle.

On essaie d'agir sur différents paramètres qui affectent le côlon : les spasmes et les difficultés circulatoires vasculolymphatiques qui affaiblissent les fonctions du microbiote.

> **Rappel**
>
> Comme nous l'avons écrit pour l'intestin grêle, il nous semble plus judicieux de s'intéresser d'abord à l'intestin avant le foie, nos stimulations vasculaires permettent de mieux drainer la circulation colique veineuse dans la veine porte, pour que le foie puisse éliminer plus efficacement les bactéries nuisibles.

Vascularisation du côlon

Il est vascularisé, à la fois, par les artères mésentériques supérieure et inférieure.

Le côté droit du côlon est vascularisé jusqu'aux deux tiers distaux par la mésentérique supérieure donnant les artères iléocoliques droite et moyenne. On prend les pouls coliques sur différentes parties du côlon ascendant en partant du cæcum, les artères du côlon transverse sont plus difficiles à sentir du fait de sa mobilité, on les teste près de ses attaches diaphragmatiques.

Comme pour le grêle, c'est en allongeant les artères qu'on augmente leur circulation, nous avons déjà étudié l'artère mésentérique supérieure, à partir d'un tiers gauche du côlon transverse, c'est l'artère mésentérique inférieure qui l'irrigue.

Artère mésentérique inférieure (figure 6.12)

Elle vient aussi de l'aorte, son origine est à gauche, au-dessus de l'ombilic qui est situé sur la ligne bi-iliaque, en projection de L4 ; elle est en regard de la 3e vertèbre lombaire, c'est à ce niveau qu'on prend son pouls.

Elle fournit les artères coliques gauches, sigmoïdiennes et rectales supérieures.

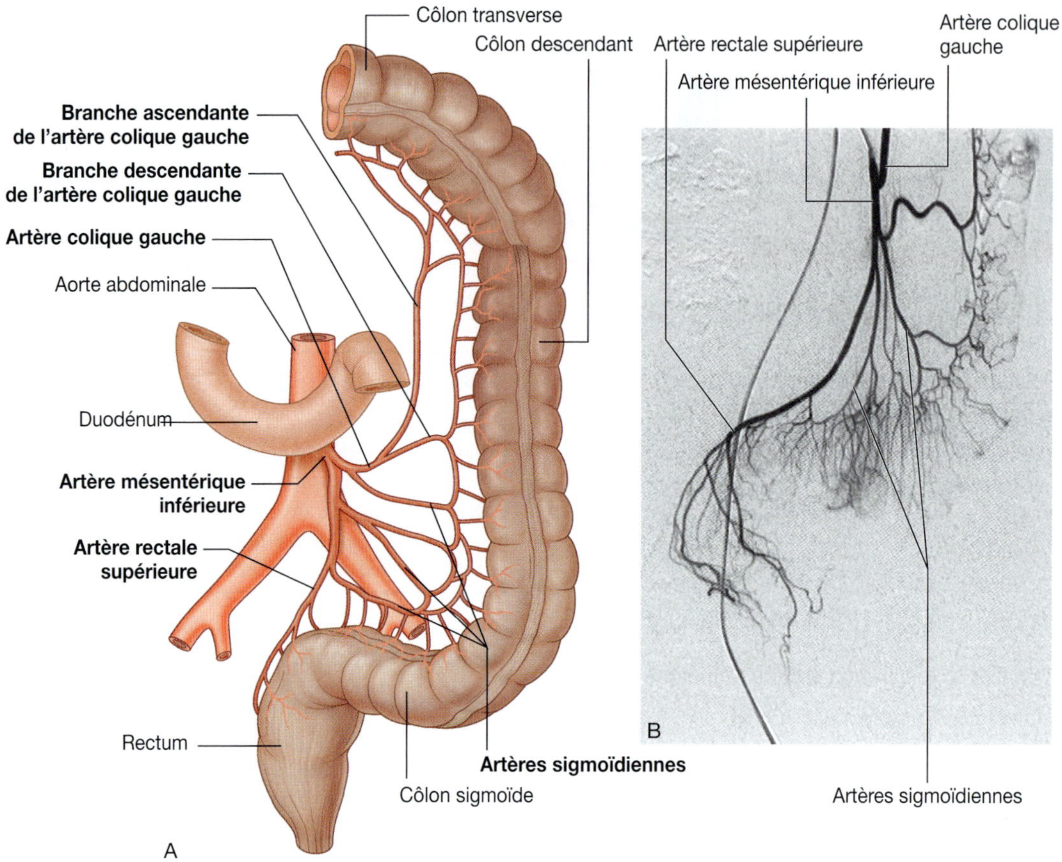

Figure 6.12. Pouls de l'artère mésentérique inférieure.
Source : Richard L. Drake, A. Wayne Vogl, Adam W.M. Mitchell, Gray's Anatomy for Students, 4e. 2020 Elsevier.

La technique

L'allongement vasculocolique gauche

Le patient est en latérocubitus gauche ; votre thorax est contre ses côtes que vous mobilisez médialement pour accéder plus ou moins profondément aux artères du côlon descendant ; vous évaluez à la fois la mobilité colique, d'éventuelles adhérences et les pulsations artérielles.

La manœuvre consiste à diriger les doigts des deux mains en profondeur : l'une sert de point fixe et l'autre effectue un écartement crânial du côlon, d'abord direct, puis en induction. Deux parties du côlon sont à privilégier, les zones de Griffith et Sudeck.

Zones de Griffith et Sudeck (figure 6.13)

Ce sont deux zones où la circulation du côlon est ralentie et souvent défaillante, sujette à un risque ischémique et à une prolifération bactérienne.

Les techniques de ces zones, outre leurs effets macro- et microcirculatoires, mettent en jeu aussi les systèmes nerveux intrinsèque, extrinsèque et central. Elles déclenchent la production de certains neurotransmetteurs comme la sérotonine, l'acétylcholine, le GABA (acide gamma-aminobutyrique), le peptide vasoactif intestinal, les enképhalines, la cholécystokinine, etc.

Zone de Griffith

C'est surtout une zone de risque ischémique dans les colites chroniques. Il nous paraît indispensable de la traiter en même temps que celle de Canon-Böhm qui est située aux deux tiers latéraux du côlon transverse, mais à notre avis, elles se confondent.

La zone de Griffith est la communication entre les artères mésentériques supérieure et inférieure, au niveau de l'angle splénique du côlon et de la partie gauche du côlon transverse. On trouve à ce niveau l'artère marginale, la branche gauche de

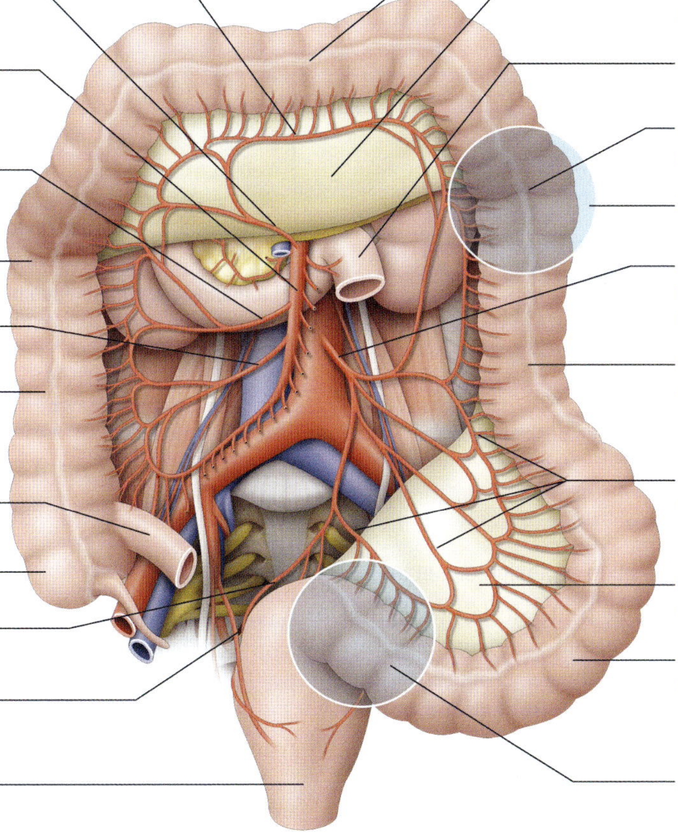

Figure 6.13. Les zones de Griffith et Sudeck.
Source : Cyrille Martinet.

l'artère colique moyenne, la branche ascendante de l'artère colique gauche et les anastomoses entre les mésentériques supérieure et inférieure.

Cette énumération artérielle montre l'importance de la manipulation de l'angle splénique gauche.

Technique de la zone de Griffith (l'angle splénique du côlon)

Testut surnommait le ligament phrénocolique gauche le berceau de la rate, effectivement il la contient et la maintient.

La manœuvre en position assise (figure 6.14)

Situé derrière le patient, assis en légère flexion, placer la main gauche sous les côtes gauches, en partant du 9e ou 10e cartilage costal pour les diriger crânialement et dorsalement. Ceci vous permet de soulever l'angle splénique du côlon, ensuite de votre pouce de la main droite, vous étirez caudalement le bord médial du côlon descendant.

Ce double étirement a un effet sur l'artère et la veine spléniques, le circuit lymphatique et il permet aussi d'ouvrir l'angle splénique du côlon qui a tendance à se fermer en vieillissant. Rappelons que la circulation fluidique est plus difficile sur les angles et en particulier du côté gauche où l'angle colique splénique est plus fermé que l'angle colique hépatique.

Effets sur la contractilité de la rate ?

Nous n'avons pas pu le prouver, mais il nous semble que cette technique augmente la splénocontraction en libérant ses attaches diaphragmatique et colique, notons que la contraction splénique est sous la dépendance du système nerveux autonome.

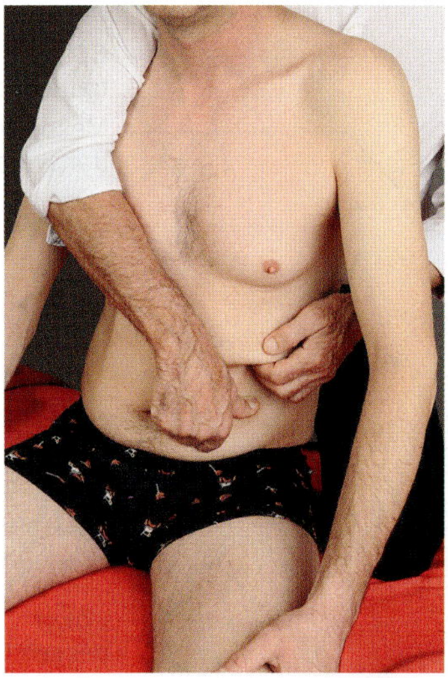

Figure 6.14. La manœuvre en position assise.
Source : Photographie de Pierre-François Couderc.

La manœuvre (figure 6.15)

Le patient est en décubitus gauche, le membre inférieur sur la table légèrement fléchi. Placer vos mains l'une sur l'autre en partant de l'épine iliaque antérosupérieure gauche, en direction de la ligne ombilicopubienne.
On étire d'abord l'angle rectosigmoïdien en direction droite et crâniale pour le déplier, puis on dirige progressivement les doigts en direction du sacrum caudalement et à gauche.
Comme les problèmes sont surtout lymphoveineux, on demande au patient d'exécuter de profondes respirations pendant la manœuvre.

La manœuvre en latérocubitus gauche

Elle permet d'aller plus profondément pour ouvrir l'angle rectosigmoïdien ; de nombreuses personnes auraient besoin de bénéficier de cette technique !

Zone de Sudeck (jonction rectosigmoïdienne)

C'est une partie spécifique de la circulation artérielle de la jonction rectosigmoïdienne et de la dernière branche de la mésentérique inférieure, zone de risque ischémique important.

Sur les plans vasculaire et lymphatique, la jonction rectosigmoïdienne est un point faible du côlon, de par sa position déclive et de la stagnation fréquente des matières et plus particulièrement en cas de constipation.

C'est une zone de congestion veinolymphatique très fréquente, on en veut pour preuve les nombreuses personnes qui ont des dilatations et des stases des veines hémorroïdales. On l'explique par :

- sa position déclive, défavorable au retour veineux ;
- sa relation veineuse hépatique, toute stase veinolymphatique augmente les pressions intrahépatique et veineuse générale, surtout sur les parties basses du corps ;
- ses connexions, du côté gauche, avec les organes génitaux ;
- ses relations avec les conflits discoradiculaires du côté gauche.

Conseils concernant l'intestin

À éviter

Notre cerveau aime bien progressivement ce qui peut lui être nuisible, comme les boissons trop sucrées ou alcoolisées, les aliments trop gras ou trop sucrés. Ils activent le circuit de la récompense par l'intermédiaire de neurotransmetteurs qui se dirigent vers le noyau accumbens pour nous rendre dépendants.

Nos habitudes alimentaires, qui comportent trop de sucres et de gras, modifient négativement le microbiote, il devient progressivement plus fragile face aux virus et aux bactéries, ce qui a aussi comme effet de diminuer l'action de l'insuline, parfois à l'origine d'un diabète de type II.

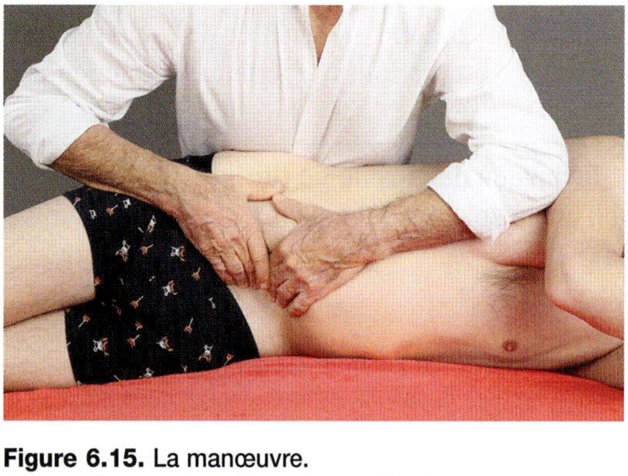

Figure 6.15. La manœuvre.
Source : Photographie de Pierre-François Couderc.

Les mauvais régimes alimentaires ont une influence néfaste sur le cerveau : des chercheurs de l'université Macquarie de Sydney ont réalisé une étude sur 110 étudiants de 20 à 23 ans, séparés en deux groupes. Le premier groupe a mangé correctement, le second s'est abondamment servi de frites, hamburgers, gaufres et sodas et on les a soumis à des tests de mémoire. Le second groupe a obtenu des résultats bien inférieurs à ceux qui ont mangé sainement.

Au niveau manuel, c'est surtout en améliorant la circulation artérioveineuse intestinale que nous pouvons améliorer la qualité du microbiote. Il est aussi primordial de donner au patient les conseils de base pour que nos techniques fonctionnent.

À recommander

- Avoir un transit régulier : nous avons souvent constaté que les patients victimes de maladies neurodégénératives souffraient de constipation, avant même l'apparition des symptômes propres à leur maladie.
- Se méfier de certains médicaments, on incrimine souvent dans la constipation les différents traitements médicamenteux qui ont un effet sur le tonus musculaire, dont celui de l'intestin :
  - les antibiotiques sont très nuisibles à l'intestin par leurs effets dévastateurs sur le microbiote et l'inflammation locogénérale qu'ils génèrent. L'intestin ne peut plus assurer la défense immunitaire de l'organisme, en raison de la perte de ses bactéries commensales, le patient a, dans un premier temps, des coliques, suivies dans un deuxième temps d'une constipation et de réactions inflammatoires et d'une mauvaise défense face aux différents microbes ;
  - les antispasmodiques et les antidouleurs, en provoquant une inhibition des neurones du système digestif, empêchent la communication de la moelle spinale et du cerveau. Ils bloquent aussi les informations mécaniques provoquant l'exonération des matières fécales et empêchent l'hypothalamus et l'insula de sécréter les hormones indispensables au transit intestinal.

> **Important**
>
> Nous le répétons : il faut être vigilant quand une personne est soudain chroniquement constipée, alors que rien n'a changé dans son alimentation et son mode de vie. C'est peut-être un signe prémonitoire d'une maladie neurodégénérative ou de tumeurs intestinales bénignes ou malignes.
>
> Nous conseillons aussi fortement à nos patients de faire systématiquement une coloscopie dès l'âge de 50 ans, et même avant si l'un des géniteurs a eu un cancer du côlon, le facteur génétique est certain !

- Respecter les horaires de l'intestin : pour l'exonération des matières, l'intestin a besoin de régularité ; il ne fonctionne bien qu'à certaines heures, en principe, le matin après le petit-déjeuner, grâce au réflexe gastrocolique, si on ne lui consacre pas ces quelques minutes, le réflexe de défécation n'a plus lieu et c'est la porte ouverte à la constipation. On conseille aux personnes constipées de se présenter aux toilettes systématiquement aux mêmes heures, même sans résultat, progressivement l'intestin prendra les bonnes habitudes.
- Boire peu et souvent : le côlon réabsorbe l'eau qui permet aux selles d'être molles et d'être plus facilement éliminées. Quand les selles stagnent, elles se déshydratent dans le rectum ou le côlon descendant. Les toxines sont réabsorbées par la muqueuse intestinale, c'est une véritable intoxication !
- Manger des aliments riches en fibres alimentaires, notamment des raisins noirs, des pruneaux, des figues, des prunes, des artichauts, des cacahuètes, du chocolat noir (attention, le chocolat au lait a tendance à constiper), du pain, des raisins secs, des noisettes, des choux cuits, des poivrons rouges, etc.
- Alterner le chaud et le froid en cas de constipation, par exemple, boire de l'eau très froide et immédiatement après boire un café ou un thé très chaud.
- Mettre une bouillotte froide sur le ventre pendant quelques minutes, et ensuite une bouillotte chaude, l'alternance chaud/froid stimule l'intestin.

- Soigner ses dents :
  - la bouche contient des milliards de bactéries, 1 mg de plaque dentaire en contiendrait 10 milliards ! En dehors des bactéries, elle renferme des virus, comme celui d'Epstein-Barr, qui semble jouer en plus un rôle dans la sclérose en plaques ;
  - les bactéries de la bouche produisent des acides attaquant l'émail des dents et favorisant les caries ;
  - à l'inverse des bactéries, qui se reproduisent seules en utilisant leur environnement, les virus ont un mode de fonctionnement tout à fait différent. Ils s'introduisent dans les cellules de l'organisme pour se répliquer. Ces cellules, à leur tour, produisent les copies des virus qui vont infecter d'autres cellules, lorsqu'un organisme est faible, la réplication est exponentielle.
- Attention à l'alcool et au tabac : si de nombreux médicaments assèchent la bouche et rendent inefficaces l'action des bactéries commensales, c'est aussi le cas de l'alcool et du tabac. La sécheresse de la bouche favorise les plaques dentaires, les gingivites, les mycoses et aussi les plaies glossobuccales.
- Avoir des activités physiques et respirer :
  - progressivement, les patients qui souffrent d'atteintes cérébrales limitent leurs activités physiques en raison de leur fatigue et de leur découragement. Les lésions cérébrales fatiguent énormément : ce qui semble facile à réaliser pour une personne en bonne santé ne l'est pas du tout pour ceux qui ont une atteinte cérébrale ;
  - les activités physiques stimulent les muscles, les articulations, le cœur, les poumons, l'intestin, la circulation des différents fluides du corps (sang artériel et veineux, liquides lymphatique et glymphatique, sécrétion des organes), l'intestin a besoin de brassage pour bien fonctionner. En cas d'insuffisance d'activités physiques, le brassage péristaltique n'est pas suffisant ;
  - rappelons que le cerveau a un grand besoin d'oxygène, de solliciter son corps tous les jours, même une faible activité physique permet une meilleure oxygénation des cellules grâce à l'augmentation de la ventilation, voici ce qui est à conseiller :
  - la marche : c'est certainement l'activité physique la plus naturelle et la plus saine qui soit, elle permet de brasser le contenu intestinal, de réactiver son système neuronal pour le faire communiquer avec la moelle spinale, le thalamus, l'hypothalamus et l'insula. La marche augmente notre apport d'O_2 et contribue à l'élimination du CO_2. Elle provoque une activation de nos endorphines, même une petite marche chez une personne très sédentarisée est bénéfique. On peut demander au patient de modifier sa marche en variant son allure, en élargissant ou en rétrécissant ses appuis au sol, en faisant varier le poids de son corps d'un pied sur l'autre. Il peut aussi effectuer des mouvements des membres supérieurs tout en marchant,
  - étirer les membres supérieurs est important pour les côtes et la plèvre ; on apprend au patient à faire glisser vers le haut ses membres supérieurs, l'un après l'autre, le long d'une porte ou contre un mur.

Reins

Effets des dysfonctionnements rénaux sur le cerveau

- Il est bien connu que les problèmes rénaux graves se répercutent sur le cerveau, mais les petits dysfonctionnements ont eux aussi une incidence sur les reins, certes moins apparents, mais suffisants pour entraver ses fonctions.

Dysfonctionnements graves

Ils nous aident à mieux comprendre les problèmes de dysfonctionnements plus légers.

Dans les maladies rénales chroniques, le débit de filtration glomérulaire est diminué, le Pr Philippe Lang (chef de service de néphrologie, hôpital Henri-Mondor à Créteil, France) évoque une prévalence d'accidents vasculaires cérébraux, jusqu'à cinq fois plus élevée que dans une population contrôle !

En plus, l'interaction rein/cerveau concerne les atteintes cérébrales infracliniques.

D'après une étude islandaise, chez des patients sans maladie rénale clinique détectée par l'imagerie, l'apparition d'une albuminurie est associée à des lésions cérébrales infracliniques et plus particulièrement accompagnée d'une augmentation des foyers d'hyperdensité des signaux de la substance blanche.

Le Pr Lang souligne le fait que la diminution du débit de filtration glomérulaire qui altère la microcirculation rénale a le même effet sur la microcirculation cérébrale [2].

> **Intérêt ostéopathique**
>
> Les notions de microcirculation déficiente nous interpellent fortement ; en cas de problème, elles créent une zone d'hyperdensité cérébrale que l'on traite par les techniques de viscoélasticité.

Dysfonctionnements simples

Quand un rein fonctionne mal, on assiste à une accumulation de résidus métaboliques dans le sang pouvant atteindre les systèmes musculaire, nerveux et le cerveau lui-même. Pour ce dernier, le patient est souvent confus et sans grande énergie. De toute façon, quand l'organisme ne peut pas se débarrasser des déchets qu'il produit, ceux-ci se déposent où ils peuvent, avec une tendance à se stocker sur les parties du corps qui ont un système vasculaire fourni. La peau, le foie, les reins, les poumons, le cerveau en sont les cibles privilégiées, il faut souvent des années avant que les symptômes n'apparaissent, ce qui est le cas, par exemple, dans la maladie d'Alzheimer.

L'organisme est en acidose, parfois légère, mais suffisante pour dérégler le fonctionnement cérébral.

Reins et angines

Notre expérience nous a montré que les reins avaient la mémoire de certaines affections bactériennes ou virales ; elle provient du système oto-rhino-laryngé, ce sont surtout les angines qui peuvent cibler les reins. Les patients sont souvent surpris, lorsqu'ils ont des problèmes rénaux, qu'on leur demande s'ils ont eu des angines pendant l'enfance ou l'adolescence. Les angines bactériennes, liées au streptocoque bêta-hémolytique du groupe A, donnent les complications rénales, rappelons qu'elles peuvent être aussi à l'origine du rhumatisme articulaire aigu et de l'érythème noueux.

Les motifs de consultation des patients concernent beaucoup les lombalgies récidivantes, sans notion de traumatisme ou d'activités pénibles, les traitements par anti-inflammatoires non stéroïdiens et antidouleurs fatiguent encore plus les reins, installant un cercle vicieux.

> **Intérêt ostéopathique**
>
> Lorsqu'un patient souffre de lombalgie sans fixation ostéoarticulaire, mais en relation avec les reins, vérifier s'il n'a pas eu d'épisodes d'angine. Notre traitement s'adresse alors surtout aux reins et à la sphère ORL (oto-rhino-laryngologique).

Technique ostéopathique

Manœuvre en compression/décompression induction

On peut utiliser toutes les techniques décrites dans nos différents livres (par exemple, celles de *Manipulations viscérales avancées*, p. 280) (figures 6.16 et 6.17).

Une technique est très efficace, c'est celle où l'on agit par double compression indirecte sur les reins pour améliorer leur microcirculation vasculaire et lymphatique.

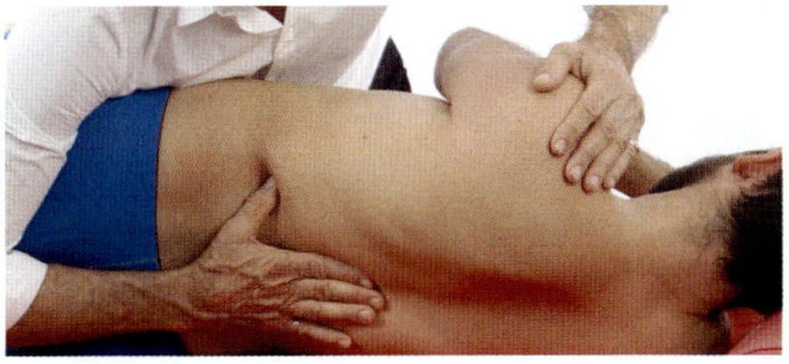

Figure 6.16. Premier temps.
Source : Manipulations viscérales avancées, Barral J.-P., © Elsevier Masson SAS, 2018.

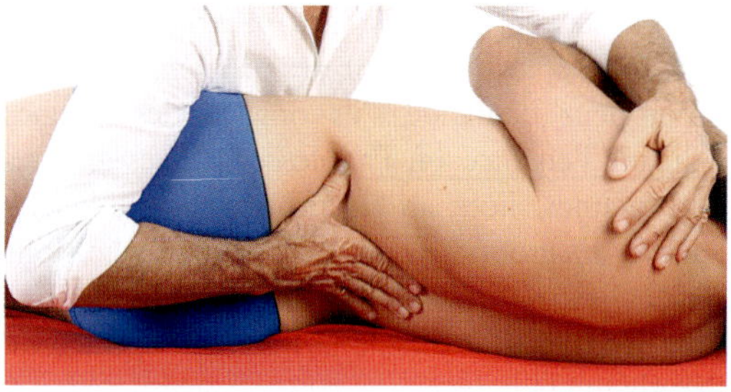

Figure 6.17. Second temps.
Source : Manipulations viscérales avancées, Barral J.-P., © Elsevier Masson SAS, 2018.

Manœuvre (figure 6.18)

Le patient est en décubitus, jambes étendues, ce qui permet d'antérioriser plus facilement les reins, on agit tour à tour sur les deux reins. On place un ou deux doigts dans le quadrilatère de Grynfelt pour pousser la face dorsale du rein ventralement. On enfonce très progressivement, dorsalement, la paume de l'autre main dans l'abdomen, en regard des reins ; les deux mains agissent de concert en effectuant une compression/induction.

La notion de progressibilité est fondamentale, cette technique inclut l'intestin grêle qui a un rôle capital sur la circulation lymphoveineuse abdominale. La paume abdominale s'enfonce progressivement en induction, ce n'est pas une manœuvre où l'on atteint directement le rein.

L'inspiration modérée permet de mieux agir sur le rein qui se rapproche du contact manuel abdominal.

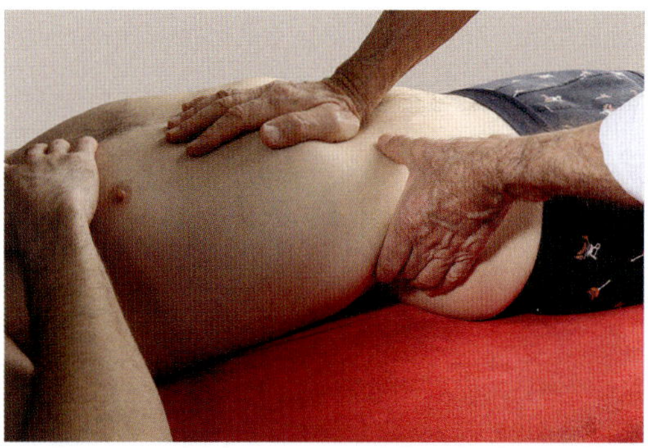

Figure 6.18. Manœuvre en compression/décompression induction.
Source : Photographie de Pierre-François Couderc.

Chez certains patients ventripotents, il est illusoire de penser atteindre leurs reins par voie abdominale, mais les compressions exercées sur l'abdomen atteignent indirectement les reins par l'entremise de l'intestin.

Conseils pour les reins

- Surveiller la tension artérielle.
- Diminuer nettement la consommation de protéines, viande rouge, laitages, fromage.
- Augmenter la consommation de fruits et de légumes.
- Boire souvent de petites quantités d'eau.
- Surveiller la couleur de ses urines, leur couleur foncée vient de l'urobiline qui est issue de la dégradation de l'hémoglobine, en relation aussi avec le foie. Plus elles sont foncées, plus vous êtes déshydraté, c'est souvent accompagné d'une sécheresse de la bouche et des lèvres, d'une soif intense le matin au réveil, d'une constipation, de la peau qui garde le pli, d'une fatigabilité anormale.
- Prendre garde aux infections urinaires ; elles sont généralement sources de douleurs, ce qui n'est pas le cas pour un simple manque d'hydratation.

Foie

Le foie reçoit environ 1,5 L de sang par heure, donc plus de 20 000 L par jour, c'est dire son importance vasculaire !

Le système vasculaire hépatique est surtout veineux, 75 % du sang intrahépatique est veineux ; il produit aussi 1 L de lymphe par 24 heures. Toute congestion veinolymphatique du foie modifie les pressions veineuses cérébrales.

Comme nous l'avons indiqué à maintes reprises, le foie, en plus de ses fonctions de nettoyage général de l'organisme, joue un rôle important sur les pressions cérébrales.

Système métabolique

Le foie est indispensable pour éliminer les toxines et il assure le métabolisme des glucides, lipides et protides, le sang de la veine porte apporte au foie de nombreuses substances issues du métabolisme des autres organes et particulièrement celles de l'intestin grêle et du côlon. Il gère une grande partie de la qualité du microbiote en stockant, triant et éliminant certaines substances en fonction de leurs caractéristiques.

Substances toxiques

Comme nous l'avons dit, l'alcool et les produits chimiques comme les pesticides, sans oublier la plupart des médicaments, sont tous métabolisés par le foie et les reins. En cas de dysfonctionnement hépatorénal dû aux excès, les substances non éliminées par ces organes viennent intoxiquer le cerveau.

Les nerfs sensitifs du foie sont surtout concentrés à sa superficie, si bien que les atteintes hépatiques sont sournoises : au départ, elles sont asymptomatiques. Quand on commence à sentir son foie, c'est qu'il est déjà bien atteint !

Ammoniac

Produit dans l'intestin, il est fortement neurotoxique pour les cellules cérébrales, il est dégradé dans les hépatocytes en urée pour être ensuite éliminé dans les urines.

Une concentration trop élevée d'ammoniac dans le cerveau attaque le système nerveux cérébral et donne a minima des troubles de l'humeur, pouvant aller jusqu'à des comportements caractériels ingérables.

Il est intéressant de noter que l'excès d'ammoniac s'accompagne d'une baisse de la vitamine C et de la créatine, pouvant être à l'origine d'une encéphalopathie hépatique.

Toxines post-traumatiques

Nous décrivons plus loin les effets des toxines sur le cerveau, s'accumulant dans l'organisme après les traumatismes, et c'est surtout l'acidose qui en résulte qui pose problème.

Alcool

Il est obligatoirement métabolisé par le foie qui le transforme en acétaldéhyde, puis en acétate qui est éliminé par les reins. L'alcool et l'acétaldéhyde créent une inflammation des hépatocytes qui ne peuvent plus fonctionner normalement au point de créer à la longue une stéatose.

Il est important de manipuler le foie pour ses propres fonctions et aussi pour ses conséquences sur les fonctions cérébrales ; voyons les différents tests hépatiques.

Tests du foie

Vasculaire

Prise des pouls des artères hépatiques

On prend les pouls des artères hépatiques commune et propre (figure 6.19) qui sont faibles en cas d'atteinte du foie.

Compartiments du foie (figure 6.20)

Le foie a été séparé par le chirurgien français Couinaud en huit lobes qu'il considère indépendants sur le plan vasculaire, lymphatique et biliaire.

Les vaisseaux du foie ont une distribution de type terminal, sans aucune anastomose entre eux, si bien que chaque artère du foie irrigue un secteur fonctionnel déterminé, ce qui n'est pas le cas avec la division anatomique en lobes.

La segmentation de Couinaud est fondée sur la distribution dans le foie de la veine porte et des veines sus-hépatiques.

Le premier lobe correspond au hile qui est postérieur, il nécessite une technique particulière en position assise.

Le foie comporte une capacité veineuse très importante de l'ordre de 800 cl, interdépendante du système lymphatique qui produit environ 1 L de lymphe journellement.

Les compartiments hépatiques sont entourés de cloisons de tissus conjonctifs, en relation avec les ligaments suspenseurs, à savoir les ligaments triangulaires droit et gauche et coronaire, innervés par le nerf phrénique.

Chose remarquable, les tissus conjonctifs ligamentaires se prolongent sur les hépatocytes, les manipulations ligamentaires du foie semblent stimuler biomécaniquement leur action.

Quand on manipule le foie, on pense à une éponge qu'on compresse et décompresse directement au début de la manœuvre, et ensuite en induction.

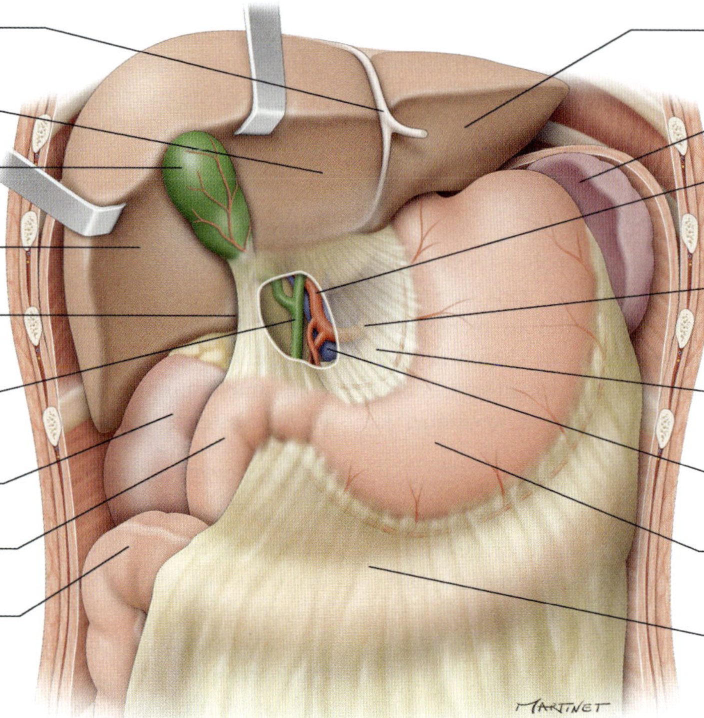

Figure 6.19. Les artères hépatiques commune et propre.
Source : Cyrille Martinet.

Le test

On apprécie la viscoélasticité du foie, surtout celle du lobe droit. De faible qualité, elle signifie une augmentation de la résistance tissulaire hépatique aux effets délétères sur les composants du foie, à savoir : veines, artères, parenchyme, nerfs, conduits biliaires et lymphatiques.
L'élastoscanner (ou l'élastographie) permet d'objectiver les variations de densité intrahépatique, paramètre important des circulations lymphoveineuses.

Le test

De la main droite, on pousse médialement les côtes droites pour exercer une compression du lobe droit du foie, la main gauche exerce, elle, une compression sagittale. Les deux compressions doivent se rejoindre progressivement, c'est la zone la moins viscoélastique qu'Il faut traiter.

Technique des compartiments hépatiques (Manipulations viscérales avancées, p. 193) (figure 6.21)

Les compartiments de 4 à 8 sont les plus larges, nous les ciblons en demandant au patient d'être en décubitus.

Vous êtes situé à droite du patient, le coude droit contre votre thorax et la main bien ouverte contre la partie latérale des côtes. Elle est positionnée au départ de la manœuvre sur les compartiments 6 et 7 et, ensuite, elle se déplace vers les autres compartiments plus centraux ; on ajuste la force de compression en fonction des tensions tissulaires.

Ce type de manœuvre permet d'avoir une compression peu fatigante, mais très active des côtes pour mobiliser le foie.

La main gauche se place successivement sur les différents compartiments, en effectuant une compression sagittale qui donne une impression de compactage.

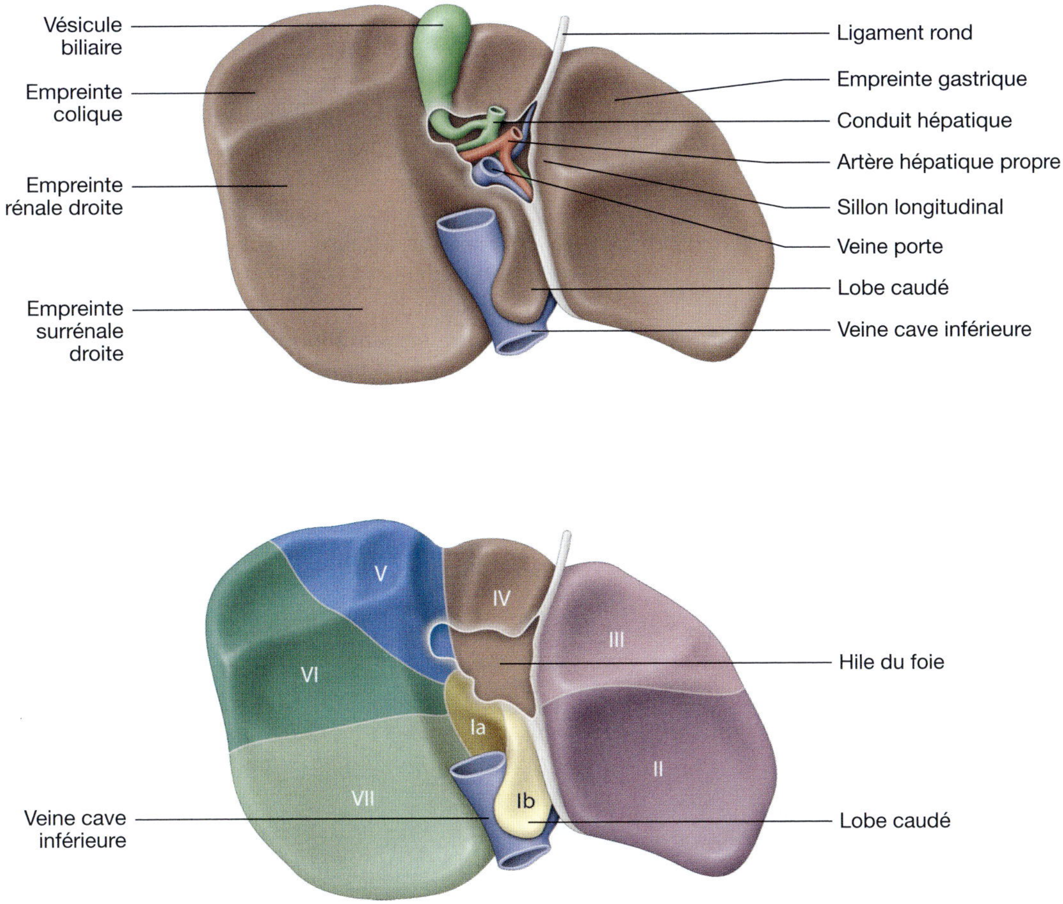

Figure 6.20. Segmentation du foie.
Source : Manipulations viscérales avancées, Barral J.-P., © Elsevier Masson SAS, 2018.

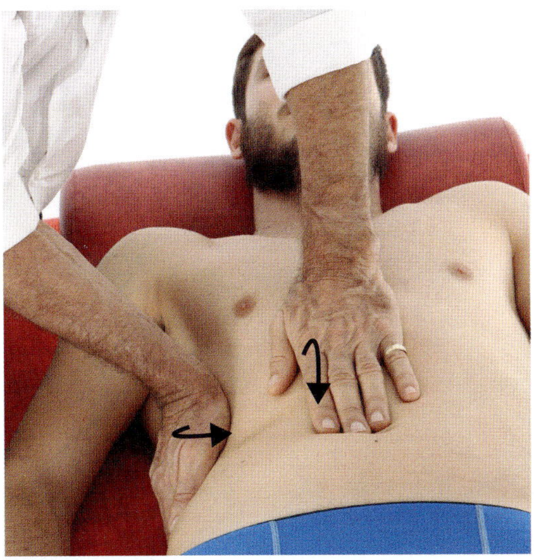

Figure 6.21. Manœuvre en décubitus dorsal.
Source : Manipulations viscérales avancées : Approche neuroendocrine de l'abdomen, Barral J.-P., © Elsevier Masson SAS, 2018.

Les zones peu fonctionnelles se manifestent surtout par leur résistance en fin de compression, c'est finalement le foie qui vous donne le signal de retour en vous renvoyant la pression que vous avez créée ; ayez l'image d'une éponge que vous voulez essorer doucement en plusieurs manœuvres.

On ressent parfois des îlots de résistance bien délimités, ils peuvent correspondre à des stases ou des dilatations veineuses, des angiomes ou des petites zones adhérentielles, séquelles d'hépatite. Lors de nos dissections, nous avons très peu trouvé de foie « indemnes » !

C'est surtout le lobe droit du foie qui nécessite d'être mobilisé.

Premier compartiment

Pour le premier compartiment qui correspond au hile, la technique s'effectue en position assise.

On repère l'artère hépatique propre et à son niveau, on soulève le foie des deux mains en direction crâniale et légèrement médiane.

Veine porte (figure 6.22)

Elle naît de l'union des veines splénique et mésentérique inférieure, formant le tronc splénomésaraïque qui rejoint la veine mésentérique supérieure, en regard de la deuxième lombaire qui est vraiment un point clé de nos manipulations.

Elle mesure une dizaine de centimètres pour une largeur dépassant 1 cm. Elle entre dans le foie et se divise en deux branches terminales droite et gauche, elle transporte les nutriments, les déchets absorbés par l'intestin et ses nombreuses bactéries.

Elle est en rapport à gauche avec les artères mésentériques supérieure, puis hépatique commune et enfin hépatique propre, ces deux artères nous servent de repère pour manipuler la veine porte.

Une tension anormale de l'attache duodéno-hépatique peut-être être due à un problème de la veine porte.

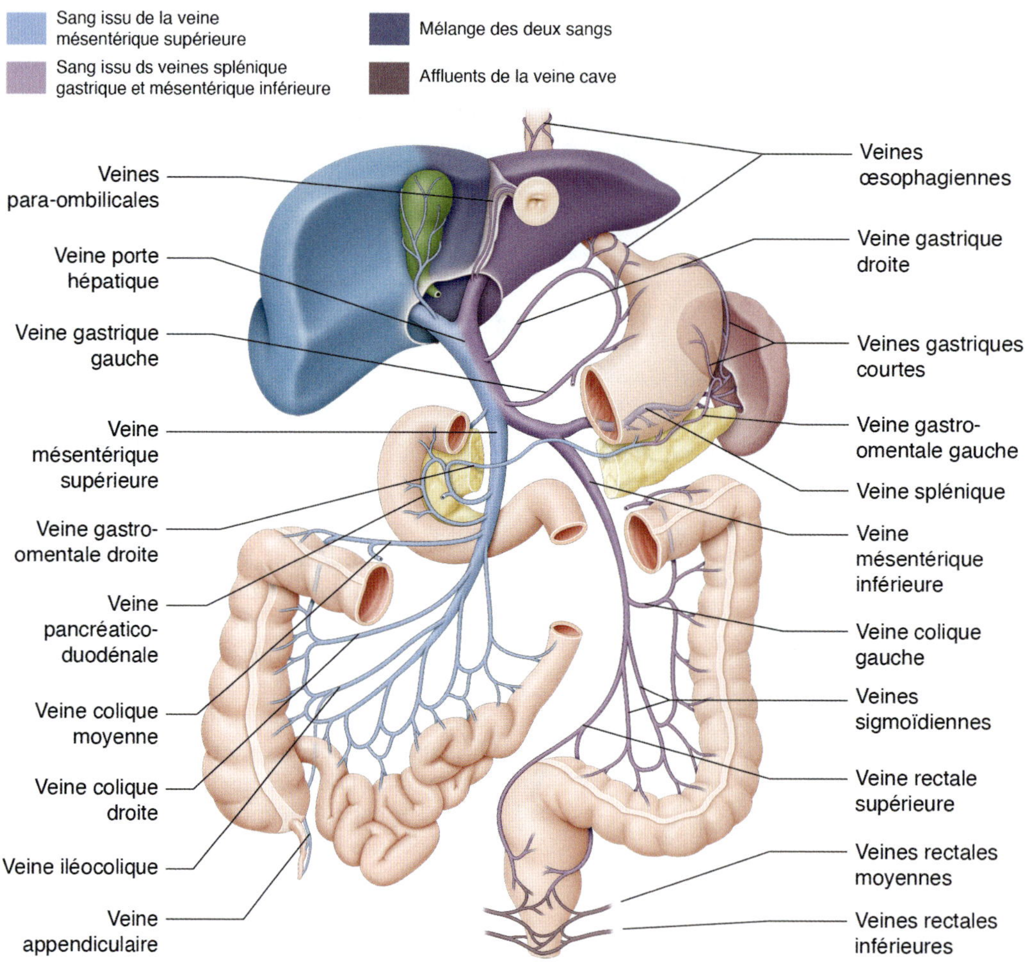

Figure 6.22. La veine porte.
Source : Cyrille Martinet.

Technique de la veine porte

Technique générale en latérocubitus (figure 6.23)

Le patient repose sur le côté gauche, vous êtes situé derrière lui, votre thorax repose sur votre main droite pour pouvoir faire un appui costal puissant, mais non douloureux.

Les doigts de la main gauche sont en position sous-hépatique, en se déplaçant au fur et à mesure de la gauche vers la droite et de caudal à crânial pour repérer le pouls de l'artère hépatique propre qui est sur le territoire de la veine porte.

On manipule ce territoire en étirement crânial et en viscoélasticité, en se servant du contre-appui costal pour mieux induire l'effet viscoélastique.

La manœuvre se fait en associant la respiration à la poussée costale, l'augmentation de la pression négative thoracique, pendant l'inspiration, favorise le retour veineux dans la veine cave et ensuite dans l'atrium droit. La pression négative se répercute aussi au niveau cérébral et favorise le retour veineux dans le cœur par les veines jugulaires internes.

Pendant la technique en phase de compression, on suit l'obliquité costale, la main en appui sur le thorax dirige la poussée en direction caudale et droite. Lors de la phase de retour, on accompagne les côtes à leur position initiale.

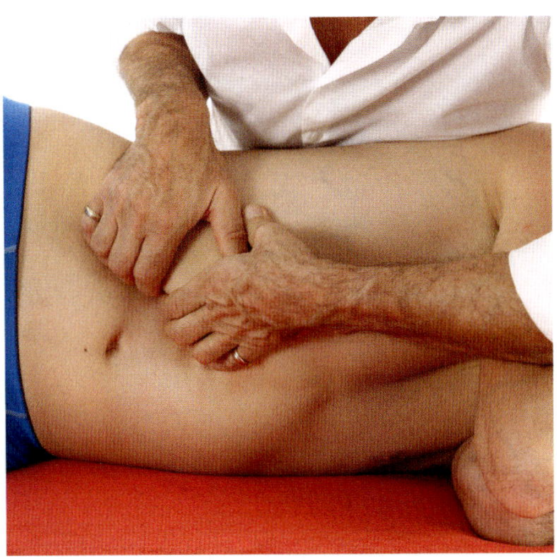

Figure 6.23. Manœuvre en latérocubitus.
Source : Manipulations viscérales avancées : Approche neuroendocrine de l'abdomen, Barral J.-P., © Elsevier Masson SAS, 2018.

Conseils pour le foie

En plus des conseils donnés pour l'intestin, on demande au patient :

- d'éviter de boire de l'alcool régulièrement, ce qui est plus toxique pour son organisme que de boire un peu plus, de temps à autre, pour fêter un événement. On dit qu'après une ingestion trop importante d'alcool, il faut 3 jours au moins au foie pour éliminer ses effets, mais en cas de chronicité les délais s'allongent !
- de proscrire les aliments frits, les sodas, les pâtisseries industrielles, les céréales blanches trouvées dans le pain, les pâtes (à préférer *al dente*) ;
- d'avoir une activité physique soutenue ;
- de consommer des légumes et des fruits : carotte, artichaut, radis noir, mangue, papaye, fraise, myrtille, pêche blanche, quelques noix fraîches et boire du thé vert. Et les œufs ? Leur consommation divise le milieu médical, d'abord il faut choisir des œufs de qualité, de nombreuses poules sont traitées aux antibiotiques. Ensuite, tout dépend de leur cuisson, il vaut mieux ne pas trop cuire le jaune d'œuf, le fer qu'il contient s'oxyde au contact du sulfure d'hydrogène libéré par la cuisson du blanc d'œuf, le foie n'apprécie pas ;
- d'être vigilant dans les traitements médicamenteux au long cours, il vaut mieux bien se renseigner sur leur toxicité hépatique ;
- de faire très attention aux infections virales et bactériennes, nous avons été surpris, par exemple, des effets néfastes des *Chlamydia* sur le foie, alors que le patient n'en a aucune conscience ;
- d'éviter d'être en surpoids, le foie prend largement sa part de graisse ;
- de limiter impérativement la consommation de sucre, facteur aussi de stéatose, le sucre crée une stéatohépatite appelée la NASH (*Non Alcoholic Steatohepatitis*) qui affecte de plus en plus les personnes.

NASH (*Non Alcoholic Steatohepatitis*)

C'est une stéatohépatite non alcoolique, due à une trop forte ingestion de sucre et de graisse.

Finalement, elle est presque aussi toxique que celle de l'alcool, de nombreuses personnes en souffrent sans le savoir.

Le patient a des ecchymoses, ses veinules sont dilatées (pas toujours sur le nez), il saigne facilement et il devient caractériel.

La première des choses est de supprimer le sucre et il y en a partout !

Références

[1] Chevalier G, Siopi E, Guenin-Macé L, et al. Effects of gut microbiota on depressive-like behaviors in mice is mediated by the endocannabinoid system. Nat Commun. 2020 Dec 11;11(1):6363.

[2] Sedaghat S, Ding J, Eiriksdottir G, et al. The AGES-Reykjavik study suggests that change in kidney measures is associated with subclinical brain pathology in older community-dwelling persons. Kidney Int. 2018 Sep;94(3):608–15.

Chapitre 7

Le traitement électromagnétique

Rappel

Nous l'avons sommairement décrit dans le premier volume, il reste encore de nombreux points à éclaircir sur les projections électromagnétiques du cerveau et de l'organisme.

Nous nous servons des variations de flux thermiques pour discerner les perturbations électromagnétiques du cerveau, car les infrarouges, faisant partie du champ électromagnétique, sont aisément perceptibles ; comme d'habitude, c'est en partant de la pratique que ces manœuvres ont été mises au point.

Nous avons multiplié les expériences à l'aide de détecteurs thermiques sans contact et de caméras infrarouges. Ils montrent bien les différences de température en regard d'une zone problématique et leurs modifications après traitement.

À notre avis, toutes les atteintes de l'organisme et du cerveau en particulier perturbent le champ électromagnétique du cerveau, ce qui a aussi un effet à distance car il parcourt tout l'organisme.

Diagnostic thermique manuel

Même une personne qui n'est pas habituée à ressentir les différences de température au-dessus d'un corps les ressent assez facilement. Pour le crâne, il faut se méfier des implantations capillaires qui peuvent fausser cette perception, on déplace les cheveux pour vérifier si les variations thermiques trouvées se modifient après.

En principe, on ressent plutôt des zones plus chaudes, mais parfois la main peut se tromper, elle peut avoir une sensation paradoxale de chaleur en regard d'une zone froide, pour cette raison, on préfère parler de variations de flux thermiques.

Écoute électromagnétique crânienne (figure 7.1)

C'est en regard de la zone la plus thermo-irradiante, détectée à une dizaine de centimètres du crâne, qu'on rapproche progressivement la paume de la main sur le crâne. On doit avoir l'impression qu'on amène les flux thermiques de la paume sur le crâne et ensuite vers la profondeur du crâne

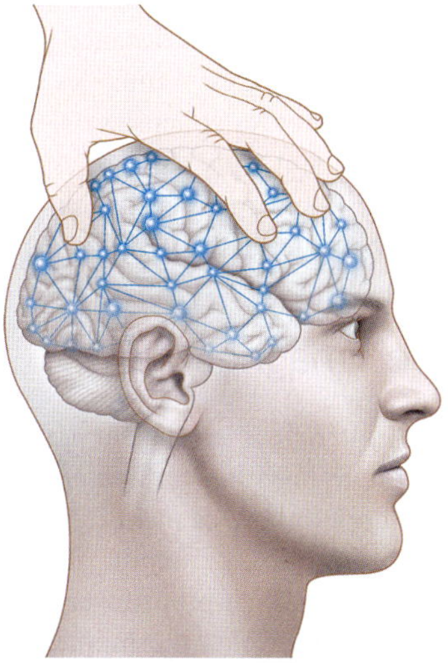

Figure 7.1. L'écoute électromagnétique crânienne.
Source : Cyrille Martinet.

Ostéopathie du cerveau - Applications thérapeutiques

et qu'ils vont entraîner la main en une sorte d'écoute électromagnétique au niveau cérébral.

Parfois, on a l'impression que la paume de la main suit un petit tunnel en profondeur.

L'écoute montre fréquemment des changements de direction qui, pour nous, sont à la fois des modifications parenchymateuses et des modifications du champ électromagnétique.

Traitement électromagnétique

À chaque changement de direction de l'écoute électromagnétique, on applique d'abord une ou deux manœuvres d'intensification/stimulation pour mieux le préciser et ensuite une dissipation/inhibition pour le modifier.

En fin d'écoute, on ramène progressivement vers la superficie la main en dissipation/inhibition, comme si elle voulait ramener ces flux thermiques à la surface du cerveau.

Le retour s'effectue en appui de plus en plus léger, mais toujours la main en contact sur le crâne.

Le traitement est terminé quand la paume de la main n'est plus entraînée en écoute, on refait le diagnostic thermique manuel qui doit montrer une modification de température des flux thermiques. C'est intéressant au début de s'aider d'un détecteur thermique à distance pour objectiver ces différences, c'est l'une des techniques majeures pour traiter les épilepsies.

En principe, il faut trois séances, espacées de 3 semaines, pour obtenir un résultat durable sur le champ électromagnétique.

Sensation magnétique

En plus des différences de chaleur que ressent la main, on a l'impression de discerner une résistance physique, comme si la main était légèrement repoussée, pour nous ce serait dû au champ magnétique. Autant on a pu prouver qu'il existait bien des variations des flux thermiques, autant on n'a pas pu prouver des changements du champ magnétique.

Nous allons évoquer maintenant le rôle que pourraient jouer les biophotons dans la communication du cerveau et du corps.

Piste des protons et des biophotons

Le cerveau a une telle fulgurance pour penser, émettre une idée ou provoquer une action qu'il nous semble que les systèmes nerveux et électromagnétiques n'ont pas la rapidité requise pour assurer cette vitesse ; on pourrait penser que les biophotons pourraient apporter une explication à cette fulgurance.

C'est un ingénieur, travaillant dans le secteur atomique, à qui nous parlions du cerveau et de son mode de fonctionnement exceptionnel, qui nous a suggéré la piste des protons et des biophotons.

Protons

Ce sont des particules élémentaires du noyau atomique portant une charge électrique positive.

Biophotons

Ce sont des corpuscules d'énergie électromagnétique d'origine biologique qui seraient l'émission spontanée de lumière ultrafaible, émanant de tous les tissus vivants [1].

Le cerveau a un mode de fonctionnement complexe qui nous échappe en grande partie, nous l'avons déjà dit : comment une masse physique peut-elle arriver à penser ? Il faut toujours se méfier des hypothèses, quand on glane des informations de-ci de-là pour les étayer, et encore plus quand des hypothèses reposent sur d'autres, c'est le danger des connaissances « internet ».

Nous pensons que l'électromagnétisme du cerveau ne peut pas tout éclairer non plus, les biophotons qui divisent les scientifiques pourraient sans doute être une piste pour mieux nous faire comprendre son mode de fonctionnement exceptionnel. Honnêtement, nous avons une méconnaissance totale de ces phénomènes dont l'hypothèse est séduisante, nous l'avons déjà affirmé, nous sommes loin d'être des scientifiques !

Ces biophotons agiraient sur les communications cellulaires, l'horloge biologique, le fonctionnement de l'ADN, etc.

Intéressant

L'émission de biophotons serait régulée par les champs magnétiques des organismes vivants [2]. C'est peut-être par ce biais que notre main peut mieux porter un diagnostic et aider nos patients.

Les recherches sur le cerveau continuent et certainement pourront mieux nous expliquer son fonctionnement, mais espérons qu'il garde toujours une grande partie de son mystère.

Références

[1] Van Wijk R, Van Wijk E. An introduction to human biophoton emission. Forsch Komplementarmed Klass Naturheidlkd 2005 Apr;12(2):77–83.

[2] Popp FA. Principles of complementary medicine in terms of a suggested scientific basis. Indian J Exp Biol. 2008 May;46(5):378–83.

Chapitre 8

Le traitement de l'énergie du cerveau

Plan du chapitre

On ressent dans les affections cérébrales une diminution de l'énergie fournie par le cerveau, sa motilité et sa circulation sont faibles, donnant l'impression que la personne est en stand-by ou carrément déprimée. Finalement, c'est tout l'organisme qui est en manque d'énergie, nous le répétons, toute atteinte cérébrale fatigue énormément la personne.

Nous essayons de stimuler l'énergie de la personne à l'aide de certains organes comme le foie, le cœur, les poumons, les reins et les glandes surrénales, ce qui ne veut pas dire que les autres organes sont à délaisser. Nous verrons dans le chapitre 9 l'importance d'avoir un bon régime alimentaire, une activité physique suffisante, et de stimuler le rythme, l'amplitude et l'intensité de la motilité cérébrale.

Ayant déjà vu les autres organes, nous allons nous concentrer sur les glandes surrénales.

Surrénales

Anatomie

Ce sont des glandes dont le poids est de 5 g environ ; elles ne sont pas perceptibles à la palpation ; déjà, les reins qui pèsent entre 130 et 150 g ne sont pas toujours évidents à palper ! En général, on commence par traiter les reins avant les surrénales : associer les deux est indispensable.

Situation des surrénales

Elles sont situées dans le rétropéritoine, à la partie ventrocrâniale des reins, la surrénale droite est en chapeau de gendarme, la gauche en virgule inversée (Testut). Elles sont entourées de fibres conjonctives abondantes, contenant de nombreuses artérioles et nerfs et sont incluses dans le quadrilatère virtuel d'Albarran dont voici les limites :
- crânialement, le diaphragme ;
- latéralement, le pôle crânial du rein, et plus à gauche, le bord médial du rein ;
- caudalement, le pédicule du rein ;
- médialement, à droite, le bord droit de la veine cave inférieure, à gauche le bord gauche de l'aorte abdominale.

Les surrénales sont séparées de la loge rénale par un fascia propre, si bien que lors d'une ptôse rénale, elles ne suivent pas les reins.

Ostéopathie du cerveau - Applications thérapeutiques

Vascularisation

Artérielle (figure 8.1)

Elle est très importante pour nous, c'est par son biais qu'on peut obtenir une action sur l'activité des surrénales.

L'artère surrénale crâniale (ou supérieure) provient de l'artère diaphragmatique caudale (ou inférieure).

L'artère surrénale moyenne, issue directement de l'aorte abdominale, manque parfois à droite.

L'artère surrénale caudale (ou inférieure) est une branche de l'artère rénale.

> **Intérêt ostéopathique**
>
> La description des artères surrénales nous indique déjà la marche à suivre pour améliorer leur circulation, il s'agit d'étirer crânialement la partie caudale et dorsale du diaphragme pour les artères diaphragmatiques inférieures et de mobiliser le rein en direction caudale pour les autres artères.

Veineuse

La veine surrénale gauche rejoint la veine rénale gauche, alors que la veine surrénale droite se jette directement dans la veine cave inférieure. La veine rénale gauche, en plus de la surrénale gauche, reçoit les veines gonadique et lombaire gauches. On le répète souvent, la surrénale gauche a une très forte influence veineuse sur le système génital.

> **Intérêt ostéopathique**
>
> La description des veines indique la direction à suivre pour obtenir une meilleure circulation des veines surrénaliennes ; pour la surrénale gauche, on étire caudalement et médialement le rein gauche ; pour la surrénale droite, on mobilise le rein crânialement et latéralement, par l'intermédiaire du diaphragme et aussi du foie, en s'appuyant aussi sur la respiration.

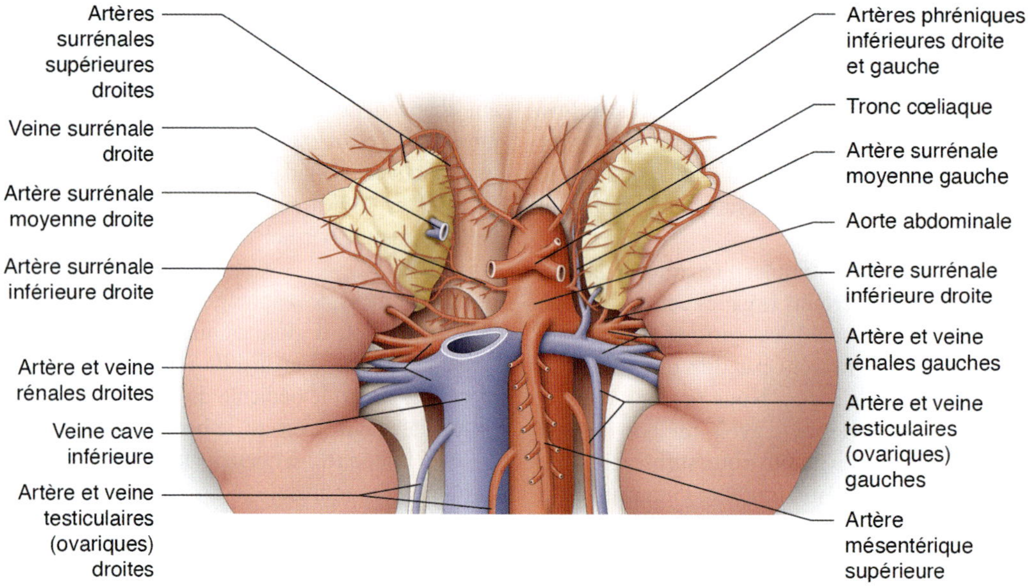

Figure 8.1. Vascularisation artérielle.
Source : Cyrille Martinet.

Innervation (figure 8.2)

Elle est abondante ; elle provient du nerf phrénique, du plexus cœliaque et du nerf grand splanchnique. L'innervation est à dominante sympathique adrénergique. Notons quelques fibres du nerf vague au niveau pyélocaliciel.

> **Intérêt ostéopathique**
>
> Pour le nerf phrénique, c'est par l'intermédiaire du diaphragme qu'on peut l'atteindre et aussi par le plexus cœliaque et les nombreuses fibres adrénergiques situées à la partie crâniale des surrénales.

Fonctions simplifiées

Les surrénales sont composées de deux parties : une partie interne, la médullosurrénale, et une partie externe, la corticosurrénale.

Médullosurrénale

Située à la partie interne de la glande, elle sécrète des hormones du groupe des catécholamines, dont l'adrénaline et la noradrénaline.

Elle est contrôlée en permanence par le noyau du faisceau solitaire (situé dans la moelle allongée) qui reçoit des informations barométriques des sinus carotidiens et des fibres nerveuses de Cyon pour réguler la tension artérielle. Elle réagit aussi aux stress importants en faisant sécréter de l'adrénaline aboutissant au combat-fuite (*fight or flight*).

Pour conclure, on peut dire que c'est un gros ganglion sympathique.

Corticosurrénale

Elle assure sa sécrétion, sous le contrôle hypothalamo-hypohysaire par l'ACTH (adrénocorticotrophine) et la CRH (*Corticotropin Releasing Hormon*) des stéroïdes et glucocorticoïdes (cortisol)

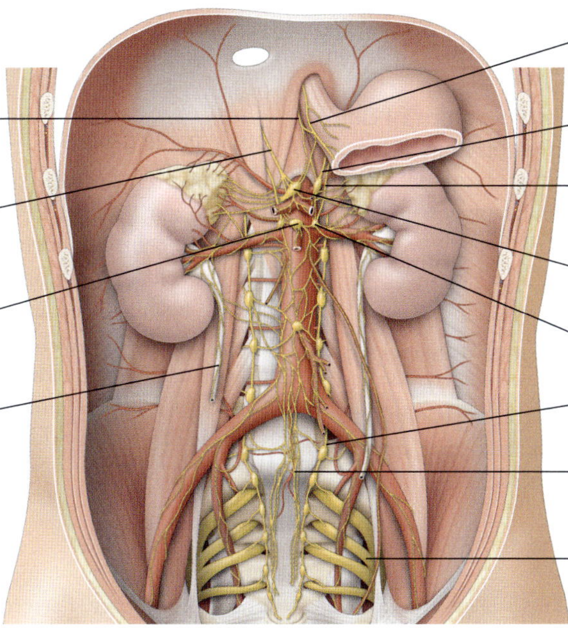

Figure 8.2. Innervation des glandes surrénales.
Source : Manipulations viscérales avancées : Approche neuroendocrine de l'abdomen, Barral J.-P., © Elsevier Masson SAS, 2018.

et des minéralocorticoïdes pour équilibrer essentiellement la volémie et la sécrétion des androgènes.

Indications

On essaie de stimuler les glandes surrénales quand une personne est anormalement fatiguée, peu réactive, avec un manque d'appétit et une tension artérielle basse ; finalement, ce sont les symptômes qu'on trouve dans les dépressions, les suites de traumatisme, de chirurgie et les atteintes cérébrales en général.

Techniques

Il est difficile de faire des manipulations des surrénales sans inclure celles des reins ; pour nous, la preuve de notre efficacité sur les surrénales est l'élévation très rapide du rythme cardiaque et plus tardivement de la tension artérielle.

C'est surtout sur leur circulation artérioveineuse que nos techniques peuvent être efficaces ; il paraît moins probable qu'on ait un réel effet sur l'environnement tissulaire peu accessible.

Comme les artères sont très sensibles à l'élongation, quand on étire leurs parois musculaires et leurs fibres nerveuses, on déclenche au début une petite vasoconstriction, suivie rapidement d'une vasodilatation.

En position assise

Le patient est en position assise, vous êtes assis derrière lui.

Le but est d'étirer les artères diaphragmatiques inférieures par l'intermédiaire du diaphragme qui participent largement à l'irrigation des surrénales.

Pour la partie droite

Positionnez vos doigts les uns sur les autres sous les 8e et 7e cartilages, pour les amener ensuite sous le foie, le plus médialement et ventralement possible. On se rapproche après sensiblement de la zone hiatale. En relâchant un peu la pression des doigts, on peut ressentir les pouls des artères diaphragmatiques.

On laisse les doigts contre la partie médiodorsale du foie qui est beaucoup plus mince à ce niveau et très près de la zone hiatale ; on demande ensuite au patient d'inspirer très lentement et progressivement, ce qui mobilise grâce aux mouvements du diaphragme tous les tissus mous autour de la surrénale.

Ensuite, on positionne les doigts juste en arrière de la partie antérieure des côtes, sans toucher le foie, pour atteindre la partie rétrocostale du diaphragme qu'on relâche.

Pour être sûr d'être contre le diaphragme, on demande au patient de souffleter ; on sent nettement ses fibres antérieures se contracter, la tension des fibres ventrales du diaphragme se propage sur les fibres dorsales.

En inspiration, le diaphragme entraîne le rein caudalement, mais comme on le maintient crânialement, les artères diaphragmatiques inférieures et moyennes sont étirées.

Progressivement, on sent les doigts s'enfoncer librement vers le haut ; cette manœuvre, pour être indolore, doit se faire doucement et progressivement, c'est une région très sensible en raison de la présence du plexus cœliaque (ou solaire).

Pour la partie gauche

C'est relativement plus simple car l'estomac ne présente pas de grande résistance. On dirige ses doigts contre la partie postérieure des 7e et 8e côtes, en les dirigeant ensuite plus médialement ; finalement, on est très près de la portion gauche de la zone hiatale, mais légèrement plus en arrière. On demande au patient de faire une inspiration lente et progressive pendant qu'on pousse le diaphragme doucement et lentement en haut et en avant.

En décubitus

Cette technique implique plus les reins, elle a pour but d'étirer l'artère et la veine rénales pour avoir un effet sur les artères surrénaliennes moyenne et inférieure, nous l'avons étudiée dans le chapitre 4.

Le patient repose sur le dos, les jambes tendues, vous positionnez les doigts d'une main contre l'aorte, les doigts de l'autre main s'approchent progressivement et de manière indolore de la face médiale du rein ; chez les personnes d'un poids normal, on peut ressentir le pouls de l'artère rénale. Demandez au patient d'inspirer en maintenant l'aorte, ce qui a déjà pour effet d'étirer l'artère rénale.

Pendant la phase d'expiration passive, comme le diaphragme se relâche, il est beaucoup plus aisé de positionner ses doigts contre le bord médial du rein. On l'étire et le maintient latéralement pendant l'inspiration, ce qui étire son pédicule vasculaire ; on effectue cinq à six fois cette manœuvre.

Chapitre 9

La nutrition et le bien-être du cerveau

Plan du chapitre

Nutrition du cerveau

Le cerveau a besoin d'un apport énergétique considérable qui lui est fourni par la respiration et la nutrition ; voyons d'abord comment couvrir les besoins du cerveau et les notions d'antioxydants et de radicaux libres.

Couvrir les besoins du cerveau

Le cerveau a essentiellement besoin de sucre, de graisses insaturées, de cholestérol, de vitamines, de sels minéraux, de l'oxygène et d'une activité physique soutenue. Avant tout, il faut donner le plus de chance possible à une personne, en la protégeant dès son plus jeune âge de certaines erreurs alimentaires, et en lui prodiguant des conseils appropriés.

Bien nourrir le bébé, l'enfant, l'adolescent et la maman

Comme nous l'avons dit, nous pensons que la nutrition pendant les premières années de la vie est déterminante dans la vie d'une personne, les excès et les carences peuvent avoir plus tard de lourdes conséquences.

Pour la maman

Les carences vitaminiques en fer, en iode et en vitamine D et B9 sont à traiter prioritairement.

Pour le bébé

Il semble que l'allaitement contribue à un développement psychomoteur plus rapide chez le bébé, surtout en raison de la forte concentration d'acides gras, notamment d'omégas 3.

Pour l'enfant

Tout est une question de bon sens : la publicité à la télévision s'acharne à montrer des enfants qui paraissent heureux, bien dans leur peau parce qu'ils consomment des aliments et des sodas très sucrés. Boire une canette de soda pour un enfant de 15 kg n'a pas le même effet que pour un adulte de 70 kg !

Ostéopathie du cerveau - Applications thérapeutiques

Pour l'adolescent

La consommation d'aliments riches en graisses saturées et en sucre est nocive. L'unité Nutri-Neuro de Bordeaux a observé des retards d'apprentissage importants chez les jeunes rats après avoir consommé trop de graisses saturées et de sucre. De plus, on constate une inflammation de l'hippocampe avec des effets négatifs sur la mémoire épisodique et émotionnelle.

Antioxydants et radicaux libres

Nous nous sommes aidés d'un article de Julien Venesson, journaliste scientifique (« Antioxydants : définition, effets et danger »), et de notre expérience pour écrire ce paragraphe.

La fonction essentielle des antioxydants est de réduire l'oxydation des cellules, en neutralisant ou en réduisant les altérations induites par les espèces réactives de l'oxygène (ERO).

Dans différents types d'organites, et en particulier les mitochondries, la respiration provoque une oxydation, parmi lesquelles se trouvent des radicaux libres issus de la scission des molécules.

Ces radicaux libres possèdent un électron célibataire qui cherche à céder ou à gagner un autre électron dans d'autres cellules. Il transmet alors ses propriétés réactives à une autre molécule, entraînant des réactions en chaîne.

Le radical libre est donc un fragment obtenu par scission d'une molécule qui possède un électron célibataire non apparié, lui apportant une grande réactivité chimique. C'est une molécule instable très réactive avec les autres molécules, le radical libre produit des réactions en chaîne.

Stress oxydatif

C'est l'ensemble des nuisances causées par des molécules dérivant de l'oxygène à nos cellules les plus dommageables. Notre organisme possède des enzymes antioxydants naturels, quand ils ne suffisent plus à nous défendre, on parle de stress antioxydatif.

Responsables du stress oxydatif

- La respiration.
- Le vieillissement.
- Le stress en général.
- La pollution.
- Les mauvais régimes alimentaires.
- Les réactions inflammatoires de l'organisme.
- Les maladies systémiques.

Effets du stress oxydatif

Le cerveau est très sensible, d'une manière générale et plus particulièrement au stress oxydatif, car il consomme beaucoup d'oxygène. Dans les cellules du cerveau, le peroxyde d'oxygène favorise la formation de l'inflammasome, complexe protéique impliqué dans l'immunité innée, responsable de l'activation du processus inflammatoire.

Le peroxyde d'oxygène est un composé chimique de formule H_2O_2 ; sa solution aqueuse est l'eau oxygénée, il existe naturellement comme sous-produit de la respiration cellulaire.

Le stress oxydant contribue aux mécanismes de mort cellulaire et à la prolifération de la protéine bêta-amyloïde dans les maladies neurodégénératives.

Stress oxydatif et maladies cardiovasculaires

Quand on est en bonne santé, il existe un équilibre entre la production de radicaux libres dérivés de l'oxygène, l'ERO et l'apport d'antioxydants.

Quand la production d'ERO est trop forte, l'athérosclérose se développe et les lipides s'accumulent dans l'endothélium du cœur et des vaisseaux.

On peut citer comme conséquences la formation d'athérosclérose, les arythmies et l'infarctus, particulièrement pathogènes pour le cerveau.

Antioxydants exogènes

On les trouve surtout dans :

- les agrumes, les fruits rouges, les pommes, les pruneaux, les raisins ;
- l'ensemble des légumes et en particulier les choux, épinards, brocolis, betteraves, artichauts, asperges, poivrons, etc. ;
- le thé, le café, le vin rouge, le chocolat noir, etc.

Vitamines

Les vitamines sont indispensables à l'homéostasie, mais attention à leur surconsommation quand on les prend en pilules ; il faut se contenter de petites doses ; nous conseillons de les prendre au printemps et à l'automne pendant 2 à 3 semaines maximum.

Vitamine A

Elle a deux catégories principales de molécules, les rétinoïdes et les provitamines. On en trouve dans le foie, le beurre et les légumes colorés.

Vitamine B1 ou thiamine

Elle agit sur le fonctionnement général du cerveau, notamment dans l'ataxie, l'ophtalmoplégie et l'activité psychique et psychologique. On la trouve dans les oléagineux, arachides, amandes, noisettes, soja, olives, huile de colza et tournesol.

Vitamine B6

Elle est indispensable à la synthèse de la sérotonine, de la dopamine, de la mélatonine et du GABA (acide gamma-aminobutyrique). On la trouve dans la levure de bière, le germe de blé, les lentilles, l'avocat, les bananes, les châtaignes, le foie de veau et le saumon.

Vitamine B9 ou acide folique

Elle est absorbée par l'intestin et transformée par le foie. Elle se trouve surtout dans les légumes, le cresson, les pissenlits, le persil, les pois chiches, les asperges, les endives, les haricots, les fruits, les œufs et certains fromages comme le bleu.

Vitamine B12 ou cobalamine

Elle est indispensable à la formation de globules rouges et au système nerveux. On la trouve dans les fruits de mer, les poissons (sardine, morue), le fromage (emmental), les œufs et le foie de veau.

Vitamine C

On la trouve dans les kiwis, les agrumes, les choux, les poivrons, les tomates, les cassis, les brocolis, les oranges, etc.

Vitamine E

Elle est liposoluble ; on la trouve donc dans les huiles de soja, maïs, tournesol, les margarines, les oléagineux (noix, noisettes, amandes), les graines de tournesol et les germes de céréales complètes.

Minéraux

Surtout le calcium, le potassium, le magnésium, le sodium.

Oligoéléments

Le sélénium, le zinc, le cuivre, le cobalt, le manganèse et le fer.

Attention : c'est quand on manque de vitamines, de minéraux ou d'oligoéléments qu'il faut en prendre ; on n'a pas la preuve qu'une prise systématique soit forcément bénéfique.

Antioxydants endogènes

Ce sont essentiellement les protéines et les polypeptides synthétisés dans les cellules, surtout celles du foie, des reins et des globules rouges.

Apports indispensables

Oxygène

Apprendre au patient à bien respirer est un paramètre essentiel pour la respiration cellulaire aérobique qui produit de l'énergie et aussi du dioxyde de carbone à actions anxiolytique, antalgique et relaxante.

Eau

Elle permet à l'organisme de se nettoyer de tous les déchets qu'il accumule, notamment dans le foie et les reins.

Sucre

Le cerveau a besoin de sucre, mais aussi de graisse et de protéines quand le sucre vient à manquer. Le cerveau peut brûler alors des corps cétoniques, dérivés de la dégradation des graisses qui peuvent traverser la barrière hémato-encéphalique.

Il faut être raisonnable et ne pas manger trop de sucre qui est toxique pour le foie ; de plus, il faut s'enlever l'idée de la tête qu'en mangeant une grande quantité de sucre, le cerveau a un fonctionnement optimal ; comme nous l'ont affirmé certains patients, c'est même le contraire !

Le métabolisme du glucose est assuré par les astrocytes qui servent de réservoir d'énergie pour servir les neurones, sous forme de lactate. C'est un métabolite du glucose, produit par l'organisme lorsque l'apport en oxygène est insuffisant, il est éliminé par le foie et les reins.

Lipides

Le foie synthétise du glucose à partir de composés non glucidiques par la gluconéogenèse. Cette voie métabolique anabolique se réalise par une synthèse du glucose dans le foie à partir du glycérol formé par l'hydrolyse des réserves des tissus adipeux ou des protéines surtout musculaires.

Deux autres organes peuvent aussi effectuer la néoglucogenèse : le rein et l'intestin.

Cholestérol

Il est important pour le cerveau, c'est un composant de la myéline, donc indispensable à la substance blanche ; il entre aussi dans la composition des membranes des neurones et des cellules gliales.

Le cholestérol sanguin ne passe pas la barrière hémato-encéphalique ; le cholestérol cérébral est synthétisé par les oligodendrocytes sous forme d'apolipoprotéines, dirigées vers les neurones et transformées en cholestérol dans ces derniers.

Le cholestérol cérébral joue un rôle important pour le GABA (neurotransmetteur inhibiteur) et le glutamate (neurotransmetteur, plutôt excitateur, régulant la dopamine).

Vitamines et minéraux

Comme nous l'avons vu, le cerveau a besoin de nombreuses vitamines et de minéraux indispensables pour utiliser l'énergie et la stocker.

Métabolisme de l'énergie cérébrale

Le cerveau a un fort besoin d'énergie pour assurer les très nombreuses fonctions dont il a la charge. La bonne nutrition du cerveau fait partie de son traitement de fond. Notons d'abord que sa consommation d'énergie est fonction de sa température et de sa pression ; plus ces paramètres augmentent, plus il a besoin d'énergie.

En cas de manque de sucre, ses neurones brûlent des nutriments, en particulier les dérivés de la désagrégation des graisses et des protéines, l'oxygène est indispensable à cette combustion.

Pour les personnes victimes d'atteintes cérébrales, où souvent il n'existe que peu de traitements médicamenteux de fond, il est indispensable de donner quelques conseils de base pour les aider à mieux surmonter leurs problèmes.

Conseils

À éviter ou à modérer fortement

- L'alcool : cependant un petit verre une fois par semaine ne constitue pas un grave danger.
- L'excès de sucre : nous sommes effarés de voir que certaines personnes ne boivent que des sodas et jamais d'eau !
- Le tabac : on n'insistera jamais assez sur les méfaits du tabac.
- Le sel : il est connu pour ses effets sur la rétention d'eau au niveau des tissus, en cas d'œdème et d'inflammation cérébrale, il est fortement déconseillé. En cas de consommation excessive de sel, les risques d'hypertension artérielle sont réels.
- Les graisses saturées : elles sont un facteur de risque de maladies cardiovasculaires et on sait que tout ralentissement et diminution de la circulation cérébrale sont délétères pour le cerveau.

À recommander

Les graisses insaturées : ce sont celles qui nous sont favorables, elles sont très bénéfiques pour l'organisme et particulièrement le cerveau, en voici les principales :

- les omégas 9 : on les trouve dans l'huile d'olive, les avocats, le maïs, les volailles. Ils sont à conseiller pour les diabétiques ;
- les omégas 6 : les huiles de tournesol, de maïs, de soja et de pépins de raisin en contiennent. Ils sont hypocholestérolémiants, mais pro-inflammatoires en cas d'excès ;
- les omégas 3 : les huiles de colza, de lin, de noix et les poissons gras, comme les sardines, le saumon, le thon et les maquereaux, en petite

quantité font augmenter le bon cholestérol. On pense qu'ils jouent un rôle bénéfique dans les maladies neurodégénératives.

En revanche, il faut se méfier de certains saumons élevés dans des « fermes » qui sont traités systématiquement aux antibiotiques.

Soigner ses dents

Un mauvais état des dents peut provoquer de nombreux problèmes sur le système nerveux, le cerveau et l'état général de l'organisme.

Nous avons souvent évoqué la relation entre le système nerveux dentaire, provenant des nerfs trijumeaux, et les méninges, la faux du cerveau, la tente du cervelet, le système vasculaire cérébral.

Un mauvais état des dents et surtout du parodonte fait courir le risque d'avoir un accident cardiovasculaire et un accident vasculaire cérébral.

Nous nous rappelons qu'à l'hôpital cardiologique de Lyon, avant une opération du cœur, le patient devait se faire arracher toutes les dents pour éviter qu'une infection dentaire retentisse sur le cœur. Le Pr Igor Sibon, neurologue au CHU de Bordeaux, souligne à juste titre que le mauvais état buccodentaire est aussi lié à la consommation d'alcool et de tabac, facteur de risque d'accident vasculaire cérébral.

De toute façon, il faut inciter le patient à consulter régulièrement son dentiste et à éviter l'alcool et le tabac.

Bien-être du cerveau

En fin de séance, on doit apporter du bien-être au cerveau ; les patients qui nous consultent viennent pour des atteintes cérébrales, nos techniques ont pour but de traiter ou de pallier à des dysfonctionnements cérébraux. Il est important de finir la séance par des techniques pas uniquement focalisées sur l'amélioration des différents déficits cérébraux, mais sur une note positive. Ce sont les dernières informations que le cerveau recevra, il est donc important de finir une séance positivement.

Nous essayons à la fois de stimuler le cerveau par des évocations physiques et émotionnelles positives.

Évocations physiques positives

Le patient est en décubitus, on est placé derrière lui, les mains en écoute tissulaire. On demande au patient de penser à une sensation physique qu'il aime bien : par exemple, assis devant un feu de bois, devant un lac, une montagne ou la mer, de sentir la chaleur du soleil qui le réchauffe… Ce sont peut-être des choses qu'il a vécues ou simplement vues à la télévision ou au cinéma. On peut aussi lui présenter des images de plage ou de montagnes enneigées baignées par le soleil.

La main en écoute ressent la zone cérébrale éveillée par ces pensées agréables que l'on active en intensification/stimulation.

En général, ces pensées positives réveillent des parties du cerveau liées à l'empathie, comme le cortex cingulaire antérieur, les régions préfrontale, orbitofrontale et le noyau accumbens, ce qui active des neurotransmetteurs comme l'ocytocine, la sérotonine et la dopamine.

Évocations émotionnelles positives

On demande au patient de penser à des périodes de sa vie où il se sentait bien, aux personnes qui lui apportent un réconfort, une tendresse particulière, une générosité affective en parlant ou simplement par leur présence.

L'écoute émotionnelle nous permet de localiser les zones activées ; il ne faut pas avoir d'idée préconçue, on peut aussi bien trouver l'amygdale qui n'est pas systématiquement vouée à ce qui est négatif, l'hypothalamus, l'insula, ou l'hippocampe ; on stimule la zone émotionnelle en l'intensifiant.

Stimuler la motilité cérébrale globale et lobaire

Globale

D'une manière générale, on augmente le rythme, l'amplitude et l'intensité de la motilité cérébrale pour améliorer la circulation fluidique et l'énergie du cerveau. On emploie ces techniques pour toutes les atteintes cérébrales qui, même bénignes, sont toujours sources de fatigue intense ; à notre connaissance, il n'existe pas de traitement médicamenteux efficace pour stimuler l'énergie d'une personne.

L'augmentation de ces trois paramètres de la motilité cérébrale s'effectue systématiquement en fin de séance.

Dans la phase d'inspir, la motilité cérébrale entraîne les parties latérales du cerveau en rotation latérale avec une plongée antérieure ; à l'opposé, dans la phase d'expir, les parties latérales du cerveau effectuent une rotation médiale avec un mouvement de plongée postérieure (voir volume 1, p. 51). On peut dire que la motilité est l'expression de la bonne énergie du cerveau.

Lobaire

Chaque lobe, en cas de problème, peut perdre aussi une partie de sa motilité individuelle, qu'il est important de restituer.

Supposons qu'une personne ait, à la suite d'un accident vasculaire cérébral, la zone de motricité du lobe frontal droit peu fonctionnelle, répondant mal aux tests de motricité.

Dans un premier temps, on stimule cette zone globalement en intensification/stimulation et dans un second temps en motilité lobaire.

Technique de motilité lobaire

On pose d'abord une paume en avant de la zone motrice secondaire et l'autre en arrière du sillon central pour les séparer et on traite spécifiquement en motilité la partie située entre les deux paumes, en expansion/rétraction. On effectue une dizaine de mouvements, en finissant par la motilité générale cérébrale qui doit être homogène.

Il est possible que plusieurs lobes aient une motilité diminuée ; on procède individuellement lobe par lobe, en commençant par celui qui est le moins « motile ».

Augmenter le rythme, l'amplitude et l'intensité de la motilité cérébrale

Le patient est en décubitus, vos paumes sont situées sur les parties latérales du crâne, votre thorax contre l'occiput. On utilise cette technique pendant l'inspir, en accompagnant ensuite activement le retour.

Rythme

On suit d'abord le rythme naturel du patient qui est souvent lent, on essaie de raccourcir les phases d'expansion/rétraction. À peine le mouvement d'expansion fini, on active le mouvement de rétraction. Ce sont nos mains qui impulsent le rythme.

Amplitude

On accroît volontairement l'amplitude des phases d'expansion et de rétraction, en les majorant.

Intensité

On agit comme si on voulait augmenter les forces d'expansion/rétraction en l'accompagnant. Vous devez avoir l'impression que le cerveau est retenu par de la glu que vous essayez de décoller, comme pour l'intensification/stimulation, vous devez avoir l'impression que vos paumes sont des ventouses.

Augmenter l'activité des ventricules

Reportez-vous au chapitre 4 ; cette manœuvre est très efficace pour augmenter l'énergie globale de la personne, elle permet une meilleure clairance et motilité du cerveau.

Accroître l'activité physique

L'activité physique, quand elle est bien dosée, est excellente et indispensable sur tous les plans, en voici les principaux avantages :

- elle permet de créer une hyperventilation qui amplifie l'oxygénation, accélère et augmente l'élimination des déchets du cerveau et favorise le travail de certains organes comme les poumons, les reins et le foie ;
- elle contribue à protéger les neurones et à les restaurer, quand ils ont été endommagés ;
- elle développe le sens de l'équilibre et de la coordination motrice ;

- elle accroît la sécrétion d'hormones comme les endorphines, la dopamine et l'adrénaline et fait baisser le taux de cortisol ;
- elle réduit l'anxiété ; après avoir effectué une activité physique, on se sent bien, le cerveau s'est déconnecté de ses problèmes, il reçoit des messages positifs, ce qui renforce l'estime de soi, c'est en partie dû aux endorphines, à la dopamine et à la sérotonine.

Chapitre 10

Le système hormonal général

Nos effets sur le complexe hypothalamo-hypophysaire sont difficiles à prouver, leurs sécrétions changent fréquemment pendant une journée. Certaines hormones, comme l'ACTH (adrénocorticotrophine), la GH (*Growth Hormone*) et la PRH (*Prolactin-Releasing Hormone*), ont un rythme circadien naturel et leurs sécrétions se modifient, en plus, avec nos différents états d'âme, le rythme menstruel, la saison et les lieux où l'on réside.

Parfois, notre traitement donne l'impression d'être efficace comme pour les aménorrhées et les infertilités, mais nous restons toujours très prudents et réservés devant la multitude de paramètres qui entrent en ligne de compte.

En cas d'adénome hypophysaire, il nous semble qu'on puisse obtenir quelques résultats, mais sans fournir de preuves objectives.

Symptômes de l'adénome hypophysaire

Nous nous sommes servis d'un article du Dr Claire Briet du service d'endocrinologie du CHU d'Angers, France.

Il existe trois types de syndromes qui s'interfèrent souvent : un syndrome tumoral, un syndrome d'hypersécrétion hormonale et un syndrome d'insuffisance de l'antéhypophyse.

Syndrome tumoral

Il agit par compression associant céphalées et troubles visuels.

Syndrome d'hypersécrétion hormonale

Il associe des dysfonctionnements érectiles, une diminution de la libido, parfois une galactorrhée et des troubles dysmorphiques.

Syndrome d'insuffisance antéhypophysaire

Les symptômes sont nombreux : asthénie, hypotension, baisse de la libido et de l'érection matinale automatique, sécheresse vaginale, aménorrhée, amaigrissement.

Indications générales des techniques hypophysaires

Ce ne sont pas uniquement les symptômes spécifiques aux dysfonctionnements hypothalamo-hypophysaires qui nous incitent à utiliser ces techniques, comme pour les infertilités, mais plutôt des troubles généraux, fatigue, dépression, forte anxiété, dysfonctionnement chronique des organes. C'est souvent la multiplicité des symptômes, sans grand support ostéoarticulaire et viscéral, qui est la meilleure indication.

Techniques à visée hypothalamo-hypophysaire

Nous allons décrire une technique nouvelle du chiasma optique qui, sur le plan topographique et vasculaire, est très liée à l'hypophyse. Notre but est de créer des variations de pression, en regard de la selle turcique, pour stimuler les circulations veineuse et artérielle de l'hypophyse, en relation étroite avec l'hypothalamus.

La première des choses est d'assurer un transit artérioveineux de qualité : les glandes endocrines sont très vascularisées et leurs hormones se diffusent dans le système sanguin par des capillaires très sensibles aux techniques de viscoélasticité et d'harmonisation des pressions intracrâniennes.

Manœuvre en latérocubitus

Première modalité (figure 10.1)

Le patient est en latérocubitus, du côté du globe oculaire à manipuler ; on effectue cette technique bilatéralement, et on mobilise le globe oculaire des deux doigts d'une main, latéralement et légèrement dorsalement. Simultanément, on pose l'index de l'autre main par voie buccale contre le maxillaire pour exercer une pression en direction du sinus sphénoïdal et de la selle turcique.

Votre thorax contre le crâne du patient accompagne systématiquement par compression progressive le mouvement.

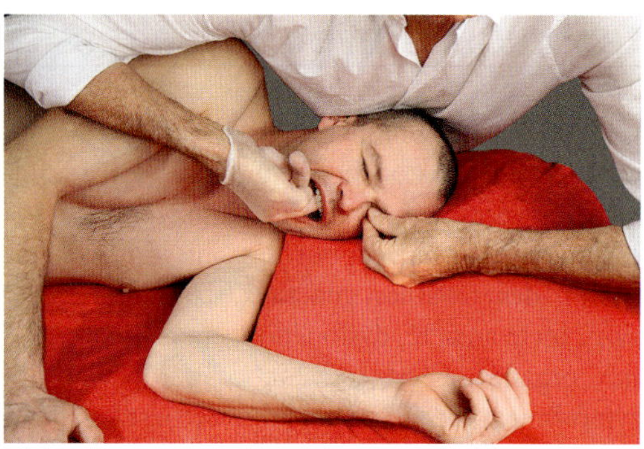

Figure 10.1. Première modalité de la manœuvre en latérocubitus.
Source : Photographie de Pierre-François Couderc.

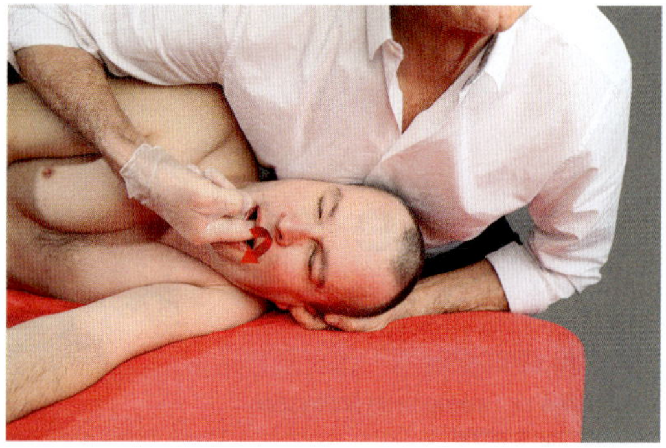

Figure 10.2. Deuxième modalité de la manœuvre en latérocubitus.
Source : Photographie de Pierre-François Couderc.

La manœuvre a un effet vasculaire par l'intermédiaire des artères ophtalmique, chiasmatique et hypophysaire.

Deuxième modalité (figure 10.2)

Le patient est toujours dans la même position, l'index d'une main contre le processus palatin du maxillaire pour exercer une pression crâniale et légèrement dorsale. La paume de l'autre main appuie avec douceur en compression/induction la région antérieure suprazygomatique, c'est une manœuvre à faire bilatéralement.

Votre thorax accompagne l'appui de la paume suprazygomatique.

Elle a un effet sur la selle turcique, le sinus caverneux et les nerfs qu'il contient, ainsi que les ventricules latéraux.

Manœuvre en décubitus

On place un coton-tige nasal en direction du sinus sphénoïdal et un index, par voie buccale, contre la partie postérieure du maxillaire. On compresse le doigt intrabuccal en haut et en arrière en direction de la selle turcique ; on fait une légère compression/induction avec le coton-tige pour stimuler le nerf trijumeau, le but est aussi d'avoir un effet sur la selle turcique.

Chapitre 11

Les techniques fonctionnelles complémentaires

Plan du chapitre

Ces nouvelles techniques fonctionnelles viennent en complément de celles du premier volume ; on les utilise dans différentes atteintes du cerveau qui perturbent ou empêchent une bonne coordination ou un bon fonctionnement intellectuel. On les emploie le plus souvent à la suite d'un accident vasculaire cérébral (AVC), d'un traumatisme du crâne et du cerveau et des maladies neurovégétatives. Quand le patient a des difficultés sur le plan fonctionnel cérébral, on emploie les techniques de pluristimulation, de détournement et d'évitement.

Pluristimulations

Pour un exercice difficile, on met en route différentes stimulations simultanément. Le cerveau répond souvent mieux à un ordre lorsqu'on sollicite d'autres sphères cérébrales en même temps ; dans la mesure où elles sont simples et peu fatigantes, elles permettent une meilleure réaction à la première stimulation.

Par exemple, quand un patient hésite sur la prononciation d'un mot, on lui demande de serrer les genoux, puis les coudes et enfin les mains, tout en prononçant le mot.

Détournement

Par exemple, on demande à un patient de garder son équilibre en position debout immobile. Si c'est difficile, on lui demande de penser en même temps à une musique qu'il aime. Le cerveau ne se focalise plus sur l'équilibre, mais sur le message positif de la musique.

Évitement

On l'emploie quand le patient échoue plusieurs fois à faire un exercice ; on lui demande de faire un autre exercice qui n'a rien à voir avec le premier, on évite donc d'insister sur l'exercice. Par exemple, s'il ne parvient pas à marcher sur les talons, les yeux fermés, on lui demande de décrire avec détails un tableau et de recommencer plus tard l'exercice.

Ostéopathie du cerveau - Applications thérapeutiques

Odorat et goût

Ces deux sens ont une grande importance sur les plans prédictif, clinique et thérapeutique des maladies neurodégénératives et des dépressions.

Quand une personne perd assez rapidement le sens de l'odorat et du goût, sauf à la suite de traumatisme ou d'infection, on se méfie d'une éventuelle maladie neurodégénérative, ce sont souvent des symptômes prédictifs.

Anosmie et agueusie

Elles posent un problème plus ardu à traiter que les hypoacousies et les hypoagueusies, du fait de la déconnexion souvent totale des récepteurs olfactifs et gustatifs locaux avec ceux du cortex. Mais, même dans ces cas, on essaie de réveiller l'odorat et le goût par certaines stimulations.

Technique de stimulation olfactive et visuelle

On demande à la personne d'imaginer l'odeur et le goût d'une fraise en lui montrant l'image grossie d'une fraise, de décrire verbalement sa couleur, sa texture et sa taille. On lui suggère de se rappeler un gâteau ou une glace à la fraise qu'elle a mangé et dans quelles circonstances pour que le cerveau reçoive différents messages positifs.

Elle peut aussi dessiner la fraise et imaginer de la manger en décrivant le mouvement des mâchoires, des dents, de la langue, en analysant sa texture et son goût.

On réactive les zones cérébrales, où l'écoute fonctionnelle est pauvre ou absente, par intensification/stimulation.

Stimulations olfactives fortes

Certaines odeurs sont très puissantes, comme l'ail, l'oignon, le vinaigre et les huiles essentielles, parfois au point de faire pleurer la personne ; elles activent, chez celles qui conservent encore une petite partie des connections olfactives, les centres de l'odorat.

On fait sentir ces odeurs pour déterminer par l'écoute où le cerveau est activé. C'est généralement vers le cortex olfactif dans la partie médiane du temporal, à ce niveau on effectue une intensification/stimulation.

Une chose est à remarquer : seuls les neurones olfactifs du nez ne sont pas protégés comme ceux des autres sens, on peut les toucher sans difficulté, en plus ils ont la faculté de neurogenèse.

On doit inciter le patient à faire des exercices chez lui, seul ou avec l'aide de sa famille.

Vue

Conflit cognitif visuel (figure 11.1)

C'est John Ridley Stroop qui a inventé ce test en 1935.

Cet exercice oblige le patient à comprendre des messages qui défient au départ nos habitudes sensorielles, il permet d'évaluer le contrôle attentionnel et les capacités d'inhibition dans les fonctions exécutives.

On mélange deux stimulations cérébrales concernant la vue et la pertinence de leurs informations par effet Stroop.

Effet Stroop

L'exercice consiste à demander aux patients de voir plusieurs noms de couleurs sur un papier, chaque nom ne correspondant pas à la couleur affichée, par exemple le mot rouge est écrit en bleu.

Le temps de réaction cérébrale augmente et aussi le pourcentage d'erreurs, en raison de l'impertinence de la tâche cognitive :

- le premier temps est la perception de la couleur, logiquement inscrite, par exemple, le mot rouge est inscrit en rouge, cela stimule le centre optique cérébral occipital ;
- le deuxième temps est en relation avec l'erreur perçue, le mot rouge est inscrit en bleu, les cortex cingulaires antérieur et frontal s'activent en raison du conflit cognitif visuel.

En principe, avec le vieillissement et certaines maladies, le test devient plus ardu et les résultats deviennent aléatoires.

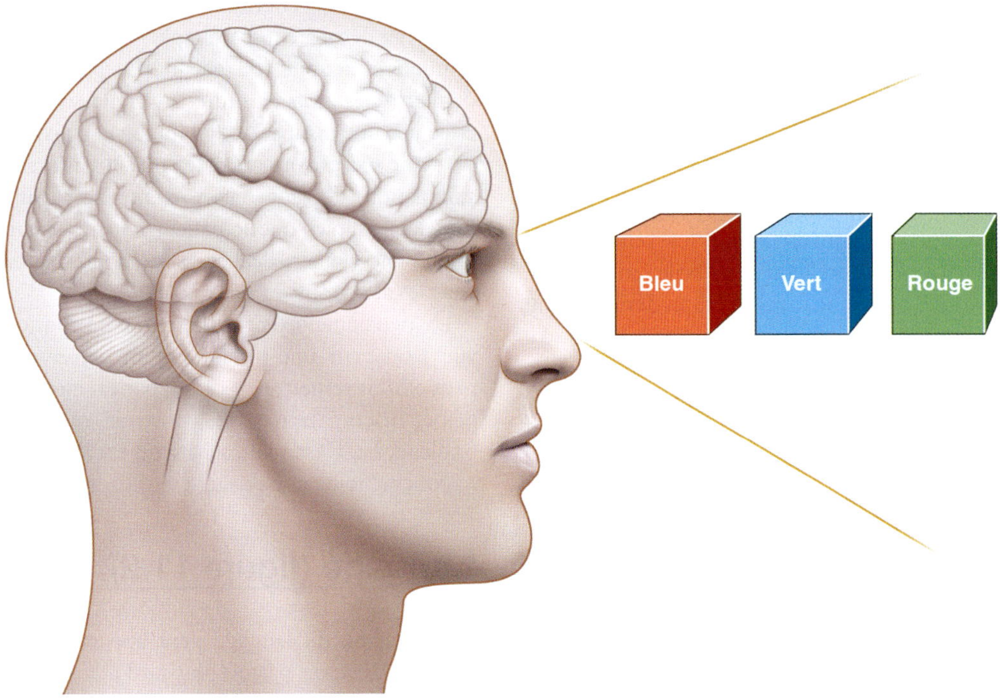

Figure 11.1. Le conflit cognitif visuel.
Source : Cyrille Martinet.

Nous utilisons cette technique pour obtenir une stimulation générale du cerveau, aussi bien pour les incoordinations motrices, les séquelles d'un accident vasculaire cérébral, les traumatismes crâniens, les maladies neurovégétatives et le vieillissement.

On essaie de repérer où le cerveau reçoit les messages ; différentes études, notamment celles de Jean Piaget, psychologue, confirment que le cerveau apprend grâce à ses erreurs, dans la mesure où il essaie de les corriger. Notre ami Frank Reynouard, implantologue réputé, énumère lors de ses conférences, le nombre d'erreurs que l'on fait lors d'une journée, c'est vraiment impressionnant ! Il semblerait que le cerveau soit parfois génial, mais souvent aussi beaucoup moins !

Ce serait surtout le cortex cingulaire antérieur qui serait activé lors de nos erreurs ; il correspond à la prise de décision, l'empathie et la récompense, ensuite avec la prise de conscience de l'erreur, le cerveau produit une onde appelée *Feedback-Related Negativity Reflex*. C'est une prise de conscience de l'erreur et le début de sa correction, les recherches faites au Department of Psychology, University of Delaware (États-Unis) et University of Victoria (Canada) montrent que c'est surtout la zone frontale qui nous rend conscients de l'erreur et qui nous la fait corriger.

Pour les erreurs de logique, notre expérience nous a montré que les zones de conscience ou propres à la volonté se situent souvent sur les zones préfrontales gauches et plutôt à droite, quand elles nous touchent plus émotionnellement.

La manœuvre consiste à effectuer une intensification/stimulation sur la zone préfrontale activée et à recommencer le test plusieurs fois, jusqu'à ce que le temps de réaction diminue fortement.

Équilibre

On utilise beaucoup ces exercices pour toutes les affections qui perturbent l'équilibre, aussi bien l'oreille interne, la trompe d'Eustache, le cervelet et le tronc cérébral.

Dans le volume précédent, nous avons demandé au patient de marcher le long d'une ligne sur les talons, les yeux ouverts, puis les yeux fermés. L'exercice est naturellement difficile, en principe, même sans problème particulier, on dévie souvent de la ligne mémorisée.

Nous avons vu que quand le patient dévie sa marche du côté droit, c'est souvent du même côté du cerveau qu'on trouve la zone cérébrale moins fonctionnelle.

Pour mieux préciser la zone fonctionnelle défaillante, on procède à l'écoute crânienne, d'abord en décubitus, puis en procubitus pour faire une écoute plus précise sur le tronc cérébral et le cervelet.

Pour les nouveaux exercices, on demande toujours au patient de marcher en suivant une ligne droite, mais les yeux ouverts en utilisant sa main dominante, le bras tendu, les doigts très écartés. Cela permet au système proprioceptif d'être réceptif à d'autres informations ressenties par la main et les doigts : comme la vitesse de déplacement, les flux d'air, la température et même la présence d'obstacles latéraux ; on peut aussi exécuter cet exercice avec les deux mains, le patient à chaque pas les pousse vers le sol, comme si c'étaient des cannes.

Pendant l'exercice, on peut utiliser la voix ou des sons, d'un côté ou de l'autre pour aider le patient à maintenir son équilibre.

Mémoire

Puzzle des phrases

On demande au patient de mettre en ordre les différents mots d'une phrase, on commence par des exemples très simples ou plus complexes en fonction de l'atteinte du patient.

Le patient est en décubitus, vous êtes en écoute cérébrale, vous énoncez quelques mots d'une phrase en désordre, par exemple : j'ai, dans le noir, la lumière, allumer, du garage. Le patient essaie de mettre les mots en ordre, à chaque erreur vous effectuez une dissipation/inhibition et au contraire à chaque succès vous effectuez une intensification/stimulation. Il vaut mieux commencer par des exercices simples que le patient réussit facilement pour l'encourager, l'échec est toujours mal vécu dans les affections du cerveau.

Le deuxième exercice met à contribution la vue ; on écrit une phrase sur un papier que le patient doit remettre en ordre, par exemple : avec peine, maçon, la maison, construit, ou le pain, boulangerie, c'est à la, j'achète ou encore, le soleil se couche, le beau paysage, ému, j'admire.

Langage (figure 11.2)

Le problème du langage peut apparaître dès la petite enfance ou parfois plus tard à la suite d'un stress émotionnel intense ou d'une lésion cérébrale.

Les personnes qui ont un problème de prononciation, de fluidité, d'hésitation, de bégaiement (qui est très complexe à soigner) n'osent plus parler à voix haute, elles bafouillent ou se taisent de peur qu'on se moque d'elles.

La plupart du temps, elles sont d'une grande timidité se révélant dans leur attitude : cou fléchi, épaules en avant, poignets en flexion, genoux en flexum et pieds en rotation médiale. On va essayer de traiter deux problèmes, l'un cérébral, l'autre d'attitude.

Problème cérébral

Il a été abordé dans le premier volume, page 220, il concerne l'aire de Broca, le faisceau arqué qui relie les aires de Broca et Wernicke, situées dans l'hémisphère gauche, le gyrus supramarginal (phonologie et articulation des mots) et le gyrus angulaire (langage phonologique et sémantique) qui sont placés dans le lobe pariétal.

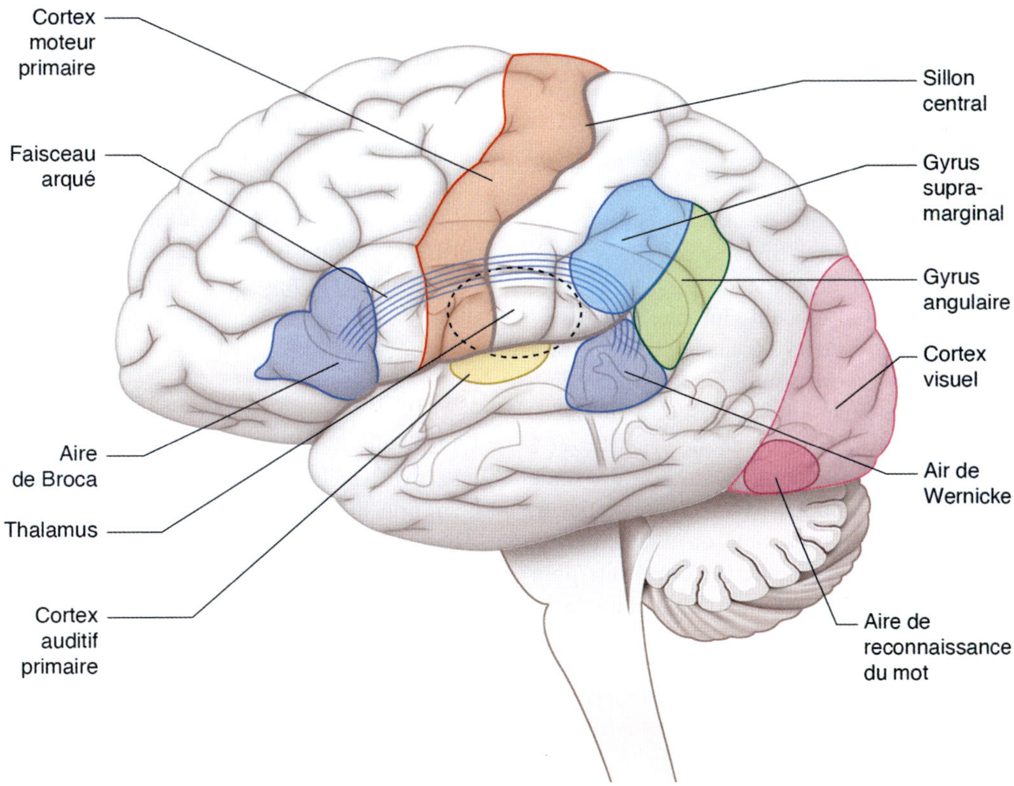

Figure 11.2. Les zones cérébrales simplifiées du langage.
Source : Cyrille Martinet.

Problème d'attitude

Exercice du miroir

Le patient d'abord en décubitus, on évalue l'écoute crânienne quand il prononce une phrase.

Ensuite, on lui propose de parler en face d'un miroir en supposant qu'il parle à une ou plusieurs personnes.

On sollicite le patient pour qu'il corrige sa posture, on l'invite à se tenir la tête droite, le thorax bombé, les épaules légèrement en arrière, les jambes tendues en rotation latérale, il faut que tout son corps soit au service de l'expression des mots. Essayez vous-même de parler distinctement, le menton rentré, les yeux baissés et les épaules tombantes, c'est très difficile et imaginez en plus devant un auditoire !

On fait parler le patient lentement à haute voix d'un sujet qu'il connaît bien, en coupant le mot ou la phrase et en accentuant le rythme, comme s'il se parlait à lui-même. Ensuite, il s'imagine qu'il est devant un auditoire, qu'il peut même saluer avant de commencer à parler.

À chaque difficulté, il pousse la paume de sa main dominante en avant, comme s'il voulait éloigner la difficulté loin devant lui, en faisant bien attention de garder la même posture, on le complimente quand on sent que l'expression physique et celle intellectuelle sont en harmonie.

Le patient à nouveau sur la table, on travaille la nouvelle écoute en intensification/stimulation.

On lui demande de faire souvent ces exercices chez lui devant la glace pour que le cerveau mémorise, à la fois, la bonne attitude et la plus grande facilité d'élocution.

Lecture et écriture

Les exercices consistent à mêler différentes informations associées à la lecture et à l'écriture, on l'utilise surtout pour les AVC.

Lecture

On fait lire des lettres simples, comme A et B, ensuite S, on lui demande de prononcer ABS, puis ABSENT. On essaie de lui faire dire « susceptibilité », si c'est trop difficile, on coupe le mot en trois, il dit d'abord « sus » qui est facile à dire, puis « cept » et enfin « tibilité ».

Dans le mot « parallélogramme », au fur et à mesure que la difficulté augmente, on demande au patient de fusionner la lecture avec une odeur, un air de musique qu'il aime ou d'effectuer un geste lent dans l'espace avec la main droite pour que la zone cérébrale gauche soit plus stimulée.

Aire cérébrale de la lecture (figure 11.3)

Elle comporte l'aire visuelle de reconnaissance des mots (*Visual World Form Area*) localisée dans le gyrus fusiforme du lobe temporal gauche, peu importe si le mot est présenté à gauche ou à droite.

La lecture augmente les réponses au langage parlé dans le planum temporal et la communication entre les aires du langage parlé et écrit. Le planum temporal est situé sur la face supérieure du temporal, à l'intérieur de la scissure latérale.

Technique

1. En écoute fonctionnelle, on essaie de renforcer l'activité cérébrale de la lecture qui paraît faible ; en principe, elle se situe plus dans le lobe temporal gauche, mais selon le sens d'un mot et de sa répercussion psychoémotionnelle, l'aire cérébrale peut varier.

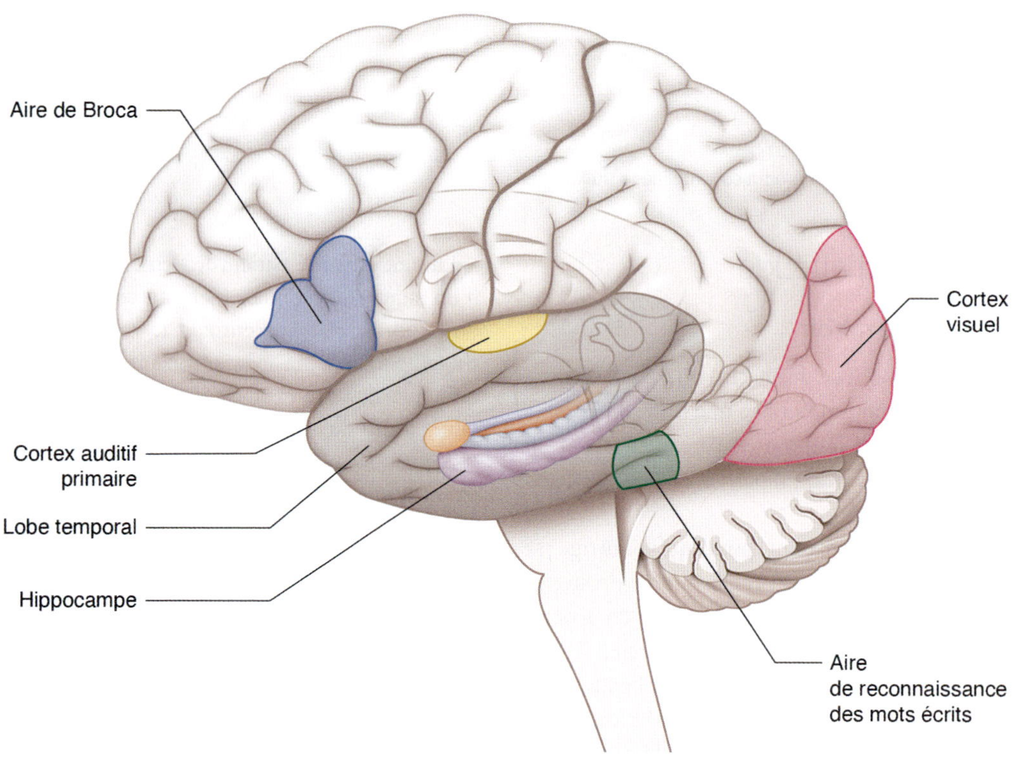

Figure 11.3. Les zones cérébrales simplifiées de la lecture et de l'écriture.
Source : Cyrille Martinet.

2. On demande au patient de lire un mot à haute voix et de le lire d'abord phonétiquement plusieurs fois, puis de l'écrire en respectant l'orthographe.
3. En cas d'échec, on lui demande de lire et de prononcer uniquement des lettres, puis d'en associer quelques-unes, par exemple SA, puis LUT, puis SALUT. Supposez qu'il échoue encore à dire SALUT, on lui dit de dire SA, de penser à une chose positive, comme prendre un bain chaud ou de manger une bonne glace et de compléter ensuite le mot.

Écriture

Elle fait travailler simultanément la vue et les muscles qui se contractent anormalement quand l'écriture pose un problème, provoquant des douleurs ou des crampes du membre supérieur et de la région scapulaire. La personne préfère s'abstenir d'écrire plutôt que de souffrir, ce qui est encore plus vrai chez l'enfant qui ne veut pas de l'association « écriture et douleur ».

Technique

Par exemple, chez un droitier, on lui demande, pendant l'écriture, de faire les mêmes mouvements de la main gauche quand il écrit ou de souffler profondément simultanément, c'est un leurre qui libère les tensions du membre supérieur droit.

Ensuite, on détermine au niveau cérébral la zone activée par l'écriture pour éventuellement la dissiper en cas de douleur et, au fur et à mesure, de la stimuler quand l'exercice se fait avec succès. La zone se situe généralement vers l'aire motrice secondaire ou comme pour la lecture sur la région du gyrus fusiforme du lobe temporal gauche.

Calcul mental

Nous nous en servons comme exercice après certaines atteintes du cerveau où les efforts intellectuels sont laborieux et le plus souvent à éviter. Le calcul mental est une bonne indication pour les AVC, les maladies neurodégénératives, les pertes de mémoire, la timidité et le manque d'estime de soi. Comme d'habitude, au début, on se sert toujours d'exercices très simples pour ne pas mettre le patient en échec.

Cette activité est excellente pour stimuler la mémoire et retrouver la confiance en soi.

Selon le patient, les aires cérébrales peuvent changer, mais on trouve fréquemment les lobes pariétaux et occipitaux, et à la fin de l'exercice, frontaux. Parfois, l'écoute entraîne la main vers les aires motrices un peu plus complexes comme l'aire motrice supplémentaire et les noyaux de la base.

Des chercheurs de l'unité Inserm/CEA de neuroimagerie cognitive à NeuroSpin ont enregistré l'activité du cerveau durant des exercices de calcul mental par IRM (imagerie par résonance magnétique) fonctionnelle. Ils ont pu conclure qu'il existait une corrélation entre les nombres et l'espace ; en calculant, on tourne la tête souvent de gauche à droite, si on a appris à lire de gauche à droite.

Nous n'étions pas au courant de ces recherches et, dans nos exercices, nous demandons souvent au patient, pendant le calcul mental, de tourner la tête à droite, tout en poussant en avant le membre supérieur droit, comme s'il voulait éloigner la difficulté. Dans les atteintes sévères, on associe aux nombres un animal, par exemple le chiffre 1 est une poule, le 2 un chien, le 100 un cheval, etc., donc 121 = un cheval + un chien + une poule. On peut demander 10 + 15 et pendant que le patient cherche, on lui dit de tourner la tête à droite et de faire une poussée en avant du membre supérieur droit.

Dissipations émotionnelles

Les atteintes cérébrales mettent le patient en instabilité et en grande réactivité émotionnelle, ses seuils de sensibilité sont très bas. Il surréagit à la moindre stimulation et pleure brusquement sans véritable raison.

Test et traitement

C'est important de distinguer les zones du cerveau hyperréactives émotionnellement, en les déclenchant par des mots et des exercices, et en les dissipant ensuite. On questionne le patient sur ce qui l'émeut le plus, la plupart du temps le simple fait d'y penser le fait pleurer.

Penser positivement

L'un de nos patients, victime d'une attaque cérébrale, pleurait à chaque difficulté de réapprentissage, l'écoute émotionnelle nous entraînait pourtant vers la partie antérieure du cortex cingulaire et le noyau accumbens. Les techniques de libération émotionnelle n'ayant pas apporté de changement significatif, nous lui avons demandé de considérer le verre à moitié plein et non à moitié vide.

Nous lui avons rappelé tous les progrès qu'il avait faits depuis le début de son attaque et demandé de se projeter sur les progrès qu'il allait faire encore. Nous avons stimulé les zones activées par ses pensées positives au niveau du thalamus, de l'insula, de la région orbitofrontale ; elles lui ont permis de franchir un cap et de moins pleurer avant chaque difficulté.

Dynamiser le cerveau et l'organisme

Nous préférons le rappeler encore une fois, on ne se rend jamais suffisamment compte de la fatigue que produit une atteinte cérébrale, cela peut durer plusieurs années si on ne la traite pas.

Cet état endémique de fatigue empêche le patient de se prendre en charge pour progresser.

Pour le cerveau, on amplifie le rythme, l'ampleur et l'intensité du mouvement cérébral, et pour le reste du corps l'entité reins/surrénales (voir chapitre 4).

Chapitre 12

Le traitement des principales pathologies

Plan du chapitre

Ostéopathie du cerveau - Applications thérapeutiques

Nous avons choisi les pathologies que nous voyons le plus souvent dans nos consultations ; nous le répétons, toutes les techniques décrites dans nos livres sont issues uniquement de notre pratique. Ces principales pathologies n'ont pas la même sévérité ; on ne peut pas comparer : par exemple, les acouphènes et les épilepsies, mais leur chronicité les rend aussi insupportables, au point de provoquer de profondes dépressions.

Acouphènes

Tous les thérapeutes l'admettent, il est très difficile d'obtenir un résultat sur les acouphènes. Ces derniers se sont organisés pendant une longue période de manière asymptomatique et apparaissent soudain, sans explication toujours logique.

Définition

Ce sont divers bruits que l'on entend sans cause extérieure, comme des sifflements, bruissements et bourdonnements.

Ils peuvent être permanents, transitoires, intermittents, mais s'installent généralement dans la durée.

Ils peuvent être associés à une perte d'audition, mais peuvent aussi se manifester chez les personnes hyperacousiques.

Fréquence des acouphènes

Certainement plus de 10 % de la population en souffre ; les risques augmentent nettement avec l'âge et la presbyacousie.

Symptômes

Ils vont de la toute petite gêne à un problème insupportable, rendant la personne anxieuse et déprimée ou révoltée par les échecs des traitements qu'on lui propose.

Dysfonctionnement du cortex

La persistance des bruits dans l'oreille perturbe le cerveau qui surévalue ces stimulations sonores, au point de les susciter et même d'en inventer !

Le cerveau peut créer ses propres sons, parce qu'il est peu stimulé en cas d'hypoacousie ou de surdité, il invente alors des sons !

C'est une indication à ne pas traiter seulement la sphère ORL (oto-rhino-laryngologique), mais aussi la sphère cérébrale qui participe à créer ou à renforcer les acouphènes.

Le cerveau augmente sa sensibilité aux sons, générant des bruits de fond que l'entourage n'entend pas. En cas de presbyacousie, on perd progressivement la perception des sons aigus, comme le cerveau les a entendus pendant des années, il est capable de les reproduire sous forme de bruits de fond.

Les sphères auditives ont progressivement un seuil de sensibilité de plus en plus bas, le patient s'isole, ce qui entraîne des problèmes relationnels.

Paramètre émotionnel

Certaines personnes pensent que les acouphènes n'ont qu'une origine émotionnelle, nous pensons que c'est très rare et que c'est plutôt l'existence des acouphènes qui entraîne des troubles psychologiques.

Il est vrai que la personne peut s'en servir pour s'isoler, ne plus communiquer avec les autres ou se soustraire à des conflits, en prétextant une crise d'acouphène aiguë.

Les acouphènes créent au niveau cérébral une zone de facilitation, c'est-à-dire que le cerveau peut diriger vers les centres auditifs d'autres stimuli physiques et émotionnels. Nous avons vu des acouphènes se déclencher après une entorse du genou !

On distingue les acouphènes subjectifs et objectifs.

Acouphènes subjectifs

Ce sont ceux qui ne peuvent pas être objectivés et gênent considérablement le patient.

Ils seraient dus à une activité anormale de neurones dans le cortex auditif, lorsque les afférences des voies auditives sont affectées ou interrompues.

Les points de départ peuvent se situer sur les nerfs acoustiques, la cochlée, le tronc cérébral et le cortex auditif.

L'interruption des voies auditives provoque la perte de l'activité corticale du cerveau, détourne certaines connexions neurales et même en crée de nouvelles.

C'est le phénomène identique qui apparaît pour les douleurs fantômes ressenties après amputation, comme si le cerveau créait des circuits imaginaires.

Les acouphènes peuvent apparaître tout simplement dans les surdités de transmission, en présence d'un bouchon de cérumen, une otite et un œdème de la trompe d'Eustache.

Étiologie

- La presbyacousie.
- Les traumatismes acoustiques.
- Les traumatismes du crâne.
- Les médicaments ototoxiques (l'aspirine, par exemple).
- La maladie de Ménière.
- Les tumeurs, les accidents vasculaires cérébraux (AVC), les maladies neurodégénératives.
- Les troubles de la transmission des sons.
- Les dysfonctionnements de la trompe d'Eustache.
- Les problèmes de l'articulation temporomandibulaire.
- L'otospongiose (déficience dans le renouvellement de l'os de l'oreille et particulièrement l'étrier).

En conclusion, les acouphènes subjectifs sont provoqués par un problème situé sur les voies auditives.

Acouphènes objectifs

Ils surviennent à cause :

- de bruits réels dans l'oreille moyenne, surtout en raison du système vasculaire ; ils sont le plus souvent pulsatiles (hypertension, turbulences lors d'athérosclérose, tumeurs, etc.) ;
- de tension anormale des muscles tenseurs et élévateurs du voile du palais, en relation avec la trompe d'Eustache, et aussi des muscles de l'oreille moyenne, comme les stapédiens, les tenseurs du tympan et les salpingopharyngiens, produisant des sons, le plus souvent brefs et secs.

Étiologie

- Turbulences carotidiennes ou jugulaires internes, par trop grande sinuosité et tortuosité congénitales ou acquises des vaisseaux (dus à l'âge, phénomène qu'on voit au niveau des veines temporales qui sont dilatées et tortueuses).
- Malformations vasculaires cérébrales ou dure-mériennes.
- Fibrose ou spasmes des muscles du voile du palais, de l'oreille moyenne et du tympan.

- Traumatismes crâniens.
- Suites de plongée sous-marine.
- Maladies infectieuses.
- Environnement bruyant et traumatismes sonores.
- Stress intense.
- Traumatisme cervical.
- Choc direct contre l'oreille, créant une hyperpression intra-auriculaire.
- Problème vasculaire, notamment sur l'artère labyrinthique, branche de l'artère subclavière.
- Traumatisme de l'épaule se répercutant sur le défilé thoracique.
- Hypertension.
- Problèmes barométriques intracrâniens.
- Suites d'interventions chirurgicales, pendant l'anesthésie, la colonne cervicale restant trop longtemps en hyperextension.
- Suites d'otite avec stéatome (tumeur enkystée contenant une matière graisseuse).
- Les cholésteatomes (présence d'épiderme dans la cavité de l'oreille moyenne).
- Infections sinusales ou pharyngolaryngées.
- Traitements médicamenteux au long cours ototoxiques (aspirine, anti-inflammatoires, antibiotiques, etc.).
- Microlésions dues à certaines maladies systémiques.
- Arrachage des dents de sagesse, provoquant une rupture plus ou moins complète des ligaments ptérygomandibulaires.

En conclusion

Les acouphènes objectifs, même s'ils ont le plus souvent une origine vasculaire, sont aussi dépendants d'autres facteurs. De toute façon, les acouphènes méritent un bilan médical. Rappelons qu'ils peuvent être dus à une tumeur comme un schwannome vestibulaire au niveau du nerf vestibulocochléaire, cette tumeur bénigne crée rapidement des douleurs insupportables.

Signes cliniques accompagnant les acouphènes

- Vagotonie en relation avec le tympan et l'élévateur du voile du palais innervés par le nerf vague.
- Dysphagie (douleur à la déglutition).
- Odynophagie (gêne ou blocage à la déglutition).
- Dysphonie, avec affaiblissement de la voix.
- Stridor respiratoire (respiration bruyante).

Examens cliniques

On recherche une éventuelle :
- hypertension ;
- anisotension.

Prenez la tension artérielle des deux bras : une différence trop marquée peut expliquer les acouphènes pulsatiles. C'est du côté de la tension la plus forte que le phénomène a lieu, en lien avec l'artère labyrinthique, branche de l'artère vertébrobasilaire, issue de l'artère subclavière.

Bilan ostéopathique

L'écoute crânienne peut attirer la main vers :
- l'oreille externe ;
- l'oreille interne ;
- le *porus* interne ;
- le méat acoustique interne ;
- le lobe temporal ;
- d'autres lobes, qui essaient de compenser la déficience du cortex auditif temporal ;
- une zone émotionnelle marquée.

Traitement médical

Le patient se voit proposer de très nombreux traitements, ce qui veut dire qu'il n'en n'existe pas un seul vraiment efficace. Voici ceux qui sont le plus généralement proposés :
- le port de prothèses auditives ;
- des thérapies sonores, pour diminuer l'hyperréactivité cérébrale ;
- des stimulations électromagnétiques ;
- des stimulations électriques du nerf vague ;
- des traitements médicamenteux, pour diminuer la présence de glutamate (neurotransmetteur excitateur).

Tests ostéopathiques

Test du conduit auditif externe

On effectue le test de compression des conduits auditifs externes décrit dans les nouvelles techniques. Une augmentation des acouphènes lors de ce test montre qu'il existe une pression intracanalaire externe trop forte, plus rarement au niveau du méat auditif interne ou du crâne.

Test en compression vibrée des conduits auditifs externes

On effectue une compression en vibrations des conduits auditifs externes ; le patient doit entendre un son profond bilatéralement, le problème se situe du côté où le son est faible ou absent.

Test de la trompe d'Eustache

Revoyons d'abord son anatomie qui est importante à connaître ; elle nous indique les points clés à cibler pour traiter les acouphènes.

Trompe d'Eustache

Elle fait communiquer l'oreille moyenne avec le rhinopharynx ; longue de 4 cm environ, elle a une direction caudale, médiale et ventrale.

Elle s'abouche dans le pharynx par un orifice de 8 mm de longueur sur 5 mm de largeur qui doit rester collabé au repos. Il s'ouvre pendant la déglutition, en flexion de la colonne cervicale et lors des mouvements volontaires (manœuvres de Valsalva, Toynbee, Frentzel et nos propres manœuvres) (figure 12.1).

Muscles de la trompe

Ce sont essentiellement les tenseurs et élévateurs du voile du palais, en coordination avec les muscles ptérygoïdiens, buccinateurs, constricteurs supérieurs et salpingopharyngiens.

Le muscle salpingopharingien s'insère au pourtour de l'ostium pharyngien, sur le cartilage tubaire ; il se dirige vers le muscle élévateur du voile du palais qui échange des fibres avec le muscle ptérygoïdien médial.

Fascia pharyngobasilaire

Il est formé par l'aponévrose des muscles du voile du palais qui sont aussi en continuité avec le constricteur supérieur du pharynx. La flexion de l'occiput met en tension ce fascia, ce qui permet l'ouverture de la trompe.

Test de la trompe d'Eustache

Le patient en procubitus, la tête en flexion, met ses index dans le conduit auditif externe en les poussant médialement et en finissant par une rotation ventrale ; le patient doit alors entendre un son caverneux.

Test neurovasculaire

Effectuer de légères compressions sur la bifurcation des carotides, en regard des gonions. Une modification des acouphènes peut mettre en exergue un problème artériel ou une compression anormale des nerfs glossopharyngien et vague.

Autres tests

Ce sont ceux que nous avons vus pour les tenseurs et élévateurs du voile du palais, la colonne cervicale, le crâne et les méninges.

Le traitement ostéopathique

Comme d'habitude, il n'existe pas de traitement standard, du fait que les causes d'acouphènes sont multiples ; en revanche, il ne faut pas négliger un seul des paramètres suivants, au risque d'échouer.

Ce que nous suggérons

Libérer d'abord les fixations tissulaires révélées par l'écoute initiale.

Harmoniser les pressions crâniennes et foraminales, en cherchant surtout à avoir un effet sur les différentes pressions directes ou indirectes qui interfèrent sur la sphère ORL. Il nous a fallu de nombreuses années pour obtenir de bons résultats sur les acouphènes ; voici les principaux protagonistes qui agissent sur les pressions de l'oreille et l'évacuation de ses fluides. Il est certain que la totalité de ces éléments n'agit pas directement sur les acouphènes, mais ils apportent tous leur contribution :

- les articulations temporomandibulaires et alvéolodentaires ;
- les conduits auditifs externes ;
- la trompe d'Eustache (voir chapitre 4) ;
- les méats auditifs internes ;
- les cornets du nez et les sinus sphénoïdaux et maxillaires ;
- les muscles barométriques du cerveau : les ptérygoïdiens, les tenseurs et élévateurs du voile du palais, le buccinateur et les muscles de la langue ;

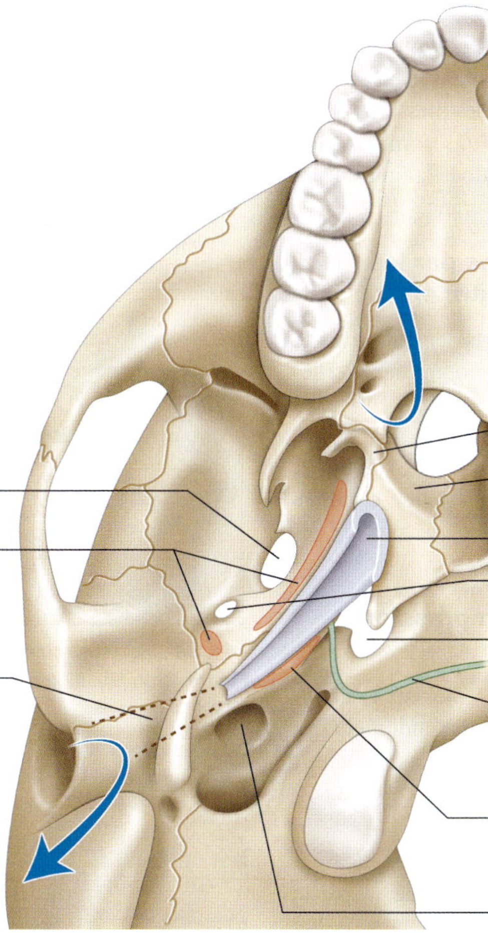

Figure 12.1. Technique de la trompe d'Eustache.
Source : Cyrille Martinet.

- les ligaments et fascias ptérygomandibulaires ;
- le fascia pharyngobasilaire ;
- les muscles tenseurs du tympan et salpingopharyngiens ;
- les nerfs crâniens, surtout les trijumeaux, vague, glossopharyngien et facial ;
- les artères vertébrales et labyrinthiques ;
- les parties du cortex temporal liées à l'audition ;
- les organes barométriques du cerveau, essentiellement le foie, les poumons et le cœur ;
- les zones cérébrales agissant sur la transformation des sons ;
- l'hyperréactivité émotionnelle, les acouphènes devenant souvent insupportables, peut être même à l'origine d'une dépression.

Techniques

Les articulations temporomandibulaires

Reportez-vous au premier ouvrage (chapitre 11), où l'on décrit des techniques concernant les muscles ptérygoïdiens latéral, médial et le temporal qui jouent un rôle très important sur ces articulations. Anormalement tendus, ils augmentent les pressions intracrâniennes et intra-auriculaires, avec toutes leurs conséquences sur les systèmes vasculaire, lymphatique et glymphatique du cerveau.

Muscles de la langue

Ils sont décrits dans le premier volume (chapitre 11, p. 127,128 et 129) et dans le chapitre 4.

Ils permettent d'harmoniser les pressions intracrâniennes et intratubaires. Nous sommes toujours étonnés de l'importance de la langue sur les modifications des pressions du crâne.

Conduits auditifs externes par les nerfs sensitifs (voir chapitre 4)

On libère les tensions des nerfs sensitifs dans le conduit acoustique externe, notamment celles du nerf facial qu'on libère aussi sous l'auricule ; consultez le chapitre 4.

La finalité de la technique est de diminuer la réactivité trop forte des nerfs des conduits auditifs externes qui contribuent à majorer les acouphènes.

Conduits auditifs par compressions vibrées

Le patient en décubitus, vous enfoncez délicatement un doigt dans chaque conduit auditif et vous effectuez une compression vibrée. Elle a un effet sur les pressions intra-auriculaires et le cortex auditif.

Méat auditif interne (figure 12.2)

Il est situé à la face dorsocrâniale de la partie pétreuse de l'os temporal et latéralement sous une crête osseuse où se trouve l'ouverture externe de l'aqueduc du vestibule.

Le but de la manœuvre est de diminuer la pression foraminale trop forte, à l'origine d'une hyperstimulation des nerfs vestibulocochléaires, et d'augmenter la circulation de l'artère auditive interne.

La technique (figure 12.3)

Le patient repose sur le côté de l'oreille à traiter :

- dans un premier temps, de votre thorax posé sur votre paume, vous créez une poussée en direction du côté foraminal à traiter. Ensuite, en passant sous le cou du patient, vous positionnez l'index ou le médius de l'autre main dans le *porus externus* pour augmenter la pression intra-auriculaire, votre doigt associe une compression médiale à une rotation ventrale ;
- dans un deuxième temps, vous posez un doigt par voie orale contre le maxillaire, pour l'étirer latéralement et ventralement, tout en continuant à augmenter la pression de votre doigt intra-auriculaire.

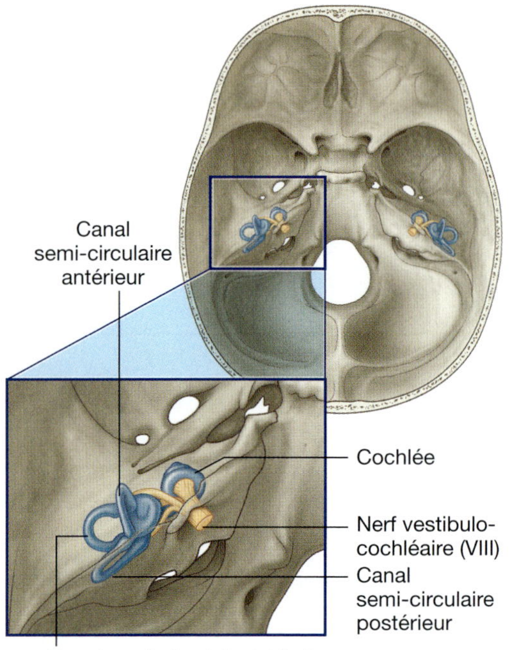

Figure 12.2. Situation de l'oreille interne dans l'os temporal.
Source : Richard L. Drake, A. Wayne Vogl, Adam W.M. Mitchell, Gray's Anatomy for Students, 4e. 2020 Elsevier.

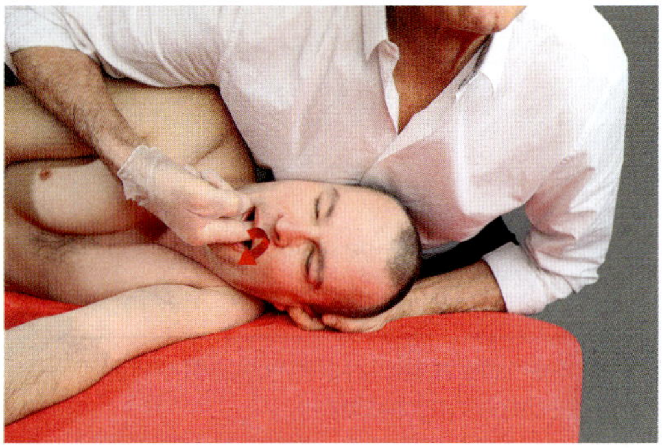

Figure 12.3. La technique.
Source : Photographie de Pierre-François Couderc.

Exercices de pression intratubaire

Normalement, la trompe d'Eustache est fermée au repos ; elle s'ouvre en déglutissant, en baillant et en position quadrupédique, la tête baissée. Il est important de se rappeler qu'en position quadrupédique, la tête penchée en avant, la trompe d'Eustache s'ouvre par l'intermédiaire du fascia pharyngobasilaire.

On propose deux exercices au patient qui se plaint d'avoir les oreilles bouchées, des sons étouffés, les oreilles sensibles, même douloureuses, des petites pertes d'équilibre et des acouphènes.

Exercices de pression intra-auriculaire

Pour diminuer les pressions intra-auriculaires, on demande au patient, en position assise, de faire les techniques de Valsalva, Frentzel, Toynbee et nos propres techniques (voir « Muscles de la langue », chapitre 4).

Exercice en quadrupédie (figure 12.4)

1. Le patient en position quadrupédique, la tête posée sur le sol, met un doigt dans chaque oreille qu'il dirige médialement et ventralement. Il agit par compressions successives, tout en faisant des inspirations et expirations prolongées et ensuite des déglutitions salivaires.
2. Toujours en compression auriculaire, il inspire par la bouche, puis il serre les lèvres, gonfle les joues et souffle doucement par le nez. Ces exercices ont une influence sur la pression et la circulation fluidique de la trompe d'Eustache.
3. Il effectue, toujours en bouchant ses oreilles, des mouvements latéraux avec la langue. On lui conseille de faire cet exercice deux fois par jour.

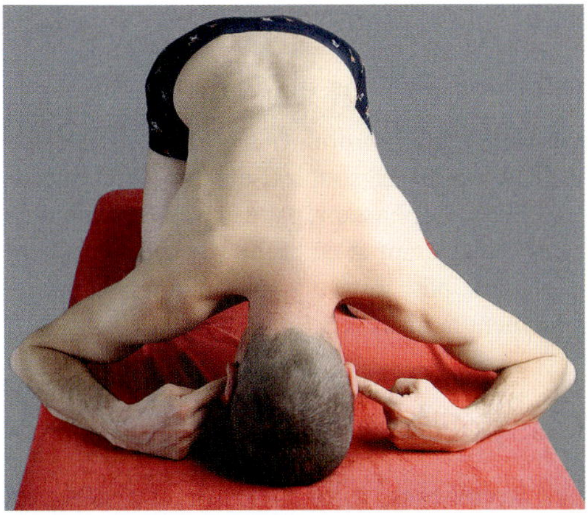

Figure 12.4. Exercice en quadrupédie.
Source : Photographie de Pierre-François Couderc.

Traitement des zones cérébrales (figure 12.5)

Le patient est en décubitus, vos mains en position d'écoute, vous incitez le patient à se focaliser sur ses acouphènes et même à les exagérer. Le cerveau, à force de recevoir ces stimuli, en est littéralement imprimé, vous localisez la zone cérébrale activée par ces messages négatifs pour la libérer en dissipation/inhibition.

Des chercheurs de l'université Urbana-Champaign de l'État d'Ilinois, grâce à l'IRM (imagerie par résonance magnétique) fonctionnelle, ont trouvé que c'est la zone du précunéus qui réagit le plus face aux acouphènes. C'est un gyrus de la face médiale du lobe pariétal qui est situé entre les sillons calloso-marginal et pariéto-occipital. À l'écoute fonctionnelle, on trouve fréquemment le pariétal, le cortex temporal auditif et l'amygdale, on travaille ces zones en dissipation/inhibition.

Organes et dure-mère impliqués dans les acouphènes

Certains organes jouent un rôle plus ou moins direct sur les acouphènes :

- le foie, par son incidence sur :
  - la viscosité des sécrétions tubaires,
  - les pressions lymphoveineuses du crâne,
  - la viscosité de l'endolymphe ;
- les reins et le cœur par leurs effets sur : la tension artérielle, et en particulier pour le cœur dans le cas d'acouphènes pulsatiles ;
- la dure-mère : elle est souvent, préalablement, en tension avant l'apparition des acouphènes, elle contribue à augmenter les pressions de l'appareil auditif (voir chapitre 4).

Exercices de détournement des sons

Le patient entend des sons qui le gênent de plus en plus, on lui apprend à détourner ces sons pour les rendre plus acceptables, ces exercices fonctionnent selon la gravité des acouphènes.

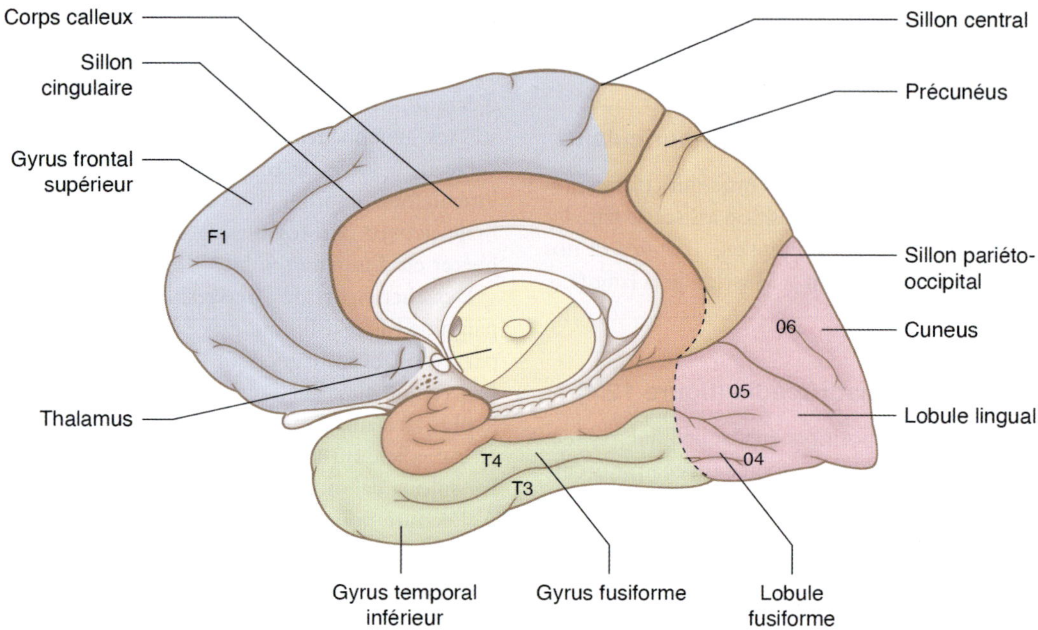

Figure 12.5. Le précuneus.
Source : Cyrille Martinet.

Pour les sons pulsatiles

On demande au patient d'imaginer qu'il est au bord de la mer, sous un beau soleil, et que ses acouphènes correspondent aux flux et reflux de la mer… petit à petit ses acouphènes lui donnent l'illusion du bruit que font les vagues. On l'encourage même à imiter le bruit des vagues avec sa bouche.

L'écoute crânienne, qui, au début, vous entraîne sur une zone cérébrale recevant des informations négatives, change de direction et se manifeste sur une zone limbique plutôt positive (souvent le cortex cingulaire et le noyau accumbens). Cette nouvelle zone est à travailler en intensification/stimulation.

On encourage le patient de continuer ces exercices chez lui.

Pour les sons continus

Le patient essaie de transformer progressivement les sons continus des acouphènes en un air de musique qu'il aime bien, progressivement il murmure plus fort la musique ou le chant ; on procède de même en intensification/stimulation sur la nouvelle zone révélée par l'écoute.

Associer les sons et les odeurs

Le patient essaie d'imaginer simultanément une odeur et un bruit positifs, comme ceux d'une cafetière ou d'une théière, le matin au petit-déjeuner.

Associer les sons et les mouvements

Le patient fait coordonner ses bruits à des mouvements légers et souples, comme ceux du taï-chi-chuan, en poussant, par exemple, une main en avant, en expirant et en fléchissant la tête pendant la phase la plus forte des sons. Il ramène ensuite lentement la main vers lui, en inspirant.

Dissipations émotionnelles

Les acouphènes, à force de stimuler négativement le cerveau, créent un état de stress permanent et finissent par devenir obsessionnels et insupportables. Le cerveau a tellement de taches à résoudre qu'il ne peut plus supporter cet accroissement de stimulations, provoqué par les acouphènes, c'est la porte ouverte à un état dépressif.

> **La technique**
>
> On fait évoquer au patient les différents problèmes que les acouphènes lui causent à lui et à son entourage, et la gêne qu'il n'ose plus exprimer.
> Ceci nous permet de trouver avec précision la zone cérébrale pour la relâcher en dissipation émotionnelle.

Céphalées et migraines

De nombreux patients nous consultent pour « des maux de tête » ; nous vous proposons de nouveaux traitements pour mieux soulager la douleur de ces personnes.

Céphalées

Les céphalées font partie des souffrances les plus répandues du système nerveux.

Elles sont difficiles à caractériser, les patients évoquent, selon la richesse de leur vocabulaire et des symptômes, des manifestations intracrâniennes comme : des compressions, martèlements, oppressions, fourmillements, torsions, nuqualgies et des symptômes extracrâniens comme des nausées, des envies de vomir, des douleurs viscérales, etc.

Ce sont des symptômes subjectifs, non spécifiques. Les céphalées sont beaucoup plus supportables que les migraines et souvent de moindre durée.

Étiologie

On incrimine beaucoup d'éléments comme :

- certaines conditions psychologiques chroniques, difficilement supportables ;
- un manque ou un excès de sommeil ;
- un surmenage, une fatigue intense ;
- un stress aigu ;
- des rhinites, des sinusites, des algies dentaires ;
- des problèmes visuels ;
- un déséquilibre hormonal ;
- un mauvais régime alimentaire ;
- des abus médicamenteux ;
- des problèmes hépatobiliaires ;
- une hypertension ;
- des problèmes respiratoires par excès de CO_2 ;
- une allergie alimentaire (notamment aux sulfites et au gluten) ;
- des fixations ostéoarticulaires cervicales ;
- un abus d'alcool, de stupéfiants ;
- un traumatisme crânien ;
- des accidents vasculaires cérébraux ;
- des tumeurs cérébrales ;
- des troubles émotionnels ou même mentaux.

> **Caractéristiques**
>
> Ce sont des maux de tête parfois primaires, comme les migraines, les céphalées de tension et les algies vasculaires de la face, ou secondaires à des problèmes digestifs hormonaux ou émotionnels.
> Les maux de tête ont de nombreuses origines ; parmi celles-ci nous allons étudier les névralgies crâniennes, les céphalées de tension, les algies vasculaires de la face et les migraines.

Névralgies crâniennes

Elles proviennent essentiellement des nerfs trijumeau, glossopharyngien, facial et grand nerf occipital (Arnold).

Névralgies du trijumeau

- Elle est toujours décrite comme intense, provoquée par des décharges fulgurantes, ce qui est vrai, mais elle existe aussi sous des formes moins agressives.
- Elles touchent plus les femmes et surtout celles de plus de 60 ans.
- Elles concernent d'abord particulièrement la branche maxillaire, ensuite la branche mandibulaire et enfin la branche ophtalmique du trijumeau.

> **Les facteurs déclenchants**
>
> Le froid, la mimique, l'appui contre un oreiller, la crispation du visage, l'allodynie (douleur provoquée par une stimulation en principe pas douloureuse, comme un effleurement ou une caresse).
>
> À vérifier, dans ces cas, la sensibilité du visage, le réflexe cornéen, la force des muscles masticateurs et des signes éventuels de zona (éruption cutanée).
>
> Les lumières vives, les bruits trop forts et les odeurs nauséabondes ; selon ce que dit le patient, on traitera les nerfs optiques, les pressions intra-auriculaires et le cortex entorhinal.

Névralgie du glossopharyngien

Les symptômes sont assez similaires de ceux du trijumeau ; à ceux-ci s'ajoutent des douleurs de la langue, du larynx, une déglutition douloureuse, au point de déclencher immédiatement la névralgie.

Névralgie du grand nerf occipital (Arnold)

C'est Friedrich Arnold, anatomiste allemand, qui l'a décrite en premier, ses causes et traitements font partie des grands classiques en ostéopathie.

Cette branche postérieure de la deuxième racine cervicale donne la sensibilité du scalp ; elle s'anastomose avec la branche frontale du nerf ophtalmique du trijumeau et des filets nerveux qui innervent les processus articulaires cervicaux.

Si bien qu'une douleur sinusale, dentaire, alvéolodentaire peut créer une cervicalgie qui n'a absolument rien de mécanique !

Autre point important, cette anastomose peut créer des douleurs dure-mériennes et vasculaires intracrâniennes, sources de céphalées ou de migraines.

Diagnostic différentiel

Certains symptômes peuvent évoquer une sclérose en plaques, une tumeur, une inflammation méningée, un zona, un traumatisme très souvent oublié par le patient ou sa famille, une maladie de Horton.

Maladie de Horton

Elle provoque surtout une inflammation des artères carotides externe et temporale. C'est une urgence médicale absolue avec un risque de cécité par ischémie de l'artère ophtalmique et de ses branches. Les douleurs, au départ, ont lieu lors de la mastication, accompagnées d'une hyperesthésie du scalp, une fatigue, de la fièvre et plus tard des céphalées intenses.

Prenez garde à toute céphalée brutale inhabituelle qui peut être une urgence vasculaire.

Céphalées de tension

Elles sont souvent la conséquence de stress ou de problèmes mécaniques de la colonne cervicale ou du crâne.

Ce sont des céphalées donnant une sensation d'étau autour de la tête, comme certaines migraines ; elles apparaissent souvent durant le week-end, chez les personnes hyperactives dont la charge de travail durant la semaine est trop forte. La baisse brutale d'activité est la cause de ces migraines, obligeant le patient à garder le lit tout le week-end pour repartir en forme le lundi.

Algies vasculaires de la face

Elles sont rares et, à l'inverse des migraines qui touchent plus les femmes, elles affectent plus les hommes.

Ce sont des crises récurrentes, fréquentes, parfois brèves et très douloureuses, pouvant affecter les yeux, provoquer un ptosis, un écoulement nasal et une douleur temporomandibulaire homolatérale.

On évoque aussi une origine génétique touchant l'hypothalamus.

Elles sont parfois à l'origine d'une découverte d'un cancer pulmonaire par atteinte directe du nerf vague ou par compression intrathoracique.

Le traitement médical de ces algies est souvent décevant.

Notre traitement n'a pas d'effets sur la cause, mais nous pouvons rendre plus supportables les douleurs et faire espacer les crises. C'est en traitant les nerfs trijumeau et facial, avec beaucoup de douceur, que nous obtenons les meilleurs résultats.

Migraines (figure 12.6)

C'est une céphalée primitive ; il est difficile de résumer les migraines à leurs seuls symptômes : c'est une maladie neurovasculaire polymorphe aux symptômes divers.

Les traitements symptomatiques de la migraine progressent, sans que ses causes soient entièrement connues, à l'inverse des facteurs déclenchants.

Étiologie

Hormonale et héréditaire

Les migraines ont une prédominance féminine, elles sont trois fois plus fréquentes chez les femmes, leur côté héréditaire est assez évident, souvent les mères et les grands-mères sont ou ont été migraineuses.

> **Important**
>
> Plus les migraines arrivent précocement, plus la part des facteurs génétiques est déterminante.

Le plus souvent, elles commencent à la puberté et ont tendance à diminuer autour de la cinquantaine, confirmant le facteur hormonal. Nous pensons que c'est un taux d'œstrogène trop élevé qui pourrait expliquer la migraine, en partie en raison de leur hépatotoxicité.

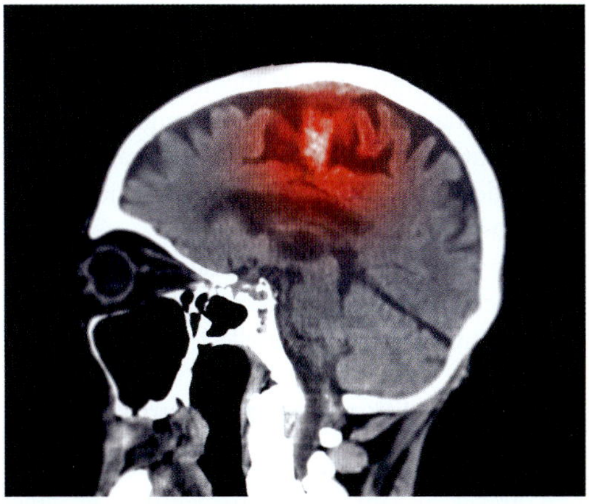

Figure 12.6. Image de synthèse symbolisant l'orage vasculonerveux d'une migraine.
Source : © Adobe Stock. Image : Samunella.

Caractéristiques

Les céphalées de la migraine sont longues, incapacitantes, invalidantes, et accompagnées de nausées et de photophobie plus marquée le matin.

Elles sont dues à des neuropeptides algogènes et inflammatoires du système trigéminovasculaire.

Il existe une hyperexcitabilité des neurones et des vaisseaux cérébraux. Par ailleurs, on assiste à un dysfonctionnement des centres de la douleur dans l'hypothalamus et le tronc cérébral qui échouent à faire diminuer la douleur.

Autant dans les céphalées, le nerf trijumeau joue un rôle essentiel, autant dans les migraines, même s'il est important, il est loin d'être le seul en cause.

Migraines cataméniales

Elles ont souvent lieu pendant la période prémenstruelle avec un pic au moment des règles, ensuite elles vont décrescendo.

NB : les migraines qui disparaissent totalement pendant la grossesse sont vraiment les plus difficiles à soigner, leur origine hormonale ne laisse aucun doute.

Principaux facteurs déclencheurs

- Les grandes variations de pression atmosphérique (parcours montagne-plaine, orage et alternance brutale de température).
- Les stress importants et les contrariétés.
- Les colères.
- Le manque de sommeil (plus rarement l'excès).
- Les efforts physiques et intellectuels intenses.
- Le relâchement brutal de ces efforts pendant le week-end.
- Le bruit, les lumières et les odeurs trop fortes.
- Les changements climatiques rapides.
- Les orages (phénomène électromagnétique).
- Les modifications des repas (contenu et horaire).
- Le manque d'hydratation.
- Le vin rouge et tous les vins trop chargés en sulfite.
- Un excès d'activités physiques (encore plus avec un mauvais régime alimentaire).

- Certains chocolats (présence de tyramine) avec leurs effets cumulatifs avec d'autres aliments et boissons.
- La crème fraîche, surtout cuite.
- Certains fromages affinés (présence de tyramine).
- Les poissons fumés.
- Les viandes ou charcuteries contenant des nitrites.
- Un jeûne trop long.
- La présence de nitrate ou de nitrite dans certains aliments (surtout dans la charcuterie).
- La présence de monoglutamate de sodium (syndrome des restaurants asiatiques).
- Les douleurs cervicales, temporomandibulaires ou dentaires.
- Les blessures à la tête.
- Les traumatismes crâniens.

Migraines sans et avec aura

L'aura se définit par des troubles neurologiques annonciateurs de la migraine.

Migraine sans aura

C'est la plus fréquente, les céphalées durent de quelques heures à 2 ou 3 jours.

Les symptômes :

- douleurs plutôt d'un côté de la tête (pulsations, palpitations) ;
- douleurs incapacitantes et invalidantes ;
- douleurs s'atténuant en dormant ;
- photophobie (repos dans une pièce sombre) ;
- hyperacousie ;
- osmophobie (hypersensibilité aux odeurs) ;
- dysautonomie (hypotension orthostatique idiopathique) ;
- troubles digestifs, avec parfois des vomissements qui soulagent très momentanément le patient, cela ressemble aux crises de foie ;
- bâillements fréquents et éternuements qui procurent un très bref soulagement, en augmentant un court instant la pression intracrânienne et en la diminuant aussitôt après brièvement ;
- humeur fluctuante, troubles de la concentration ;
- hypersensibilité des muscles du crâne et du scalp ;
- raideur cervicale, sensations vertigineuses ;
- pâleur, sudation ;
- allodynie.

Migraine avec aura

Prodromes

La migraine s'accompagne de troubles annonciateurs provenant d'une hyperactivité de l'hypothalamus et du déséquilibre sympathique/parasympatique.

Le patient a des sautes d'humeur, des cervicalgies, des nausées, des envies alimentaires obsessionnelles, des troubles de la vue, du langage, de l'équilibre, un engourdissement du visage ou du corps tout entier.

Il connaît bien ces signes et il sait pertinemment qu'il va avoir une migraine.

Symptômes

- Troubles visuels, scotomes (taches dans le champ visuel), phosphènes (irruption de taches lumineuses dans le champ visuel), baisse de la vision.
- Hémianopsie (on ne peut voir qu'une seule partie du champ visuel de chaque œil).
- Paresthésies.
- Dysarthrie : faiblesse des muscles responsables du langage et de l'élocution.
- D'autres phénomènes plus rares : vertiges, diplopie, ataxie, atteinte motrice isolée.
- En principe, on déconseille fortement aux femmes qui ont des migraines de prendre des contraceptifs oraux et plus tard un traitement hormonal de substitution qui, en plus de problèmes hépatiques et hormonaux, semblent favoriser la formation de méningiome.
- Les migraines sévères avec aura augmenteraient le risque d'accident vasculaire cérébral.
- Les douleurs sont très souvent majorées en fonction :
  - des variations hormonales cataméniales ;
  - de certaines prises médicamenteuses ;
  - de l'hypertension artérielle.

Diagnostic différentiel et voyants rouges

Les migraines peuvent annoncer des problèmes plus graves, il vaut mieux être vigilant, en voici quelques exemples.

Accidents vasculaires cérébraux

Attention aux migraines avec aura qui peuvent être des accidents ischémiques transitoires, les déficits neurologiques sont brutaux et courts. Dirigez ces patients chez leurs médecins au moindre doute.

Nous nous souviendrons toujours de cette patiente qui est venue nous consulter en pleine crise de migraine avec une tension artérielle anormalement haute. Nous avons même téléphoné à son médecin qui, hélas, n'était pas joignable ; elle a refusé d'aller aux urgences, le lendemain elle a été victime d'un accident vasculaire cérébral hémorragique dévastateur avec hémiplégie droite et perte totale de la parole. Elle est, hélas, toujours très handicapée.

Épilepsie focale

Les signes neurologiques sont très brefs et intenses, alors que la migraine d'un AVC dure plus longtemps.

Migraines par surconsommation médicamenteuse

Elles sont surtout consécutives à une prise trop importante d'opiacés et d'antalgiques pour lutter contre la migraine ou parfois d'autres affections. Ces migraines apparaissent plus volontiers le matin, le foie et les reins sont les premiers atteints par la surconsommation médicamenteuse.

Ce petit paragraphe nous permet de nous souvenir de ce que nous disait un chef de service hospitalier : ne prenez jamais plus de trois médicaments à la fois, au risque d'avoir des interactions dangereuses pour votre santé. C'est l'effet cumulatif de ces médicaments qui est toxique ; ces patients ont une haleine chargée, sentant l'odeur de ces médicaments ou l'acétone (odeur de pomme).

Douleurs posturales et barométriques

Un mal de tête déclenché en se penchant en avant, en éternuant et en toussant ou en forçant pour aller aux toilettes fait avant tout penser à une hypertension et parfois à une tumeur.

Tumeurs

Attention aux maux de tête provoqués par une tumeur ou un ictus, en voici les caractéristiques :
- apparition soudaine, augmentant rapidement en intensité, et survenant plutôt la nuit ;
- inhabituels après la cinquantaine ;
- devenant de plus en plus sévères ;
- accompagnés de fièvre ;
- donnant une raideur de la nuque ;
- générant des troubles sensitifs, moteurs et sensoriels ;
- amenant une confusion mentale et une grande somnolence.

Problèmes méningés

On trouve ces migraines après des péridurales, par effraction de la dure-mère, avec parfois des fuites de liquide cérébrospinal. La pression intracanalaire vertébrale s'effondre avec un début d'engagement de la partie postérieure de l'encéphale.

Suites de traumatismes

Elles donnent des migraines accompagnées de douleurs cervicales et méningées.

Les traumatismes cervicaux sont de réelles causes adjuvantes ; nos traitements associant la colonne cervicale et la dure-mère améliorent nettement ces migraines, même si l'origine mécanique est loin d'être toujours la seule en cause.

Facteurs favorisants

Les causes réelles sont encore peu connues ; on connaît surtout les facteurs favorisants comme :
- une origine génétique, surtout féminine ;
- un déséquilibre hormonal (prédominance féminine) ;
- un système nerveux trop réactif, les neurones du cerveau ont un seuil de sensibilité trop bas, notamment ceux de la vue, du système somatosensoriel, de la parole et de l'équilibre ;
- des problèmes ostéoarticulaires vertébraux ;
- une trop grande libération de substances algogènes inflammatoires pour des problèmes minimes, atteignant les systèmes nerveux et

vasculaires du cerveau. Ce serait l'hypothalamus qui serait trop réactif ;
- une activité électromagnétique du cerveau trop élevée pouvant stimuler anormalement les neurones et surtout leurs synapses, avec une prédilection pour les nerfs trijumeaux. Ceci pourrait expliquer la grande variété des symptômes.

Système trigéminovasculaire

Comme nous l'avons écrit, il est déterminant dans les crises migraineuses.

Pour nous, le nerf trijumeau a la même importance physiologique et pathologique que celle du nerf vague, même s'il est moins devant les projecteurs.

Dépression corticale envahissante

C'est une vague qui se dirige de dorsal à ventral ; elle stimule anormalement le système trigéminovasculaire, avec deux phases distinctes :
- l'une d'hyperactivité neuronale accompagnée d'hyperfusion ;
- l'autre d'hypoactivité neuronale accompagnée d'hypofusion.

Branche ophtalmique du trijumeau

Elle innerve les méninges, en particulier la sensibilité de la dure-mère et le système artérioveineux de la pie-mère.

Le réflexe trigéminovasculaire empêche une ischémie cérébrale par la libération de neuropeptides vasodilatateurs dont le CGRP (*Calcitonin Gene-Related Peptide*) qui fait partie d'importantes recherches ; il semble apporter une aide précieuse pour soigner les migraines.

Nous avons vu dans le chapitre 4 que le noyau sensitif du nerf trijumeau est étroitement lié au locus cœruleus, situé dans le tronc cérébral. Ce noyau sensitif est une structure noradrénergique et cholinergique qui peut affecter considérablement les neurones.

Le locus cœruleus, encore peu étudié, reçoit tous les messages sensoriels en les excitant, les rendant souvent anormalement douloureux et stressants. Il a de nombreuses connexions avec le cerveau et l'organisme en général.

Guérit-on des migraines ?

On peut diminuer le nombre de crises, atténuer leur intensité, donner des conseils hygiénodiététiques, mais guérir vraiment une migraine est difficile, les personnes confondent souvent céphalées et migraines qui sont si différentes.

Les migraines, parfois, cessent d'elles-mêmes, souvent en relation avec l'âge et la ménopause, surtout celles qui ont commencé à la puberté et qui ont affecté d'autres femmes de la famille. Chez l'homme, la diminution avec l'âge correspond à un changement de rythme du travail, une nouvelle activité ou un changement familial.

Traitement médical

Très longtemps, le traitement médical était basé sur le cortège anti-inflammatoire/sédatif, qui fonctionnait plus ou moins et de bêtabloquants. À l'heure actuelle, il existe de nouvelles pistes, des chercheurs du CNRS (Centre national de la recherche scientifique) de l'université Côté d'Azur ont identifié des protéines pouvant provoquer des crises de migraine. Ces protéines, appelées canaux ioniques, sont génératrices de courant, quand la migraine a une origine génétique, ces canaux dysfonctionnent et contrôlent moins bien l'activité électrique des neurones qui, trop stimulés, déclenchent des migraines.

Intérêt ostéopathique

Même si ces désordres électriques de neurones ne sont qu'une partie de l'explication des neurones, ils justifient notre approche électromagnétique des migraines.

Action du CGRP (*Calcitonin Gene-Related Peptide*)

Ce peptide est en grande partie responsable de la vasodilatation et de l'inflammation des vaisseaux cérébraux, de nouveaux médicaments efficaces sont désormais accessibles.

Le traitement ostéopathique

Ce que nous suggérons.

Traiter la zone de l'écoute initiale

Même si elle vous paraît peu compatible avec les symptômes d'une migraine.

Libérer les tensions du scalp

Les différents composants du scalp sont innervés sensitivement par le nerf trijumeau et pour la motricité par le nerf facial. Le patient, en cas de crise migraineuse, se frotte souvent le scalp, ce qui le soulage un peu et pas longtemps.
La technique du scalp est décrite dans le premier volume, on l'utilise aussi après un traumatisme crânien. En mobilisant le scalp, d'abord sagittalement, puis latéralement, on recherche une moindre mobilité, une adhérence et une partie sensible ou douloureuse. En traitant le scalp, on obtient aussi un effet sur les veines émissaires issues en grande partie du sinus veineux sagittal supérieur et bien sûr le nerf trijumeau, élément clé des migraines.
On apprend au patient à pratiquer ces techniques.

Traiter les tensions neurales

En traitant essentiellement les nerfs trijumeaux, vague et facial qui font diminuer la fréquence et l'intensité des crises migraineuses.

Les nerfs trijumeaux

Nous pensons que sans nerfs trijumeaux, il n'y aurait pas de douleurs migraineuses, surtout en se rappelant qu'ils innervent la dure-mère et le système vasculaire cérébral par le système trigémino-autonomique, ils constituent pour cette raison notre première cible du traitement.

Exemples de la sensibilité trigéminale

La douleur exquise déclenchée par un dentiste quand il vous touche un nerf dentaire (issu du nerf trijumeau).
Plus simplement en dégustant une glace, quand le froid irrite le nerf maxillaire au niveau des foramens palatins et provoque une douleur très vive qui remonte vers le nez et les sinus.
Voici les différentes zones que l'on traite, soit directement sur les nerfs trijumeaux, soit sur leurs anastomoses.

Traiter les nerfs supraorbitaires

C'est important de se rappeler que le nerf supraorbitaire, branche du nerf frontal, donne des rameaux sensitifs, et sa sensibilité à la suture coronale.

Décomprimer les nerfs palatins

Nous le faisons systématiquement ; leur importance sensitive et vasculaire joue un rôle déterminant sur les névralgies trigéminales, reportez-vous au répertoire des techniques.

Relâcher la jonction occipitovertébrale

Elle est indispensable à libérer, elle est la principale cause des migraines d'origine mécanique. Le nerf d'Arnold, qui est une branche sensitive, émergeant entre C1 et C2, s'anastomose avec les branches supraorbitaire et frontale du nerf trijumeau au niveau du scalp et, nous pensons aussi, avec le nerf vague.
Comme nous l'avons vu, le nerf vague échange des fibres avec les branches nerveuses motrices issues d'occiput/C1 et la dure-mère de la jonction occipitovertébrale. Il innerve la partie postérieure de la dure-mère crânienne autour du foramen magnum et de la fosse occipitale et indirectement, par anastomose avec le nerf d'Arnold, les branches sensitives capsulosynoviales des facettes des vertèbres cervicales.
Une fixation des vertèbres cervicales peut participer au déclenchement des migraines.

Ouvrir le trigone de l'artère vertébrale (figure 12.7)

Il est situé sous les muscles sternocléidomastoïdien, trapèze, splénius de la tête et semi-épineux de la tête. Il est formé par les muscles suboccipitaux, grand droit postérieur de la tête et les obliques crânial et caudal de la tête.
C'est là où se trouvent, au centre, l'artère vertébrale et le nerf suboccipital.
Nous allons voir d'autres techniques très importantes à effectuer en cas de migraines.

La technique occipitovertébrale en latérocubitus (figure 12.8)

1. Elle se fait bilatéralement : vous êtes face au patient, le thorax contre son épaule, une main au niveau du crâne. Du pouce et de deux doigts de l'autre main, vous relâchez tous les tissus mous entre l'occiput et C2, en mobilisant la tête et l'épaule et en jouant sur l'extension cervicale, vous pouvez modifier la profondeur que vous désirez atteindre. Plus la colonne cervicale est en extension, plus vous agissez profondément sur les muscles suboccipitaux.
2. Sur l'occiput, vous vous adressez aux insertions musculaires occipitales que vous mobilisez contre le relief osseux occipital ; d'abord les trapèzes et les sternocléidomastoïdiens, plus profondément les semi-épineux et le splénius et enfin les petits muscles suboccipitaux.

Augmenter le drainage des veines jugulaires externes

Reportez-vous au chapitre 4, ces veines drainent la circulation veineuse du scalp, leur congestion nuit au système de nettoyage du cerveau et peut aussi irriter les nerfs trijumeaux, sources de céphalées et de migraines.

Libérer les tensions dure-mériennes et pie-mériennes

Quand on parle de dure-mère, on pense trop à son rôle de protection et de tenseur mécanique, rappelons-nous que la pie-mère a ses propres vaisseaux artérioveineux et lymphatiques influençant la circulation cérébrale. On libère ainsi les tensions dure-mériennes vertébrales, qui sont aussi à l'origine des contraintes occipitovertébrales.

Régulariser l'activité hypothalamo-hypophysaire

Nous employons la manœuvre décrite dans le chapitre 4, associant les manipulations de la selle turcique et des sinus caverneux pour voir un effet sur l'hypophyse, notre but est d'équilibrer le système hormonal.

Nous avons toujours dit dans nos cours qu'une trop forte concentration d'œstrogènes peut être migrainogène, l'Inserm (Institut national de la santé et de la recherche médicale) a démontré que les œstrogènes affectent les cellules autour du nerf trijumeau et les vaisseaux sanguins qui lui sont connectés [1].

Décongestionner le foie

C'est le foie, en simplifiant beaucoup, qui élimine les œstrogènes sous forme de cholestérol, il est indispensable à traiter. Les hyperœstrogénies affectent les vaisseaux cérébraux et aussi le foie. Au niveau hépatique, elles sont lithogènes, en ralentissant le flux biliaire, en augmentant la viscosité biliaire et la sécrétion du cholestérol biliaire.

Il faut toujours se rappeler que ce sont essentiellement le foie et les reins qui éliminent les effets toxiques des médicaments, le simple exemple du paracétamol dont l'hépatotoxicité est reconnue doit nous alerter sur les effets délétères de certains médicaments.

Quand il existe un problème hépatobiliaire, le simple contact sous costal hépatique est sensible, parfois même douloureux.

Nous avons vu aussi qu'un mauvais métabolisme biliaire a des conséquences négatives sur le cerveau en élevant le taux d'ammoniachémie, par exemple.

Effectuer la technique du tronc cérébral pour avoir un effet sur le locus cœruleus (voir « Nerf trijumeau », chapitre 4)

- Traiter le cerveau en dissipation/inhibition sur la zone qui est activée lors d'une crise. Les migraines, surtout avec aura, peuvent être dangereuses en affectant la microcirculation cérébrale, surtout celle de substance blanche.
- Stimuler la clairance cérébrale en traitant les systèmes lymphatique et glymphatique du cerveau (voir chapitre 4).
- Équilibrer les flux électromagnétiques du cerveau ; il nous semble que dans les migraines, l'ensemble du cerveau est perturbé électromagnétiquement. Au tout début de la migraine, on ressent essentiellement les zones préfrontales, ensuite le thalamus et l'insula.
- Donner les conseils hygiénodiététiques que nous avons vus auparavant et ceux qui suivent.

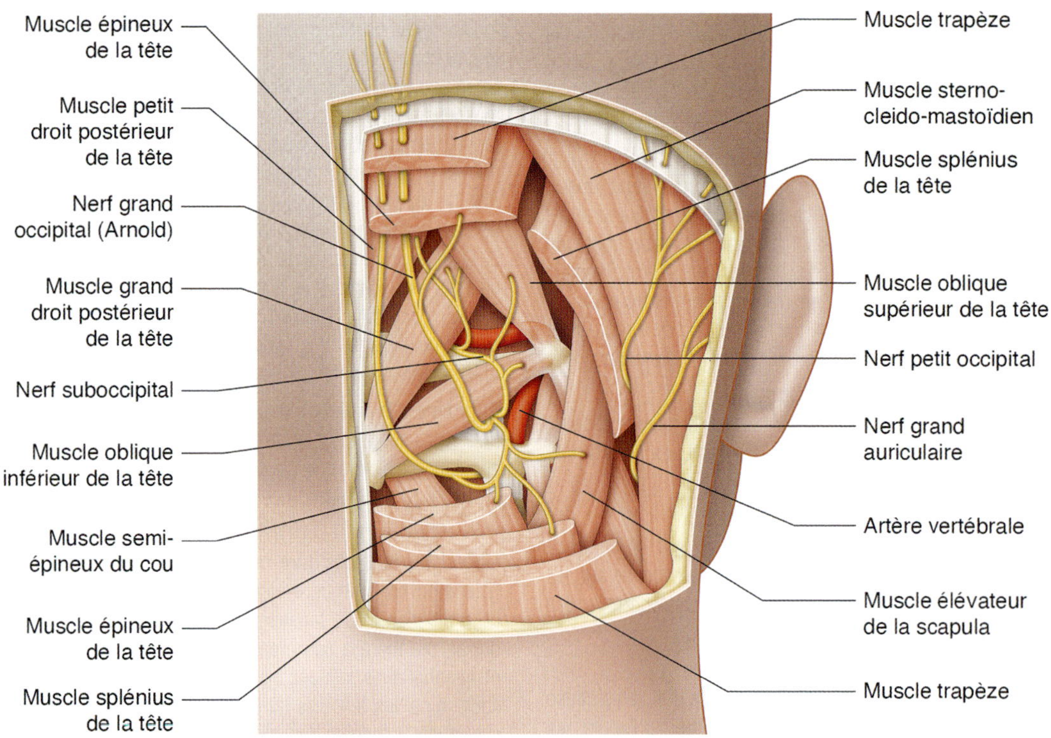

Figure 12.7. Ouverture du trigone de l'artère vertébrale.
Source : Cyrille Martinet.

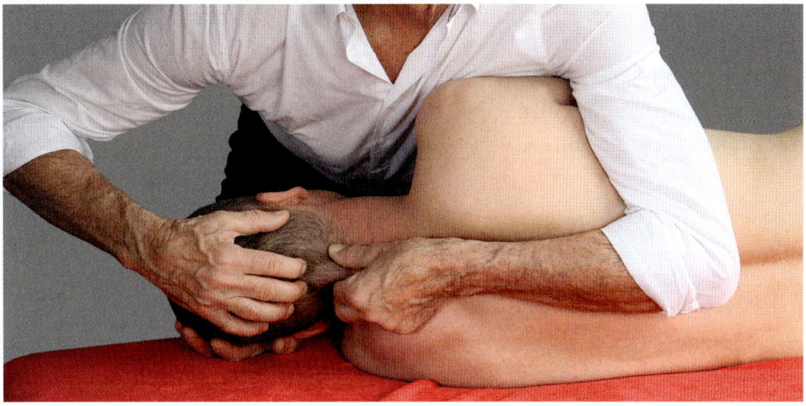

Figure 12.8. La technique occipitovertébrale en latérocubitus.
Source : Photographie de Pierre-François Couderc.

Conseils et recommandations

Conseils hygiénodiététiques

La plupart du temps, les patients savent déjà ce qu'ils doivent éviter, mais à force de faire attention, ils craquent !

Pour ceux qui ont des migraines de fin de semaine, dues aux stress du travail et qui vont au restaurant le vendredi soir, ils doivent se méfier de ce qu'ils vont boire et manger. C'est à ce moment que l'organisme se relâche et qu'il devient sensible à certains aliments, le pire des menus serait un plat avec de la crème cuite, du vin rouge et un gâteau au chocolat !

Pour les femmes, la période prémenstruelle est plus propice aux crises migraineuses, elles doivent aussi prendre garde à éviter les boissons et aliments migrainogènes.

Recommandations

- Se coucher tôt.
- Manger à une heure régulière.
- S'hydrater suffisamment.
- Éviter l'alcool, le chocolat, la crème, certains fromages à pâte molle, les conservateurs, méfiez-vous, par exemple des abricots ou raisins secs qui gardent leur couleur naturelle, en raison de leur traitement aux sulfites. Heureusement, les vignerons ont diminué de plus de 60 % la quantité de sulfites dans le vin.
- Choisir une activité physique plaisante et non harassante, la marche et la bicyclette par exemple, en commençant doucement et en augmentant le rythme et l'intensité progressivement.
- Consulter le dentiste régulièrement ; toute atteinte gingivodentaire irrite les nerfs trijumeaux.
- Éviter les conflits (périodes et lieux).
- Faire de la relaxation, du yoga.
- Prendre un antimigraineux dès le début de la crise, c'est là où ils sont les plus efficaces.
- Consulter un ostéopathe pour faire un bilan vertébral, viscéral, crânien et cérébral.

Dépression

La dépression est une maladie pluriforme, elle affecte tous les âges, avec tantôt des symptômes lourds très évidents, ou tantôt plus discrets, au point même que l'entourage ne s'en rend pas compte. On confond souvent dépression et déprime, voici leurs différentes caractéristiques.

Elle correspond à une souffrance personnelle intense, profonde et une angoisse, associée à une difficulté ou à une impossibilité d'avoir un comportement social normal.

Déprime

Elle se caractérise par une tristesse, une anxiété avec des symptômes bien moins profonds et continus que dans la dépression, la personne arrive quand même à gérer sa vie.

C'est assez comparable avec la différence entre le baby-blues et la dépression du post-partum, cette dernière est bien plus grave et lourde de conséquences.

Pour mieux illustrer la différence entre déprime et dépression, voyons la différence entre le baby-blues et la dépression du post-partum.

Baby-blues

Après la naissance de l'enfant, tout l'organisme de la maman est chamboulé sur les plans hormonal, physique et psychologique. Dès le troisième jour, au retour à la maison, la maman a peur de ne pas être à la hauteur de son rôle de mère, de ne pas faire face à l'accroissement de travail et de négliger le père.

Le baby-blues est la conséquence de cet ensemble de problèmes, il ne dure pas longtemps, entre 15 jours et 1 mois, ensuite tout s'arrange bien, il faut tout de même remarquer qu'il est plus difficile pour la maman d'avoir un enfant que pour le père !

Symptômes du baby-blues

- Anxiété.
- Découragement.
- Tristesse.
- Pleurs.
- Peur de mal faire.
- Recherche permanente de conseils.
- Fatigue.
- Dévalorisation.
- Sentiment de solitude.
- Déprime.
- Lombalgie.

Le traitement du baby-blues est finalement plus un accompagnement, les symptômes disparaissant progressivement d'eux-mêmes, sauf pour les lombalgies du pré- et post-partum que nous analysons dans le paragraphe suivant. Nous les décrivons car elles participent à la perte de moral qui s'installe après l'accouchement.

Lombalgies du pré- et post-partum

Il paraît curieux, a priori, de parler de lombalgie pour le baby-blues et la dépression du post-partum, mais comme elle est en relation avec les reins et les surrénales, elle provoque une fatigue intense, la maman, non seulement est épuisée, mais en plus, souffre du dos, renforçant le message négatif que rien ne va plus dans son corps !

> **Important**
>
> Il est exceptionnel que la lombalgie soit d'origine **ostéoarticulaire** et, surtout, il ne faut pas utiliser les techniques de *thrust*, les tissus sont imbibés de relaxine, ce qui les fait réagir anormalement.
> Selon la période, les lombalgies ont des origines diverses.
>
> **Autour du deuxième mois**
>
> C'est surtout la tension exercée sur le col de l'utérus qui tire sur ses attaches sacrées qui en est la cause.
>
> **Autour des sixième et septième mois**
>
> C'est la compression du fœtus sur le rein droit et la veine cave qui est en cause, à cela peut s'ajouter aussi la compression de la veine iliaque externe gauche par l'artère iliaque droite. C'est ce qui se passe dans le syndrome de May-Thurner, mais a minima, sans créer de phlébite. La patiente a fréquemment la partie antérieure de la cuisse bleutée, signe de la compression veineuse.
>
> **Le traitement en fin de grossesse**
>
> Conseiller à la future maman de se reposer le plus possible en latérocubitus gauche pour que la position du bébé arrête de comprimer le système veineux iliaque. La position quadrupédique est aussi très favorable, les avant-bras reposant sur le sol. On lui recommande de bien laisser aller son ventre vers la table, pour que le bébé puisse être plus libre et d'ajouter de profonds mouvements respiratoires pour stimuler le retour lymphoveineux.

Dépression du post-partum

On est sur un tout autre registre, la dépression est sévère avec de nombreux symptômes que nous verrons aussi pour la dépression plus générale. Les relations entre le nourrisson et la mère sont altérées, au point de menacer la vie des deux.

C'est une urgence médicale dont il est difficile d'apprécier le degré de gravité. Nous n'oublierons jamais ce qui est arrivé à une amie, bonne santé, bonne grossesse, accouchement parfait, bon couple, bonnes relations familiales, situation financière aisée : elle s'est jetée sous un train, 1 mois après l'accouchement, alors que rien ne laissait supposer une telle fin tragique !

> **Pour la dépression du post-partum**
>
> Prendre en charge un bébé est une occupation à temps plein, manque de sommeil, pleurs du bébé, visite de la famille et des amis, peur de mal faire, d'une chute, d'une maladie, d'une prise de poids insuffisante, des diarrhées, etc., c'est sans fin et épuisant. Il y a de quoi être fatigué et déprimé ; nous faisons évoquer à la maman ce qui lui semble le plus difficilement supportable pour effectuer une dissipation émotionnelle sur cette partie. Ensuite, on évoque avec elle le réel bonheur d'avoir mis au monde un enfant et tout ce qui est positif et valorisant, on exerce une intensification/stimulation sur la zone cérébrale activée.

Maladie dépressive

Hypothyroïdie

Exogène

Elle est la suite de facteurs déclenchants : situations éprouvantes, événements tragiques, traumatismes psychologiques, agressions physiques, ruptures affectives, décès, etc.

Endogène

Il n'existe aucun facteur déclenchant, le patient était déjà sujet ou présentait un terrain favorable à la dépression. Les abus physiques et le manque d'affection et d'amour pendant l'enfance sont fréquemment à l'origine d'une grande fragilité psychologique.

Génétique

Souvent un membre de la famille est dépressif, est-ce par cohabitation difficile ou vraiment génétique, il n'est pas si simple de trancher.

Neurobiologique

Des variations de sécrétions neuro-endocrines affectant le niveau de sérotonine, noradrénaline, dopamine, GABA (acide gamma-aminobutyrique) ont été incriminées, mais les explications restent assez confuses pour expliquer pourquoi ces valeurs ont changé, était-ce avant la dépression ou après ?

On sait, par exemple, qu'il existe souvent des états dépressifs pendant la ménopause, le bouleversement hormonal influence les paramètres neurobiologiques.

Hypothyroïdie

L'axe hypothalamo-hypophyso-surrénalien joue un rôle certain, mais se pose toujours, mais en est-il la cause ou la conséquence ?

Les risques de rechute sont importants, ils surviennent souvent après une période relativement calme et surprennent l'entourage qui pensait que la personne avait retrouvé un équilibre psychologique.

Caractéristiques de la dépression

Il existe de nombreuses formes cliniques de dépression ; au début le patient se plaint souvent de troubles physiques de toutes sortes : des maux de tête et de dos, des troubles digestifs, si bien qu'on ne se rend pas toujours compte immédiatement qu'il s'agit en fait d'une dépression, il est fréquent que l'entourage n'en soit pas conscient. Pour cacher leur détresse, les dépressifs utilisent au début des subterfuges : par exemple, un patient, à chaque réunion familiale, passait son temps à faire semblant de prendre des photos de sa famille pour se cacher derrière l'objectif afin d'éviter tout contact personnel.

Voici les principaux signes :

- tristesse endémique ;
- pessimisme chronique ;
- sentiment d'incapacité et d'impuissance ;
- autodévaloristion ;
- autoculpabilisation ;
- grande fatigue, épuisement ;
- ralentissement général des fonctions de l'organisme ;
- perte d'appétit ;
- troubles du sommeil ;
- réveil moralement douloureux (à quoi ça sert de se réveiller) ;
- affrontement difficile du quotidien ;
- absence de prise de décision ;
- défaut d'attention, de concentration, de mémoire ;
- perte de sa propre estime ;
- détachement affectif ;
- ralentissement de toutes les fonctions ;
- intérêt intellectuel largement diminué ;
- irritabilité ;
- douleur morale intense ;
- sentiment de culpabilité et d'autoaccusation ;

- absence d'intérêt ;
- disparition de la notion de plaisir ;
- absence d'élan vital ;
- questionnement sur le sens profond de la vie et son utilité ;
- idées de mort ou de suicide qui constituent un véritable risque de passage à l'acte.

Traitement médical

Le patient se voit toujours proposer un traitement chimique en même temps qu'une psychothérapie ou une psychanalyse.

Les anxiolytiques et les antidépresseurs sont parfois indispensables pour protéger le patient d'un risque de suicide, c'est leur emploi systématique, même en cas de dépression légère, qui est critiquable. Ces médicaments ont de nombreux effets délétères sur l'organisme, notamment sur l'intestin, le foie, les reins, les surrénales et l'ensemble de l'énergie de la personne.

D'autres traitements leur sont proposés comme l'électroconvulsothérapie et la stimulation magnétique transcrânienne.

De nombreuses recherches ont lieu sur la dépression ; la souffrance des patients, sa fréquence et son impact social poussent les chercheurs à trouver un traitement efficace.

Même si les traitements médicaux ont progressé, ils sont encore loin d'apporter une franche amélioration de l'état dépressif, ce qui prouve bien la complexité de cette maladie.

Traitement ostéopathique

Important

Il ne faut jamais prendre seul en charge une dépression, c'est une véritable maladie qui nécessite un suivi thérapeutique médical conséquent, le risque de décompensation est fréquemment présent.
Nous pouvons apporter une aide que le patient apprécie toujours, mais méfions-nous des soi-disant bons résultats signalés par le patient, ils peuvent facilement cacher un malaise beaucoup plus profond. Nous avons vu des patients qui nous déclaraient qu'ils se sentaient bien mieux alors que la réalité était toute autre, et même certains ont fait des tentatives de suicide juste après.

Ce que nous suggérons

- Relâcher les premières tensions révélées par écoute.
- Activer les systèmes olfactif et gustatif, souvent moins efficaces et prédictifs de la maladie.
- Augmenter les phases de pression/dépression des ventricules.
- Harmoniser l'activité électromagnétique du cerveau.
- Manipuler les organes qui ont un effet sur l'énergie de l'organisme, comme le foie, les reins, les surrénales et ceux qui, en relation avec le nerf vague, agissent indirectement sur la dépression, comme l'intestin.
- Effectuer une dissipation émotionnelle sur les zones spontanément trouvées et ensuite sur celles exprimées par le patient.
- Stimuler le rythme, l'amplitude et l'intensité de la motilité cérébrale.

Activer les systèmes olfactifs et gustatifs

Nous avons déjà signalé que pour les maladies neurodégénératives, la baisse et la perte de l'odorat et du goût étaient l'un des premiers signes de prédictibilité et aussi pour tous les problèmes psychoémotionnels profonds.

Ce n'est bien sûr pas la cause des dépressions, mais la stimulation de ces zones nous paraît utile pour aider ces patients. Toute stimulation positive du cerveau contribue à harmoniser l'activité cérébrale, particulièrement sensible aux stimulations olfactives ; cela peut paraître dérisoire, mais le cerveau a sa propre logique qui est parfois loin de la nôtre.

Quand l'hyposmie est très marquée, on fait sentir au patient des odeurs fortes, comme celles des huiles essentielles du thym, de la lavande et du camphre, en leur demandant de le faire une fois par jour.

On donne aussi des exercices, comme mettre différents produits ou fruits cachés sous un papier et demandez au patient de les reconnaître. On cherche en écoute les odeurs, celles qui ne sont pas perçues par le patient, pour travailler la zone en intensification/stimulation.

Actionner le système hypothalamo-hypophysaire (voir volume 1, chapitre 31) et la thyroïde en manipulant ses artères supérieures et inférieures.

Stimuler les reins et les surrénales

Ce sont des organes essentiels à manipuler pour stimuler les patients. Les personnes dépressives sont fatiguées, le moindre effort les éreinte et les décourage, finalement elles préfèrent ne plus rien faire, ce qui est très mal perçu par l'entourage.

Augmenter l'activité ventriculaire

Nous sommes toujours surpris de constater que les ventricules, chez les personnes dépressives, offrent peu de résistance à la compression latérale, comme s'ils étaient hypotoniques. On emploie les techniques de stimulation ventriculaire en procubitus.

Augmenter l'activité cérébrale globale et lobaire

On stimule le rythme, l'amplitude et l'intensité de la motilité cérébrale, comme nous l'expliquons dans le chapitre 4, d'abord de manière globale puis plus spécifiquement sur un lobe.

Manipuler le foie et les reins

Ces deux organes sont souvent concernés dans la dépression, à la fois par leur propre dysfonctionnement et par les conséquences des traitements médicamenteux. Leurs effets hépatotoxiques empêchent le foie de bien éliminer les bactéries nuisibles du microbiote. D'une manière générale, on associe presque toujours le traitement du foie à celui des reins.

Foie

Le foie, pour bien fonctionner, a besoin d'un apport d'énergie considérable, chaque organe a besoin d'une part de l'énergie générale pour assurer l'homéostasie, si un organe perd soudainement une partie de son énergie, il va la prendre à un autre organe. Au départ, les moyens de compensation masquent ce déséquilibre ; cependant, à la longue, les compensations s'épuisent et les symptômes apparaissent brutalement, surprenant le patient et son entourage.

La cible préférée du foie pour récupérer de l'énergie est le cerveau. Depuis de nombreuses années, nous manipulons le foie pour apporter un confort aux patients qui sont épuisés et déprimés.

Foie métabolique

Certaines maladies du foie montrent très nettement les désordres qu'elles créent au niveau cérébral, comme dans l'encéphalopathie hépatique. Ses effets sur la santé mentale des patients sont manifestes ; on les retrouve, à un niveau plus faible, chez les patients qui ont une déficience hépatique fonctionnelle.

Encéphalopathie hépatique

C'est un dysfonctionnement cérébral dû à l'accumulation de substances toxiques, mal ou non éliminées par le foie, qui envahit le cerveau.

Certaines recherches ont été faites en médecine pour démontrer le rôle délétère d'une dysfonction hépatique sur le cerveau. Des chercheurs des universités de Genève et Lausanne ont analysé en détail l'encéphalopathie hépatique et ses conséquences générales sur le cerveau.

Cette maladie crée un niveau d'ammonium, produit par la dégradation des protéines, trop élevé. Une partie de l'ammonium est normalement dirigée vers le cerveau pour être transformée en glutamine, permettant la fabrication des neurotransmetteurs. L'autre partie est filtrée par le foie et excrétée par les urines [2].

L'excès d'ammonium augmente la production de glutamine pouvant déclencher un œdème cérébral. En plus, Olivier Braissant, professeur de chimie à l'université de Genève, a découvert qu'avec l'excès d'ammonium, deux autres molécules baissent soudainement : la vitamine C et la créatine (le dérivé d'acide aminé naturel est surtout présent dans les fibres musculaires et le cerveau). Ces molécules auraient un rôle important pour assurer de l'énergie au cerveau, comme elles le font pour les muscles.

La créatine est produite naturellement à partir d'acides aminés dans le foie, le pancréas et les reins. Bien sûr, ces recherches ont été faites lors d'encéphalopathies hépatiques qui sont des maladies assez graves, mais elles illustrent très bien, ce qui se passe a minima, chez les personnes déprimées dont le foie dysfonctionne.

Fréquemment, ces patients ont un problème métabolique du foie, en raison :

- d'une faiblesse génétique ;
- d'un régime alimentaire inapproprié ;

- des conséquences des traitements d'anxiolytiques et d'antidépresseurs, vraiment hépatotoxiques.

L'accumulation d'ammoniac dans le cerveau donne des symptômes comme une perte de sommeil, une grande confusion, une grande instabilité de l'humeur et une importante fatigue ; ce n'est certainement pas ce que demande l'état d'un dépressif !

Il est donc important d'inciter les patients à diminuer les protéines animales, le sucre et de supprimer l'alcool et les stupéfiants.

Foie barométrique

Nous l'avons déjà souligné, le foie, les poumons et le cœur sont les organes qui ont le plus d'effets sur les pressions intracrâniennes. Travailler le foie stimule l'expansion crânienne, en particulier celle des ventricules, paramètre important de l'énergie d'une personne.

Soigner l'intestin

Comme nous l'avons souligné à plusieurs reprises, les patients atteints de maladies neurodégénératives ont généralement des problèmes intestinaux, ce qui est vrai aussi pour les dépressions. Nous avons déjà fait part de l'interdépendance du foie et de l'intestin, soigner l'un sans l'autre est une erreur. On sait que le foie est relié par la veine porte à l'intestin, il est chargé en grande partie de l'élimination de ses bactéries nuisibles, un microbiote de qualité est un gage de meilleure santé mentale.

Microbiote

Il existe une relation entre le système nerveux central et le microbiote intestinal, la dépression est avant tout une maladie du système nerveux central.

Le nerf vague et le système nerveux autonome ont une action sur l'équilibre neuro-endocrine et immunitaire de l'organisme, ils font la liaison entre le système digestif et le cerveau.

Dans les dépressions, les patients font souvent part d'une constipation chronique, aggravée par le traitement médicamenteux. Comme nous l'avons souvent dit, il est important de savoir si la constipation existait avant la dépression, auquel cas reportez-vous au chapitre 4 ; si non, le traitement médicamenteux est en cause, en ralentissant surtout la motricité intestinale et la circulation lymphoveineuse.

Les recherches sur la dépression ont tendance à prouver qu'un état inflammatoire chronique, en relation avec le foie, l'intestin et le nerf vague, est un facteur aggravant, ce que l'on trouve aussi dans les maladies neurodégénératives.

Dissiper les tensions émotionnelles

Les effets sont différents selon que la cause de la dépression est plutôt exogène ou endogène, la limite entre les deux est souvent floue.

Pour une cause exogène

En simplifiant, la cause exogène serait due à un événement, une période et une situation particulièrement négatives, mais on sait bien que c'est toute notre vie émotionnelle et physique qui nous fait réagir à un stress particulier.

On effectue une écoute émotionnelle, et on demande au patient de nous dire ce qu'il pense être le facteur déterminant de sa dépression, tout en sachant qu'un facteur exogène provoque souvent la décompensation de problèmes sous-jacents, le cerveau a une mémoire tellement prodigieuse pour certaines choses !

La main, au fur et à mesure de la narration, se positionne plus précisément sur la zone émotionnelle. Si la main effectue à la fin de l'écoute émotionnelle une rotation ulnaire ou radiale franche, il s'agit plutôt d'un fait réel. Quand c'est un simple glissement, c'est plutôt l'expression d'une période de mal-être.

On travaille la zone révélée par l'écoute en dissipation émotionnelle.

Pour une cause endogène

Cette fois-ci, nous ne sollicitons pas l'aide du patient. La paume de la main se dirige spontanément vers la partie du cerveau qui a mémorisé un problème difficile à compenser et ce n'est pas forcément le problème auquel pense le patient.

Comme nous l'avons expliqué, plus la zone émotionnelle ressentie est proche de la suture coronale, plus elle est récente. A contrario, plus elle est proche de l'occiput, plus elle est ancienne.

Mais cette zone représente souvent la résultante des différentes composantes qui ont marqué le patient, elle n'est pas forcément due uniquement à son état dépressif actuel.

Comme précédemment, on travaille la zone révélée en dissipation émotionnelle, puis on refait une seconde écoute émotionnelle pour traiter une autre zone et ainsi de suite… Il est peu souhaitable de traiter plus de deux zones en une séance pour avoir un effet effectif.

Réveiller les souvenirs positifs

On demande au patient d'évoquer des périodes ou des faits positifs de sa vie, on stimule la zone émotionnelle éveillée par cette évocation qui correspond souvent au noyau accumbens. C'est peut-être une soirée avec sa famille ou des personnes avec qui il a passé un bon moment, une promenade sous les pins, des odeurs de cuisine qui ravivent de bons souvenirs… C'est très important, car le patient rumine à longueur de journée des idées attristantes, l'évocation positive donne un peu de lumière à sa vie et à son cerveau. On applique une intensification/stimulation sur cette nouvelle zone.

Effectuer des postures positives

Devant un miroir

Les personnes déprimées ont une très mauvaise image d'elles-mêmes, l'exercice proposé n'est pas de les sensibiliser sur ce qui est négatif, mais de leur montrer qu'un changement positif est possible.

Le but est d'envoyer des messages positifs au cerveau qui a cessé d'en recevoir depuis longtemps.

L'image de soi a une grande importance pour se sentir bien. Le visage, le corps, la manière de marcher ou de bouger expriment le bien-être, la joie, la tristesse, le renoncement. En cas de dépression, l'image de soi-même est totalement dévalorisée et contribue à renforcer l'état dépressif.

Technique

1. D'abord, on effectue une écoute crânienne locale pour détecter la zone du cerveau en activité.
2. On demande au patient de se regarder dans un miroir et de nous dire ce qu'il aimerait changer dans son attitude générale. Le patient dépressif ne fait pas front, il subit la vie, l'ensemble de son corps affiche une certaine hypotonie, passivité, résignation et repli sur soi. Voici quelques traits de sa posture :
   - A. il est en rotation médiale générale, comme s'il voulait rentrer à l'intérieur de lui-même ;
   - B. les épaules sont en rotation médiale ;
   - C. la tête semble être trop lourde, penchée en avant ;
   - D. le cou et le visage regardent plutôt le sol ;
   - E. les mains sont en rotation médiale ;
   - F. le thorax est reclus entre les épaules, comme s'il gardait un poids en profondeur ;
   - G. la colonne vertébrale est en cyphose ;
   - H. les membres inférieurs en flexion de hanches et de genoux ;
   - I. les pieds en rotation médiale ;
   - J. l'ensemble montre un corps tassé sur lui-même, très peu réactif.
3. La correction :
   - A. évidemment, on ne lui fait pas corriger sa posture d'un coup. Ce serait voué à l'échec et décourageant, on étale cet exercice sur deux ou trois séances environ ;
   - B. on commence par les postures les plus faciles à corriger ;
   - C. les épaules, on lui demande de les redresser, ce qui pousse le thorax en avant, et de faire quelques pas dans la pièce pour lui faire sentir qu'il respire mieux et qu'il occupe plus son espace ;
   - D. puis, on l'invite à mettre ses membres supérieurs en rotation latérale, les paumes en avant, la tête redressée « j'existe donc je fais front ! » et de faire quelques pas ;
   - E. le patient, même s'il ne modifie qu'une petite partie de son corps à la fois (ce qui semble un détail pour nous), a l'impression de retrouver une image plus valeureuse de lui-même ;
   - F. on reste toujours positif et on évite certains commentaires négatifs sur son attitude générale qui pourraient le décourager, par exemple on ne lui dit pas, vous avez les épaules qui tombent, mais plutôt « qu'est-ce que vous êtes bien quand vous vous tenez droit ! ».

4. On refait une écoute crânienne pour ressentir la zone où ces messages positifs ont été reçus par le cerveau afin de la traiter en intensification/stimulation.
5. On lui suggère de faire ces exercices chez lui, seul ou avec l'aide de quelqu'un. Prendre une photo avant et après ces exercices lui montre bien la différence et le pousse à continuer à faire ces corrections.
6. On lui demande de marcher en se tenant droit, sans traîner les pieds et surtout de regarder les autres.

Conseiller des exercices physiques

Une personne déprimée n'a pas le courage de faire des exercices physiques, il est bon qu'elle voie un kinésithérapeute pour faire des étirements et des massages et que la famille lui impose progressivement des petites marches. La moindre stimulation physique est profitable, elle montre au patient qui est résigné qu'il existe toujours un petit espoir.

Peur et comportements phobiques

On a tous vécu ou imaginé des situations où la peur nous envahissait, surtout pendant notre enfance où l'on contrôle moins bien ce sentiment. Certaines peurs restent ancrées au fond de nous et peuvent resurgir à tout moment.

Elles peuvent aussi se transformer en phobie et deviennent un réel problème comme la claustrophobie, l'agoraphobie, la phobie des araignées, des serpents, des orages, des voleurs, du noir, des squelettes (le crâne en particulier)... il en existe des milliers, souvent insoupçonnables.

La plupart des phobies nécessitent un traitement psychologique, à notre niveau nous pouvons contribuer à mieux les faire supporter.

Somatisation lors d'une peur

Il est intéressant de savoir où a lieu cette somatisation : elle peut atteindre les muscles, les organes et le cerveau que nous allons décrire.

Muscles

Le patient ressent des spasmes, des contractures, parfois les tensions musculaires se focalisent sur la mâchoire, provoquant un bruxisme avec usure des dents et des douleurs temporomandibulaires.

Un patient s'est même fracturé deux dents en serrant trop fort les mâchoires un soir d'orage !

Notre respiration peut se bloquer avec un spasme du diaphragme ou au contraire s'accélérer.

Organes

Ils sont tous capables de somatiser, parfois de manière passagère, provoquant une crise de tachycardie, mais aussi de réagir plus sérieusement, engendrant un ulcère duodénal, une crise d'asthme et même un diabète.

Cerveau

Les phobies provoquent un afflux d'informations stressantes au cerveau qui, dans un premier temps, les compensent en partie grâce à la somatisation. Le cerveau envoie ces influx négatifs dans l'organisme et c'est bien sûr l'organe qui est déjà un peu faible qui est ciblé. Dans un deuxième temps, la somatisation ne suffit plus et la personne montre manifestement des signes de dépression ou de névrose.

Peur

Tous les enfants ont vécu des peurs : la peur d'être abandonnés, d'être séparés de leurs parents, de leur famille, du noir, de certains adultes et d'animaux. Il semblerait que parfois les cauchemars soient la manifestation d'une maturation neuronale.

Les peurs vont et viennent et disparaissent souvent avec l'âge ; il est vrai cependant qu'une personne qui a peur des serpents gardera toujours cette peur, sans qu'on puisse parler de vraie phobie. Parfois, des peurs sont toujours vivaces et trouvent leur origine dans un contexte familial particulier ; dans ce cas, il vaut mieux consulter un psychologue. Certaines peurs sont profondes et font partie de notre instinct, comme celles d'être blessée, malade ou tuée.

Peur de mourir

Il existe des peurs qui bouleversent l'organisme, par exemple celle d'un accident où votre vie a réellement été en danger, où vous avez senti que vous alliez mourir. Pour ceux qui l'ont ressenti, ils ont eu l'impression de revoir en quelques millièmes de secondes les événements marquants de leur vie.

Savoir qu'on peut mourir et qu'on n'est pas immortel constitue une véritable souffrance qui nous submerge, normalement on vit comme si on était immortel et rencontrer réellement l'éventualité de mourir est bouleversant. Heureusement, la joie d'avoir survécu l'emporte souvent sur la peur de mourir, sauf si cette peur est ancrée en nous.

Phobie

C'est normal d'avoir peur, c'est souvent une protection utile face à un danger ; en revanche, la phobie entraîne des comportements irrationnels, inefficaces et la personne ne peut pas résister à ce comportement phobique.

À l'origine d'une phobie se trouve une véritable angoisse venant souvent de l'enfance, parfois en relation avec les peurs phobiques exprimées par certains membres de la famille ou consécutives à la confrontation de certaines situations difficiles.

Le patient, quand il est victime de peurs irrationnelles et démesurées, exprime des troubles anxieux, voire une névrose plus ou moins développée. On ne doit pas prendre en charge seul ces patients, ils ont besoin d'un traitement psychologique.

La phobie s'accompagne de troubles anxieux, de dépression et de consommation de substances toxiques (drogues, alcool, surdosage médicamenteux).

Pour se manifester, elle a besoin d'une matérialisation visuelle ou auditive, la confrontation avec un animal, des orages, des lieux où l'on se sent en insécurité, la peur de la solitude, du noir.

Certaines phobies sont simples, comme celles des piqûres, de la blouse blanche, d'un vol en avion, des insectes, des animaux, d'autres sont plus complexes comme la claustrophobie, l'agoraphobie, la peur d'être mal jugé et déprécié par les autres.

Évitement

Le phobique a des conduites d'évitement pour ne pas être confronté à l'objet ou à la situation photogène. Il est conscient de son problème et il ne peut pas résister à la nécessité d'éviter l'objet de sa crainte, l'angoisse se matérialise sur un objet, une situation ou un animal.

Certains évitements sont faciles à utiliser : si on a peur des serpents, on peut éviter les endroits où on les trouve ; en revanche, la peur de la foule et des grands espaces est plus difficile à maîtriser.

Progressivement, les personnes agoraphobiques, par exemple, vont s'isoler socialement, leur peur irraisonnée les empêche de suivre leurs amis et ils se retrouvent de plus en plus seuls.

Souvent pour le phobique, la prise de parole en public est impossible, à l'inverse du trac qui se manifeste au départ, mais qui disparaît au fur et à mesure, cette peur ne s'atténue pas et au contraire s'amplifie, au point de paralyser et de rendre totalement muette la personne.

Symptomatologie

Tremblements, bouffées de chaleur, palpitations, sudation, suffocation, mouvements désordonnés, fuite, gestes violents, douleurs abdominales en sont les manifestations les plus évidentes.

Écoute cérébrale

Elle est particulière, on peut dire que le cerveau a une véritable trace physique de la zone qui a mémorisé la phobie, autant dans les peurs classiques, la partie cérébrale peut varier et fluctuer, autant dans la phobie, elle est ancrée. Elle fait penser parfois aux empreintes cérébrales trouvées dans l'épilepsie.

Traitement ostéopathique

Pour la peur (figure 12.9)

On demande aux patients d'évoquer sa peur, en donnant des détails sur ce qu'il ressent psychologiquement et physiquement. Comme on n'est pas sur une confrontation réelle avec l'objet de sa peur, le patient pense intensément, ce qui entraîne la main plutôt au niveau frontal gauche et ensuite droit.

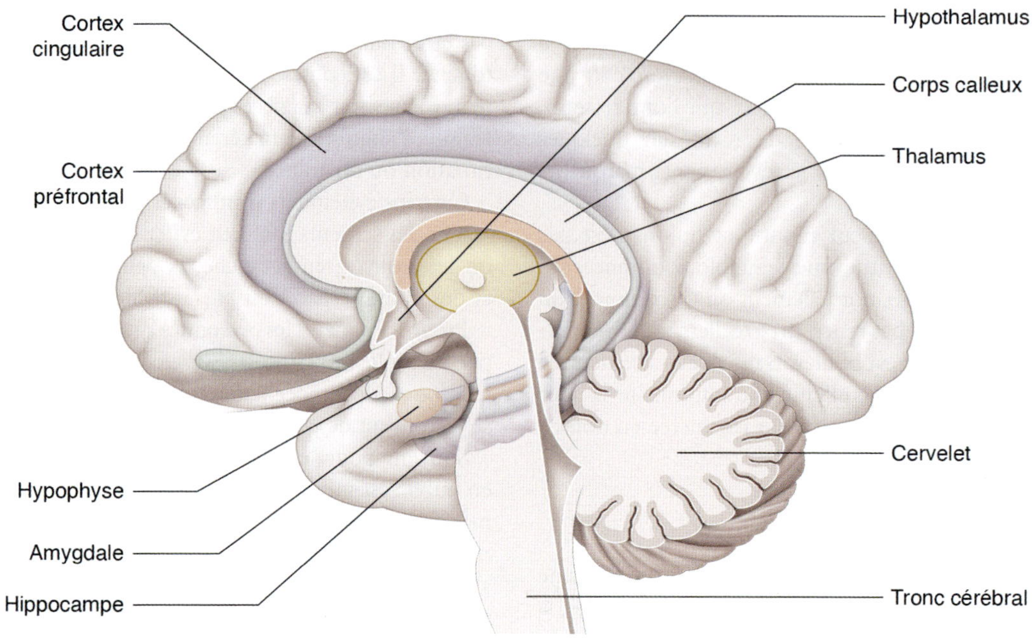

Figure 12.9. Circuit simplifié de la peur.
Source : Cyrille Martinet.

On peut s'aider d'une image de l'objet de la peur qui amène la main plutôt vers l'amygdale, l'insula et la région pariétotemporale droite. C'est très rare de trouver uniquement l'amygdale, sauf quand la peur vient juste de survenir, elle réagit plutôt à l'immédiateté du phénomène, en déclenchant une activité du système sympathique.

Dans ces cas, on effectue une dissipation/inhibition des parties cérébrales qui s'activent.

Pour la phobie

Le traitement est évidemment plus difficile et les résultats plus aléatoires, les patients ont reçu, pour la plupart, un traitement psychologique et si ce n'est pas le cas, on leur demande de le faire. On considère notre traitement comme un adjuvant à leur psychothérapie, il est primordial pour nous de connaître nos limites.

On est plus dans une petite peur, mais dans une construction mentale très difficile à dénouer, la phobie est la conséquence de problèmes lourds qui dépassent largement l'expression orale ou physique de la seule phobie. Il ne nous semble pas que la mémorisation cérébrale se fasse toujours automatiquement dans une zone émotionnelle, l'intensité de cette mémorisation fait penser à celle que l'on trouve dans les atteintes physiques.

Pendant que le patient exprime ce qu'il ressent au cours de sa phobie, on détermine en écoute la zone activée qui nous paraît souvent « cartonnée » tellement elle est inscrite fortement dans le cerveau. On la trouve plus particulièrement au niveau du cortex cingulaire, à sa partie antérieure, vers les cortex occipitaux visuel et somatosensoriel, on effectue une dissipation/inhibition sur les zones activées. On demande au patient d'évoquer plusieurs fois sa phobie pour libérer le plus possible ces zones cérébrales.

Exercices

On demande au patient, en évoquant sa phobie, de se regarder devant une glace et de prendre conscience des tensions musculaires de son visage en faisant des grimaces. On lui demande d'essayer de les libérer en lui montrant des étirements, des mouvements dans l'espace et des exercices respiratoires.

La position des membres donne l'impression qu'il est de façon permanente en vigilance et en défense, comme s'il voulait repousser les tensions provoquées par ses phobies.

Au niveau viscéral

Le patient est en décubitus, toujours en évoquant sa phobie, on cherche, en écoute ou en diagnostic thermique manuel, l'organe qui réagit pour le relâcher tissulairement. On dit souvent que les peurs profondes se mémorisent sur les reins, c'est loin d'être automatique, c'est aussi le foie et le pancréas ; pour ce dernier, il mémorise les peurs qui ont mis notre vie ou celle des autres en danger.

Épilepsie

Très longtemps, l'épilepsie a été considérée comme une maladie démoniaque, la personne était habitée par le démon. Juste avant de perdre connaissance, elle poussait des cris et chutait en étant prise de convulsions ; à l'époque, les gens pensaient que seul le diable pouvait être à l'origine de ce type de phénomènes. L'entourage étant vraiment persuadé que le diable vivait dans cette personne et on peut imaginer quel genre de traitement on lui faisait subir ! Heureusement, la médecine a expliqué en grande partie ces manifestations et évité à ces personnes des thérapies bizarres et parfois violentes et très dangereuses.

Maladie du cerveau (figure 12.10)

Si on prend la définition de l'Institut du cerveau et de la moelle épinière, c'est une excitation synchronisée et anormale d'un groupe de neurones faisant dysfonctionner différentes parties du cerveau, expliquant la variété des symptômes.

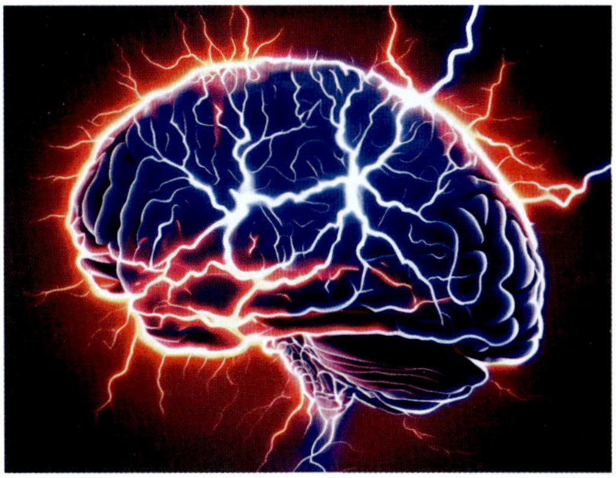

Figure 12.10. L'orage cérébral.
Source : © Adobe Stock. Image : Ulrich.

C'est finalement une augmentation soudaine de l'activité électrique dans le cerveau qui désorganise la communication interneuronale.

Crise comitiale

C'est l'apparition des manifestations cliniques transitoires, survenant après une hyperactivité et une hyperexcitabilité anormales d'un ensemble de neurones.

Étiologie des crises

Les crises d'épilepsie apparaissent après une décharge électrique illogique, imprévisible, brève et soudaine.

L'influx électrique provient d'une zone dénommée foyer épileptogène.

Il provoque des manifestations cliniques transitoires, physiques, cognitives, comportementales et psychosociales, aux symptômes multiples et variés.

Différentes formes d'épilepsie

Il existe de nombreuses formes d'épilepsie, c'est pour cette raison qu'on évoque plutôt des épilepsies.

Épilepsie partielle idiopathique

Elle représente 60 % des crises, fréquente chez l'enfant, son évolution est favorable.

Elle peut être d'origine génétique, mais aussi acquise ; elle survient après :

- une anomalie de maturation du cortex ;
- un processus malformatif du cortex ;
- une tumeur cérébrale ;
- un traumatisme crânien, dont généralement personne ne se souvient ;
- des suites de méningite ou d'encéphalite ;
- des maladies systémiques, lupus, Sjögren, sclérodermie ;
- une anesthésie mal supportée ;
- des accouchements laborieux avec ventouse, spatule ou forceps ;
- des fixations cervicales hautes entre occiput et C1 et C2 ;
- une carence en O_2, sucre ou calcium à l'accouchement (surtout quand il est long) ;
- une intoxication à l'alcool ou aux stupéfiants ;
- une hypoglycémie chronique ;
- une poussée fébrile ;
- un champ électromagnétique perturbé.

Épilepsie temporale ou mésiotemporale

C'est la forme d'épilepsie la plus fréquente chez l'adulte. Elle touche le lobe temporal et plus précisément l'hippocampe. Certains neurologues évoquent une épilepsie touchant l'insula qui aurait aussi un potentiel épileptogène.

Étiologie

On trouve de nombreuses causes touchant le parenchyme cérébral temporal, fibrose, cicatrice, tumeur, inflammation, suites de traumatisme.

Symptômes

Ils sont nombreux et inconstants :

- regard fixe, mouvements automatiques répétés comme mâcher, avaler, tordre ses vêtements ;
- confusion ;
- cessation des activités en cours ;
- perte de contact avec la réalité ;
- hallucinations ;
- perturbations du système nerveux autonome ;
- impression du déjà-vu et vécu, pleurs, joie, colère, angoisse ;
- hallucinations olfactives et auditives.

Épilepsie partielle frontale

Elle implique les zones du langage, de la motricité et des comportements, on les rencontre surtout chez l'enfant. Elle se manifeste par :

- des convulsions ;
- des yeux révulsés ;
- une perte de salive ;
- une perte de connaissance.

Épilepsie symptomatique

Toute lésion du cerveau peut être à l'origine d'une crise qui est dite secondaire. Certaines épilepsies sont déclenchées par des stimuli sonores, visuels, olfactifs ; pour cette raison, on vérifie les centres neurocérébraux qui leur correspondent et on les traite.

Épilepsie du sommeil

Elle est dépendante de l'activité rythmique du cerveau pendant le sommeil. La personne peut avoir des comportements anormaux, des bruits de gorge, d'hypersalivation, des mouvements des membres, des comportements se rapprochant du somnambulisme ou des cauchemars.

Pathogénie

La crise pourrait concerner l'activation des canaux ioniques ou celle des neurotransmetteurs. Le neurone est soumis à un potentiel de membrane dû à une répartition inégale des ions sodium et potassium.

Neurotransmetteurs

Lors d'une crise comitiale, le taux de GABA (acide gamma-aminobutyrique) qui est modérateur est plus bas que le taux normal au niveau synaptique.

À l'inverse, le taux de glutamate qui est excitateur est plus élevé ; on a longtemps pensé que c'était la cause des crises, il semble que cette explication soit insuffisante.

Différentes manifestations des crises

Les crises sont protéiformes, elles peuvent affecter la mémoire, le langage, l'attention, l'humeur et entraîner de drôles de comportements comme un syndrome confusionnel ou une aphasie transitoire ; voici résumées les différentes crises.

Crises généralisées

Elles sont liées à l'excitation et à la synchronisation de neurones répartis dans les deux hémisphères. On distingue les tonicocloniques, les atoniques, les myocloniques, les partielles simples et les partielles complexes.

- Les tonicocloniques : secousses convulsives, cris, chutes, raideur, perte de connaissance de quelques secondes à plusieurs minutes, apnée, bave, perte urinaire, morsure de la langue.
- Les atoniques : patient amorphe en hypotonie.
- Les myocloniques : secousses musculaires, brèves, souvent conscientes, avec impression de déjà-vu et vécu au début de la crise.

Crises partielles simples

Le patient reste assez conscient, avec quelques absences accompagnées parfois de contractions musculaires des membres, des paupières, une hypotonie et une grande fatigue.

Les autres symptômes : des hallucinations visuelles, auditives, gustatives ou olfactives ; dans ce dernier cas, il nous arrive de travailler le bulbe olfactif et le cortex olfactif, il est cependant difficile d'être objectif sur les résultats constatés.

Crises partielles complexes

Le patient perd conscience, il a les yeux fixes, le cou en flexion latérale, il présente des troubles :

- moteurs ;
- sensitifs ;
- sensoriels ;
- comportementaux ;
- d'animation automatique : par exemple, l'un de nos patients pouvait faire, pendant la séance, plusieurs fois le tour de la table d'examen, sans s'en rendre compte. Un autre se rhabillait et déshabillait deux fois pendant la séance, en pensant à chaque fois que le traitement était fini ! ;
- hallucinatoires, sensoriels, visuels ou auditifs transitoires, un patient décrivait le massacre des soldats pendant la Seconde Guerre mondiale, avec de nombreux détails précis, il assistait carrément à la scène et voulait nous persuader de sa réalité.

Risques associés

Ce sont essentiellement des chutes parfois graves, avec des fractures des membres, du nez et du crâne. Ces chutes imprévisibles rendent le patient très anxieux et même dépressif.

D'une manière générale, les crises engendrent :

- un retard à l'apprentissage, surtout chez l'enfant ;
- des pertes d'emploi chez les adultes ;
- la peur de conduire et même de passer le permis ; notons que la personne qui n'a plus eu de crises d'épilepsie depuis 5 ans peut avoir un permis de conduire sans limitation de durée.

Diagnostic différentiel

On peut confondre l'épilepsie avec :

- des suites de traumatismes crâniens ;
- des pathologies neurovasculaires, accident vasculaire cérébral, migraine avec aura ;
- des parasomnies NREM (non-*Rapid Eye Movement*) pendant le sommeil profond ;
- une encéphalopathie hypertensive ;
- des prises médicamenteuses excessives ;
- une consommation régulière de stupéfiants ;
- l'alcoolisme ou son sevrage ;
- des tics ;
- des problèmes métaboliques (hypoglycémie) ;
- des maladies inflammatoires, sclérose en plaques, vascularite ;
- des maladies infectieuses, méningite, endocardite ;
- des ictus vasoplégiques et cardioplégiques.

Épilepsie chez l'enfant

Épilepsie-absence

C'est la forme la plus fréquente chez l'enfant, son évolution est favorable ; en principe, elle disparaît à l'adolescence ou chez le jeune adulte.

Elle atteint plus les filles, une absence assez courte en est le symptôme principal, le patient n'en garde aucun souvenir.

Elle est parfois annonciatrice d'une épilepsie mésiotemporale.

Diagnostic médical

Il se base sur :

- un bilan biologique pour détecter un éventuel problème métabolique, auto-immun ou génétique ;
- un électroencéphalogramme pour mettre en évidence une zone de souffrance cérébrale ;
- une IRM à la recherche d'une cause tumorale, hémorragique ou tissulaire.

Traitement médical et chirurgical

- Médical : pour contrôler les réactions de transmission synaptique qui peuvent provoquer une fatigabilité anormale, une somnolence, des tremblements, des troubles cognitifs, une perte ou une prise de poids.
- Chirurgical : il est possible, quand la zone épileptogène est bien définie et à distance des aires du langage, de la motricité, de la mémoire et de toutes les aires qui pourraient créer un handicap.
- Les autres traitements : les stimulations magnétiques transcrâniennes et les stimulations transcutanées du trijumeau.

Diagnostic ostéopathique

Il repose sur le diagnostic thermique et électromagnétique manuel et l'écoute.

Diagnostic électromagnétique

Dans l'épilepsie, le facteur électromagnétique est déterminant. Nous avons déjà souligné que les différences d'intensité des champs électromagnétiques sont très labiles, les mesures faites avec un magnétomètre sont très difficilement interprétables et qu'il valait mieux se fier au diagnostic thermique manuel.

Les multiples observations faites avec des caméras ou des détecteurs thermiques à distance ont bien montré des variations de température en regard des zones atteintes. Les infrarouges faisant partie du champ électromagnétique, nous nous servons donc du diagnostic thermique manuel pour localiser les zones électromagnétiques à traiter.

Avant de traiter le patient, on se connecte électromagnétiquement à lui, comme nous l'avons décrit au début du livre dans la nouvelle approche visuelle du patient, c'est-à-dire qu'on laisse son image venir vers nous, c'est souvent la zone thoracique gauche que nous percevons en raison de forte activité électrique du cœur.

On effectue alors une écoute électromagnétique à une dizaine de centimètres du crâne, en le contactant et en se dirigeant ensuite en profondeur au niveau cérébral.

Écoute électromagnétique cérébrale

Elle entraîne la paume de la main en direction profonde, comme si elle suivait un petit espace étroit et tunnellisé ; parfois, c'est plutôt une petite empreinte plus ou moins large. Souvent, il existe plusieurs zones tunnellisées, mais l'une d'elles attire toujours plus fortement la paume, la main est toujours attirée par une seule écoute qui correspond à la zone la plus problématique.

Changements de direction

Chose intéressante, on ressent fréquemment des petits changements de direction, c'est surtout à leur niveau qu'on doit concentrer le traitement. Nous pensons qu'ils correspondent à des groupes de synapses qui pourraient dévier ou activer le flux neuronal.

Traitement ostéopathique

Nous l'avons décrit dans le chapitre 4.

La paume, à une dizaine de centimètres au-dessus du crâne, le parcourt à la recherche d'une partie de thermo-irradiation différente. Celle-ci bien précisée, on se rapproche progressivement du crâne jusqu'à le contacter, on procède comme si on voulait entraîner les flux thermiques en profondeur dans le cerveau. On rejoint la zone révélée par l'écoute, similaire à un petit tunnel étroit ou une petite trace ou empreinte qu'on travaille en induction tissulaire et ensuite en dissipation/inhibition. On doit aussi avoir l'impression de ramener ces flux thermiques en dehors du crâne.

Ce que nous suggérons

- D'abord relâcher la partie du corps révélée par l'écoute initiale.
- Relâcher la zone tissulaire cérébrale par dissipation/inhibition.
- Effectuer des manœuvres électromagnétiques sur le cerveau.
- Équilibrer les pressions intracrâniennes et viscérales.
- Réaliser une technique viscoélastique cérébrale fine et précise sur la zone critique.
- Traiter le nerf vague, surtout au niveau du fascia vago-jugulo-carotidien.
- Traiter le cortex piriforme qui contient un foyer épileptogène ; il est situé en avant, entre le cortex insulaire et le lobe temporal, et latéralement proche de l'insula. Certaines crises se déclarent à partir de cette région. Nous avons évoqué aussi plus haut le rôle que pouvaient jouer les stimulations visuelles, sonores et gustatives sur le déclenchement des crises ; à chaque fois, il faut vérifier les nerfs et les centres qui les gèrent.
- Stimuler les fonctions hépatiques et rénales perturbées par les traitements médicamenteux.
- Effectuer des dissipations émotionnelles.
- Augmenter doucement et progressivement le rythme, l'amplitude et l'intensité des phases d'expansion/rétraction cérébrale.
- Manipuler l'ensemble rein/surrénale après les crises qui sont épuisantes pour le patient.
- Donner des conseils hygiénodiététiques.

Exemple du traitement de la zone révélée par l'écoute initiale

Il faut toujours faire confiance à ce que votre main détecte au départ ; elle peut vous attirer soit tout de suite vers le cerveau, soit carrément ailleurs.

Par exemple, nous avons soigné un adolescent qui avait des crises d'épilepsie invalidantes, l'écoute initiale nous attirait nettement vers le défilé thoracique droit. La palpation de la partie postérieure de la clavicule montrait une petite rugosité osseuse, il avait eu une petite fracture de la clavicule au moment du passage du bras pendant l'accouchement. Le test d'Adson-Wright était nettement positif à droite, avec une légère anisotension.

La compression vasculaire a provoqué à la longue un déficit circulatoire vertébrobasilaire droit, l'IRM montrait une atteinte très légère du mésencéphale plus marquée à droite, finalement on a libéré le défilé thoracique en trois séances. L'intensité et la fréquence des crises ont diminué, puis ont disparu 1 mois après le dernier traitement. Nous avons conclu que dans certaines positions du corps, en activité ou au cours du sommeil, la compression du défilé thoracique augmentait et empêchait la circulation de l'artère vertébrobasilaire, à l'origine de la souffrance cérébrale.

Relâcher la zone tissulaire dense

On accentue la zone tissulaire révélée par l'écoute crânienne en intensification/stimulation pour mieux définir la zone à traiter et ensuite la travailler en dissipation/inhibition.

Harmoniser le champ électromagnétique

Reportez-vous aux nouvelles techniques.

On commence souvent en intensification/stimulation pour mieux définir la zone tunnellaire, afin de la traiter en dissipation/inhibition. On réévalue les flux thermiques pour éventuellement resoigner la même zone et parfois d'autres territoires.

Équilibrer les pressions intracrâniennes

Une cicatrice cérébrale et une perturbation électromagnétique modifient la pression intracrânienne, nous employons la technique générale de la dure-mère avec deux doigts d'une main sur l'inion et l'index de l'autre main contre le processus palatin du maxillaire (voir chapitre 4).

Restaurer la microélasticité des zones tunnellaires

Lorsqu'on suit en écoute les petites zones tunnellaires, elles donnent l'impression à la main de ne pas permettre de glissement. On les manipule par des techniques de microcompressions/décompressions précises, en faisant plusieurs allers-retours, jusqu'à ce que le glissement paraisse lisse et libre.

Effectuer des manœuvres vibratoires

On les utilise sur la zone de la plus forte écoute et où l'on sent plus nettement la répercussion des vibrations (voir chapitre 4).

Stimuler les fonctions hépatiques et rénales

Les personnes épileptiques ont un traitement médical assez lourd qui affecte le foie et indirectement le cerveau, c'est donc important de traiter la viscoélasticité hépatique (voir répertoire des techniques).

Appareil de neurostimulation

Dans certains cas d'épilepsie, on implante un stimulateur du nerf vague pour envoyer des impulsions électriques au cerveau. C'est au niveau du cou qu'on implante une électrode : c'est un véritable geste chirurgical.

Le générateur d'influx est placé sous la peau, en dessous de la clavicule gauche, il est relié au nerf vague et le patient peut, à l'aide d'un aimant, régler l'intensité de la stimulation.

Les résultats sont inconstants, souvent décevants, et on ne sait pas de manière exacte quelle partie du cerveau réagit à cette stimulation.

On pense que le nerf vague enverrait, entre autres, des signaux au système limbique qui a un effet important dans la réponse aux stress.

En revanche, les effets secondaires de la neurostimulation du nerf vague sont simples et tout à fait supportables, le patient peut avoir un enrouement de la voix, une toux non productive, un chatouillement de la gorge, des gastralgies et une dyspnée.

Neurostimulation manuelle

Pour notre part, nous préférons la neurostimulation manuelle du vague, mais seulement après le traitement des zones cérébrales initialement révélées par l'écoute.

C'est surtout au niveau du foramen jugulaire et du fascia vago-jugulo-carotidien que nous manipulons le nerf vague (voir chapitre 4).

Dissipations émotionnelles

La main en position d'écoute, on demande au patient d'évoquer les peurs que génèrent ses crises d'épilepsie.

Peur d'avoir une atteinte cérébrale qui le mette en danger ou qui lui laisse des séquelles, d'une blessure sévère lors d'une chute, des réactions des autres face à sa maladie, des conséquences sociales pouvant l'empêcher d'avoir une liaison sérieuse, de ne pas trouver ou de perdre un emploi.

On dissipe ces zones au fur et à mesure de leurs manifestations.

Conseils

Nous demandons aux patients :

- d'éviter toute stimulation anormale du cerveau, tout est une question de dosage, de lieu et de temps, par exemple ;
- de supprimer ou de très fortement diminuer l'alcool, le tabac, les drogues, le café ;
- de se préserver de toutes tensions psychologiques inutiles, il vaut mieux parfois se dérober que d'affronter ;
- de dormir suffisamment et de manger légèrement, surtout le soir ;
- d'éviter les stimulations sonores trop fortes ;
- de bien choisir les personnes qui l'entourent, les conflits sont très épileptogènes ;
- d'annuler ou de différer les activités qui les mettent en échec, et surtout quand les signes annonciateurs se manifestent, prendre garde à ne pas se mettre en danger lors d'une éventuelle chute ;
- faire des exercices physiques plutôt doux et harmonieux, le taï-chi-chuan, par exemple, qui autrefois était un art martial et qui s'est transformé en gymnastique de santé, accompagné d'un message spirituel ;
- de pratiquer le yoga, la relaxation et la respiration diaphragmatique profonde ;
- de ne pas s'exposer à des stimulations sensorielles trop fortes ;
- d'éviter les sports qui sont contre-indiqués, comme la plongée sous-marine, les sports de combat et les sports mécaniques ;
- de ne pas dormir à plat ventre et d'éviter les gros oreillers mous.

Tenir compte des signes annonciateurs, comme :

- des hallucinations ;
- une fébrilité et une irritabilité anormales ;
- une impression de déjà-vu ou de déjà entendu ;
- des peurs irrationnelles ;
- des acuités olfactives et auditives très augmentées ;
- un regard fixe, des cris sans motifs et des agitations chez les enfants.

Résultats

Ils dépendent, bien entendu, du type d'épilepsie, d'une manière générale nos traitements aident bien la personne. Certaines épilepsies disparaissent d'elles-mêmes à la fin de la puberté ; attention de ne pas s'en attribuer la guérison, quand elles sont programmées à disparaître.

Le traitement ostéopathique est vraiment à recommander, il est sans effet iatrogène, en principe, on peut obtenir un bon résultat en trois séances.

Lorsque nos traitements fonctionnent, c'est d'abord sur la fréquence des crises et ensuite leur intensité.

Tics

Nous avons surtout traité des préadolescents et des adolescents dont le pic d'âge se situait autour de 10-14 ans. Les tics de l'âge adulte, surtout anciens, répondent moins favorablement à nos traitements.

Définition

Ce sont des mouvements involontaires, spontanés, répétitifs, non rythmiques et sans but précis évident ; parfois, ils se manifestent sous formes de sons ou de mouvements, ou les deux à la fois.

Dans le syndrome de la Tourette (neurologue, élève de Jean-Martin Charcot), les tics moteurs ou vocaux, souvent obscènes à titre de coprolalie (tendance morbide à utiliser des termes orduriers et scatologiques), existent depuis plus d'une année.

En général, le tic est un trouble fréquent apparaissant lors d'une période émotionnellement difficile ou de forte croissance ; en revanche, il peut révéler un problème structurel cérébral, ou un déséquilibre électromagnétique du cerveau, comme pour l'épilepsie.

Classification des tics

1. Passagers : ce sont le plus fréquemment des enfants qui ont des tics moteurs ou vocaux durant moins d'une année.
2. Chroniques : les tics durent plus d'une année, ils sont moteurs ou vocaux, mais pas les deux.

Étiologie

Les tics, en dehors de prise médicamenteuse ou de toxiques, peuvent être d'origine corticale ou psychologique, les deux cohabitant fréquemment.

On évoque différents facteurs héréditaires ou acquis :

- le sexe, trois fois plus chez les garçons ! ;
- les suites d'infection (notamment par streptocoques) ;
- les prises médicamenteuses trop longues ;
- des problèmes psychologiques importants ;
- une revendication ou un chantage affectif ;
- des difficultés scolaires et des troubles de l'apprentissage.

Analyse des tics

Nous l'avons déjà dit, ils peuvent être moteurs, vocaux ou mixtes.

Ce peut être une envie irrésistible de réaliser le tic afin d'obtenir un court relâchement ou un répit.

Parfois, le patient a une grande difficulté, voire une impossibilité à contrôler ses tics, ils sont souvent aggravés lorsqu'il est soumis à des stress accrus.

À noter : les tics n'apparaissent pas durant le sommeil.

Différentes formes

Tics simples

Ils sont brefs, comme un maniérisme nerveux, ils ne sont pas volontaires et sont irrépressibles, on trouve essentiellement des :

- clignements des paupières ;
- mouvements de la tête et des membres supérieurs ;
- gestes répétitifs, grimaces remarquables ;
- sons vocaux, raclements de gorge, grognements, toussotements ;
- haussement d'épaules ;

Ces tics disparaissent en fin d'adolescence.

Tics complexes

Ils sont plus violents, plus durables et théâtraux, associant plusieurs tics comme des mouvements saccadés de la tête, des gestes anormaux, la personne déplace et replace, sans but précis, certains objets. Le patient profère des insultes, des blasphèmes, des mots obscènes ou injurieux.

Diagnostic différentiel

On peut confondre les tics avec :

- des déficits de l'attention ;
- une hyperactivité ;
- un trouble obsessionnel compulsif ;
- l'anxiété et la dépression ;
- plus rarement une tumeur.

Interprétation personnelle

Nous nous demandons toujours, en dehors des causes que nous avons énumérées, si les tics ne correspondraient pas aussi à une trop forte activité électromagnétique du cerveau ou une mauvaise isolation de certains groupes de neurones. Ces phénomènes se situeraient au niveau de la glie qui a aussi comme fonction l'isolation électrique du cerveau.

Le cerveau pourrait avoir besoin de ces tics pour décharger ce trop-plein d'énergie électromagnétique.

Attitude des parents

Souvent les parents font la « guerre aux tics », ils harcèlent les enfants pour qu'ils cessent ces manifestations qui les gênent socialement.

Quant à nous, pendant la séance, nous demandons à l'enfant de plutôt d'exagérer ses tics, pour ressentir les parties du cerveau qui lui correspondent.

Nous expliquons aux enfants que le cerveau a besoin parfois de se soulager de certaines tensions, en créant des tics, mais qu'à la fin ils les fatiguent plutôt.

Ils sont souvent surpris qu'on les encourage à amplifier leurs tics, alors que leur entourage leur a toujours demandé le contraire. Il semble même que ça positive notre relation thérapeutique et les pousse à poursuivre le traitement.

Test et traitement ostéopathiques

Caractéristiques de l'écoute crânienne

- Une écoute frontale fait plutôt penser à un facteur psychologique, comme une revendication, un chantage ou une opposition vis-à-vis de l'ensemble de la famille ou d'un seul membre, d'un enseignant ou d'un système d'enseignement.
- Une écoute plus profonde, souvent en direction temporale, serait plutôt d'origine neurogène, relativement similaire aux perturbations électromagnétiques de l'épilepsie.
- Pour les tics provoquant des mouvements saccadés et répétés, on trouve fréquemment une zone correspondante aux ganglions de la base.

Test en écoute

La différence d'écoute avec les foyers épileptogènes réside dans le fait que les zones sont plus larges, moins tunnellaires et relativement rectilignes.

Lorsque les tics se déclenchent, notre traitement varie selon les localisations cérébrales. Elles peuvent se manifester sur les zones émotionnelles ou tissulaires.

Zones émotionnelles

Comme nous l'avons dit, lorsqu'on trouve les zones préfrontales et fronto-orbitales, elles indiquent plutôt un problème de revendication, si elles sont assez larges et peu précises, le traitement se fait en dissipation émotionnelle.

Ces enfants sont très souvent suivis par des psychologues qui sont intéressés par notre démarche.

En cours de séance, on peut demander délicatement à l'enfant si les tics le soulagent ou l'inquiètent, s'il est conscient que cela contrarie les parents. Notre traitement est plus efficace si la dissipation émotionnelle s'effectue sur les zones en relation avec les réponses de l'enfant.

Techniques

> **Ce que nous suggérons**
>
> - Relâcher la première zone d'écoute.
> - Détendre les muscles qui sont activés par les tics.
> - Libérer les zones tissulaires cérébrales correspondantes à l'exagération des tics.
> - Équilibrer le champ électromagnétique cérébral.
> - Dissiper les zones émotionnelles spontanées en réponse aux questions posées.
> - Faire des exercices de respiration, de détournement ou de contrôle des tics devant une glace.

Détendre les muscles

Ce sont souvent les muscles du cou, ils sont à la fois la cause et les conséquences. Les muscles répondent aux tics, ils deviennent sensibles et contracturés, ils provoquent aussi les tics pour se relâcher.

On montre au patient des exercices faciles de décontraction musculaire et on demande à la famille de masser les muscles avec une pommade à l'arnica et de passer ensuite de l'air chaud (séchoir à cheveux).

Détendre les zones tissulaires cérébrales

On met en évidence la zone précise à traiter, en demandant à l'enfant d'exagérer physiquement les tics. On insiste surtout sur la technique de décompression/induction, de la phase de dissipation/inhibition. Comme d'habitude, on concentre le traitement sur les fameux derniers millimètres où résiderait la stimulation anormale cérébrale.

Harmoniser le champ électromagnétique

On emploie sensiblement le même traitement que pour les épilepsies, mais on ne trouve pas les mêmes zones cérébrales tunnellaires. Elles sont plus larges, plus étalées, et se dirigent aussi en profondeur, on les travaille en induction.

Dissiper les zones émotionnelles

Les tics sont sources de gêne, de honte, de revendication et d'exclusion sociale. On peut aborder ces différents points pour ressentir ceux qui sont les plus évidents en écoute émotionnelle, afin de les dissiper ensuite.

Pour les enfants, on leur demande de citer les personnes les plus affectées par leurs tics, de comprendre leur gêne sans les culpabiliser, et s'ils ont envie de cesser d'en avoir. C'est la réaction la plus marquée de l'écoute émotionnelle qui nous fait choisir la zone cérébrale à dissiper.

Faire des exercices de leurre et de contournement

L'accomplissement d'un tic est automatique et ne semble pas laisser de choix au patient, ces gestes ou manifestations vocales deviennent obligatoires et addictifs. Nous voulons que le cerveau reçoive une autre information pendant la réalisation des tics.

Nous lui demandons de faire des gestes ou des mouvements faciles de contournement pendant les tics, le cerveau qui accomplit automatiquement ces tics reçoit une double information. Cette double stimulation peut progressivement faire diminuer les mouvements involontaires du tic.

Par exemple, pendant une grimace, on peut lui demander de serrer les jambes en contractant les adducteurs, les mains l'une contre l'autre, c'est un leurre pour le cerveau qui est obligé de recevoir une autre stimulation pendant le tic.

Exercices devant la glace

On demande à la personne de se mettre devant une glace et de laisser libre cours à des tics et de les analyser. Par exemple, choisir celui qui serait le plus facile à diminuer, comme hausser une épaule. Au moment où l'épaule va bouger, on lui dit de serrer les genoux ou les mains et de le refaire jusqu'à ce que l'épaule reste presque immobile.

Résultats

Nous avons pu aider des préadolescents et adolescents à se débarrasser de leurs tics. C'est important au niveau relationnel, dans la mesure où ils se replient sur eux et parfois se cachent, honteux de montrer les manifestations de leurs tics. Certains de nos jeunes patients inventaient toutes sortes de maladies pour ne pas aller à l'école, ils arrivaient même à avoir de fortes poussées de fièvre !

En revanche, chez les adultes, nous avons eu moins de résultats positifs, il semble que les neurones aient progressivement un authentique besoin de se décharger par l'intermédiaire de leurs tics.

Troubles obsessionnels compulsifs

Là aussi, nous avons soigné plus d'enfants que d'adultes ; c'est une maladie qui touche le plus souvent cette dernière catégorie.

Définition

Ce sont des comportements répétitifs, indépendants de la volonté, irrépressibles qui affectent profondément la personne.

Ils se manifestent sous forme d'obsessions et de compulsions, rendant la vie du patient et celle des autres particulièrement compliquées.

Atteinte cérébrale

Différents circuits sont perturbés dans cette maladie, dont les ganglions de la base, le cortex cingulaire antérieur, le cortex orbitofrontal et le striatum [3].

Les dysfonctionnements de ces zones cérébrales pourraient être en relation avec l'action de neuromédiateurs, comme la sérotonine, la dopamine, la vasopressine et le glutamate.

Étiologie

Il semble que les garçons soient plus atteints.

On évoque une origine familiale, voire génétique aux TOC.

Plus rarement, ils se déclarent après un traumatisme crânien et des infections bactériennes.

Caractéristiques

Pour lutter contre leur profonde anxiété, les personnes se concentrent sur des tâches ou des actes mentaux répétés et dénués de sens, dont ils sont pleinement conscients.

Ce sont de véritables rites, ils sont dans l'incapacité de sauter une étape dans leur comportement rituel, ils savent que le soulagement apporté est de très courte durée, mais ils n'ont pas d'autres choix que de le matérialiser.

Ils sont conscients de leurs problèmes et ils en souffrent.

Principales manifestations et obsessions

- La propreté : un patient qui avait un commerce essuyait systématiquement le moindre objet touché par les clients. Chaque jour, il passait des heures à nettoyer ces différents objets, en n'étant jamais satisfait, à la fin, il a eu un accident vasculaire cérébral sérieux, certainement lié au stress de l'impossibilité de sa tâche.
- Des vérifications sans fin (vérifier sans cesse si la lumière est allumée, mettre 2 heures pour remplir un chèque !).
- Des gestes rituels comme tourner autour de son lit 20 fois et taper 30 fois sur la table de nuit (on n'invente rien !).
- La peur du feu : faire le tour de l'habitation plusieurs fois par jour pour contrôler un éventuel foyer d'incendie.
- La peur d'être cambriolé : vérification obsessionnelle de la fermeture des portes et des volets.
- La peur de perdre son self-control et d'afficher une certaine violence.
- Des pensées sexuelles obsessionnelles.
- Des obsessions sur la propreté de l'habitation.
- Un sentiment excessif de responsabilité par rapport à ses proches.
- Des gestes mentaux répétés.

Comportement social

Les adultes parlent de leurs TOC qui deviennent de plus en plus difficiles à cacher, alors que les enfants les dissimulent. Leur sentiment de culpabilité et de honte les pousse à essayer de ne pas trop les afficher, ce qui les rend revendicatifs et agressifs.

De nombreuses personnes ont des TOC sans gravité, dans la mesure où ils en sont conscients. Par exemple, ils vérifient cinq ou six fois si une lettre est bien entrée dans la boîte aux lettres, les horaires sur les billets de train ou d'avion, la fermeture d'un robinet d'eau, etc.

Tics et TOC

Il nous semble qu'il existe quelques similitudes, même si certains psychologues et psychiatres en doutent.

Les tics ne se manifestent pas dans une activité, ses manifestations ne sont pas ordonnées, alors que pour le TOC, il existe une finalité du mouvement, même si elle est dérisoire, voire absurde.

Chez les enfants

On trouve souvent les mêmes obsessions que chez les adultes à un degré moindre, mais comme nous l'avons dit, ils dissimulent leurs TOC, contrairement aux adultes. Ils n'en parlent pas et sont pris d'agitation, d'attitude agressive ou de repli sur eux-mêmes, leurs résultats scolaires en souffrent.

Au fur et à mesure de leur âge, leurs TOC les rendent coupables et honteux, ils les cachent de plus en plus, leur anxiété augmente et se transforme facilement en angoisse.

Chez les adultes

La chirurgie lésionnelle, à l'aide de rayons gamma sur des zones cérébrales, n'est pas très évidentes à cibler.

- La stimulation électrique transcrânienne.
- La stimulation magnétique transcrânienne.
- La stimulation cérébrale profonde, consistant à implanter des électrodes dans certaines localisations du cerveau, comme nous l'avons vu pour la maladie de Parkinson.

Traitement médical

La thérapie comportementale et cognitive est conseillée, uniquement si le patient est motivé. Elle cherche à jouer sur les pensées et les émotions associées au TOC, les patients prennent presque tous des antidépresseurs, notamment les inhibiteurs de la recapture de la sérotonine.

Traitement ostéopathique

Au préalable

On ne prend jamais seul en charge les TOC, c'est une profonde souffrance, on essaie d'associer notre traitement à ceux des spécialistes qui les soignent, on cherche à réduire leurs symptômes et les rendre surtout plus acceptables.

Ce que nous suggérons

- Relâcher la première zone révélée par l'écoute.
- Harmoniser les pressions intracrâniennes.
- Équilibrer le champ électromagnétique cérébral.
- Dissiper la zone cérébrale tissulaire éveillée par la manifestation des TOC.
- Effectuer une dissipation émotionnelle.
- Conseiller des exercices à faire chez eux.

Les dissipations de la zone tissulaire cérébrale

On demande au patient de laisser libre cours à ses TOC, même d'en rajouter, pour trouver en écoute crânienne la zone du cerveau la plus activée, c'est le plus souvent une chaîne lésionnelle qu'une simple zone.

On libère d'abord la partie la plus marquée en dissipation/inhibition, on réévalue ensuite l'écoute crânienne, pour repérer une autre zone qu'on dissipe et ainsi de suite.

Le traitement électromagnétique manuel

On l'utilise après les manœuvres de dissipation/inhibition, selon la technique décrite dans le chapitre 4.

Les résultats sont positifs quand les TOC ne sont ni trop anciens ni trop marqués, plus les zones cérébrales sont précises et peu marquées, plus le traitement ostéopathique est efficace.

C'est un traitement qui aide bien les enfants, mais qui est assez décevant chez l'adulte quand les tics sont anciens.

Les dissipations émotionnelles

En position d'écoute émotionnelle, on demande au patient de nous faire part de ses sentiments et impressions par rapport à son TOC, déjà le fait qu'il consulte prouve qu'il est conscient de son problème et qu'il souhaite une aide pour mieux le supporter.

Il peut ressentir de la honte vis-à-vis de ses proches et aussi se sentir très seul et désarmé. Nous avons soigné des patients extrêmement gênés par les difficultés que causait leur TOC à leur entourage. Les adultes sont découragés, ils pensent qu'il n'existe pas de solution pour s'en débarrasser ; de plus, ils pensent qu'ils leur sont indispensables, même s'ils en souffrent.

On localise la zone activée en leur demandant au préalable de penser ou de reproduire leur TOC et de penser à leurs conséquences.
On effectue une dissipation émotionnelle sur une zone souvent trouvée vers le lobe temporal, proche de l'amygdale, dans le cortex préfrontal et le septum.

Les exercices à conseiller

On essaie de trouver des dérivatifs aux troubles obsessionnels compulsifs dans la mesure où ils ne sont pas trop nombreux ou ancrés. Les résultats sont difficiles à obtenir, le patient a souvent des TOC qui sont littéralement imprimés dans le cerveau.

Exemple d'un exercice

On demande au patient de nous dire quel est l'élément de leur TOC qu'il pense pouvoir maîtriser un peu. Un patient allait voir sans arrêt si la porte de son réfrigérateur était bien fermée, tout en sachant qu'en cas de fermeture incomplète de la porte, une sonnerie s'activait.
Nous lui avons demandé d'imaginer que la porte était grande ouverte pour déterminer la zone cérébrale qui était activée, elle se trouvait plutôt vers les cortex orbitofrontal et temporal gauches.
Nous avons dissipé émotionnellement ces zones et ensuite nous lui avons demandé d'imaginer qu'il refermait avec plaisir plusieurs fois la porte, la nouvelle zone qui s'est manifestée se situait plus en direction de l'hippocampe et du cortex cingulaire. Nous avons stimulé cette zone et effectué ces techniques plusieurs fois.
Après quelques séances, le patient a pu imaginer laisser la porte ouverte du réfrigérateur sans le moindre stress.

Autisme

Définition

Le mot « autisme » a été créé par Eugen Bleuer qui signifie « soi-même ». L'autisme n'est pas une maladie qu'on peut définir en quelques mots, elle est caractérisée par des manifestations décrites sous l'intitulé « troubles du spectre de l'autisme ». C'est plus par ses nombreux symptômes qu'on définit l'autisme.

C'est un handicap généré par un trouble du neurodéveloppement. Pour certains dysfonctionnements et maladies du cerveau, on se rend compte assez rapidement des progrès effectués par le patient, pour l'autisme c'est bien plus difficile et lent.

De nombreuses thérapies plus ou moins sérieuses ont vu le jour ; quant à nous, nous sommes toujours très réservés sur nos éventuels succès. Même si la famille nous encourage en pointant quelques améliorations, le doute persiste, est-on bien sûr que c'est notre intervention qui en est la cause ?

Plutôt qu'une maladie, on évoque plutôt un handicap affectant le développement et la bonne communication avec les autres et la société en général, ce pourrait être dû à un développement neurologique différent.

Il n'existe pas un seul type d'autisme, les symptômes sont variables dans leurs manifestations et leur sévérité.

Étiologie

La génétique : le cerveau aurait un développement neuronal et synaptique différent. La modification de la connectivité liée à la maturation synaptique pourrait être l'un des facteurs prédominant.

On se rend compte encore une fois que les problèmes synaptiques jouent un rôle essentiel dans les différentes atteintes cérébrales :

- l'environnement par des polluants circulant dans l'air ;
- le sexe, l'autisme affecte plus les hommes ;
- les problèmes pendant la grossesse semblent aussi être déterminants ;
- l'hypothyroïdie chez la mère ;
- les problèmes ou maladies respiratoires ;
- les déficiences nutritionnelles ou d'absorption (vitamine D, acide folique) ;
- le diabète gestationnel ;
- la concentration amniotique plus élevée en testostérone (explication de la dominance masculine), c'est à l'heure actuelle remis en question ;
- le microbiote particulier dans sa composition et sa fonction, de nombreuses recherches ont lieu sur le rôle du système digestif pour déterminer si c'est une cause ou une conséquence.

Diagnostic précoce

- Absence de babillage et de communication gestuelle à 1 an.
- Pas de mots prononcés à 16 mois.
- Pas d'association de mots (même deux) à 2 ans.
- Le regard des autres ne l'intéresse pas.
- Neutralité ou démesure émotionnelle.
- Hyperréactivité aux sons et photophobie.
- Absence de sourire.
- Mutisme inexpliqué.
- Mémoire autobiographique et épisodique très faible.
- Repli sur soi dans certaines activités.
- Besoin de routine précise, voire obsessionnelle.
- Peu de goût pour la nourriture, veut toujours manger la même chose.
- Écholalie fréquente (répétition automatique des mots qu'on prononce).
- Répétition aussi des mêmes phrases.

Diagnostic plus tardif

- Ne répond pas à l'appel de son nom.
- Ne dit pas bonjour, désintérêt pour toutes les expressions automatiques sociales.
- Ne cherche pas à imiter (les neurones miroirs sont inertes).
- Ne sourit pas, avec peu de contact visuel.
- Semble préférer la solitude.
- A une instabilité de l'humeur (passe brutalement du rire aux pleurs).
- Ressent un sentiment de détresse et a des réactions émotionnelles démesurées.
- Balance son corps, bat des mains sans raison (pour nous).
- Préfère écrire à l'aide d'un ordinateur.
- Cache ses émotions, résistant aux caresses ou compliments.
- S'attache peu aux gens, mais plus aux objets.
- Ne cherche pas la réciprocité sociale.
- Reconnaît peu les visages (prosopagnosie).
- Se lasse vite lors d'une activité.
- Ne voit pas ce qu'il y a sur la table, mais la tache sur la nappe.
- Se focalise sur un bouton de chemise défait, mais ne voit pas le visage de la personne.
- S'attache aux détails (hémisphère gauche dominant), adhérence à l'instant présent.
- A peu d'ouverture sur le monde (défaillance de l'hémisphère droit).
- Perçoit peu le danger.
- Est hypersensible sensoriellement (lumière, bruits).
- Semble être indifférent à la douleur.
- Aime les activités répétitives, aligner des objets ou les faire tournoyer.
- Voit le texte, mais pas le contexte.
- S'attache à tous les objets animés (ventilateur, par exemple) et plus aux objets qu'aux personnes.
- Sa mémoire spatiale et épisodique est faible.

Syndrome d'Asperger

Hans Asperger est un pédiatre viennois qui a décrit un syndrome d'autisme portant son nom qui fait partie des troubles du spectre autistique.

Étiologie

Dès les années 2000, le Pr Thomas Bourgeron a découvert les premiers gènes associés au syndrome d'Asperger. Dans une même famille, la probabilité d'avoir un autre enfant autiste est plus forte.

Symptômes

Voici les principaux symptômes qu'on retrouve chez les Asperger :

- communication et rapports humains difficiles ;
- neutralité, voire indifférence aux autres ;
- pas ou peu d'empathie ;
- misophonie (difficulté à supporter certains bruits, jusqu'à l'aversion) et hyperacousie ;
- mutisme inexpliqué ;
- comportement obsessionnel ;
- psychorigidité ;
- mémoire épisodique peu marquée.

Autisme et Asperger

La différence réside plutôt dans l'âge d'apparition du langage qui est précoce dans le syndrome d'Asperger, permettant des acquisitions plus rapides et donnant un quotient intellectuel plus élevé ; en revanche, les comportements généraux diffèrent peu.

Caractéristiques communes

Les enfants autistes évolués et Asperger ont une intelligence normale, souvent même supérieure à la moyenne, mais avec des caractéristiques particulières.

Déficit social

Les régions préfrontale et orbitofrontale sont en charge de la communication sociale, elles sont moins fonctionnelles et même diminuées chez l'autiste.

Vue

Le gyrus fusiforme, à la partie postérieure du temporal, permet de reconnaître les visages, il diffère de la fonction classique de reconnaissance du visage. Chez l'autiste, le visage n'est pas un tout, mais un nez plus des yeux, plus une bouche, plus des dents, etc. (figure 12.11).

On dit classiquement qu'il ne voit pas la forêt, mais un arbre, plus un arbre…

Mémoire

Sa capacité semble être étonnante, mais en réalité, elle est encyclopédique et pas toujours bien adaptée à la vie courante. Ils sont hypermnésiques pour des choses qui ne sont pas forcément dignes d'intérêt et souvent inutiles, ils peuvent réciter par cœur des pages de dictionnaire, avec quelle utilité ?

Finalement, ce sont les pictogrammes qu'ils voient, mais pas leur signification.

Leur mémoire et leur capacité de travail sont faibles ; dans l'ensemble, leur lobe temporal médian semble peu fonctionnel. L'amygdale est peu connectée à l'hippocampe qui est chargé d'encoder la mémoire, ceci explique aussi leur neutralité affective.

Sens du détail

Ils sont doués pour les mathématiques, l'informatique, la musique, la mécanique précise, l'histoire (notamment les dates). Ils ne supportent pas qu'on se trompe sur une date ou un lieu, au point de se mettre en colère.

Ils ont besoin de routine, de comportements répétitifs, d'attitudes parfois déconcertantes.

Manies

Ils ont des manies physiques, balancement du corps, surtout de la tête, ils tapent des mains, émettent des sons gutturaux, parfois même des cris pénibles à supporter, on a l'impression qu'avec leurs mouvements et leurs sons, ils se rassurent en créant leur propre monde.

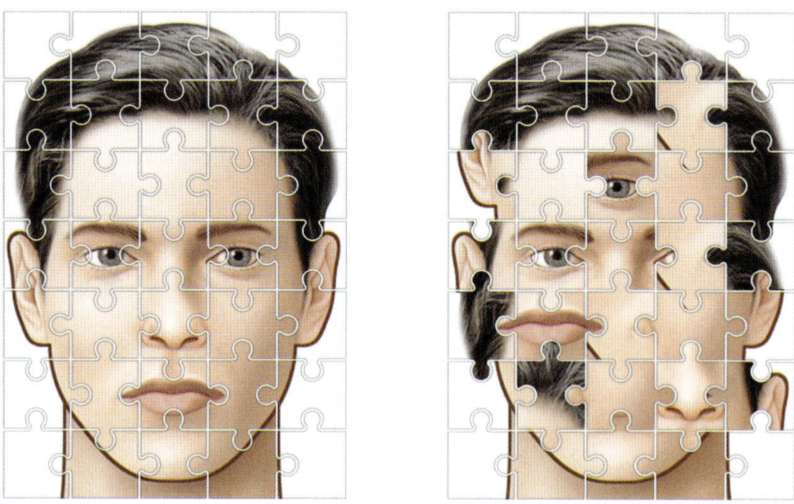

Figure 12.11. Vue d'un visage pour certains autistes.
Source : Cyrille Martinet.

Triade autistique

Lorna Wing a publié une étude sur les travaux de Hans Asperger qu'elle nomme le syndrome d'Asperger selon trois caractéristiques :

- troubles qualitatifs de la communication verbale et non verbale ;
- altérations qualitatives des interactions sociales réciproques ;
- comportement présentant des activités et des centres d'intérêt restreints, stéréotypés et répétitifs.

Travaux de l'institut Kaiser sur les autistes (Pasadena, Californie)

Ils ont étudié 6 255 autistes nés en Californie et certaines de leurs caractéristiques sont intéressantes à connaître :

- 37 % auraient souffert de désordres périnataux ;
- 10 % ont eu des crises d'épilepsie ;
- ils sont carencés en fer, ce qui perturbe le cerveau par son effet sur la dopamine ;
- ils ont souvent le syndrome des jambes sans repos (*Restless Legs Syndrome*) qui peut être en relation avec certains médicaments, comme les anticholinergiques pour la toux et les syndromes grippaux, qui ont un effet négatif sur les transmissions neuronales et sur l'hippocampe.

Traitements médicaux

Il n'existe pas de traitements médicamenteux de fond de l'autisme, ce sont plutôt des approches psychoéducatives.

Le rôle des parents et de la famille est déterminant, mais en revanche épuisant, il implique une action quotidienne harassante.

Leur prise en charge psychologique et psychomotrice est laborieuse, mais indispensable.

Traitement ostéopathique

Comme pour les maladies neurodégénératives, nous intervenons sur les conséquences et non sur les causes. Nous répétons ce que nous avons dit en préambule : il est très difficile de faire la part des choses entre ce que nous pouvons parfois apporter, le dur travail quotidien des parents et des différents thérapeutes et la gravité de la maladie.

Même si l'origine génétique est la cause de ces maladies, on peut contribuer à aider ces enfants à mieux se développer et se sentir mieux.

Nous avons une bonne expérience chez les enfants et les adolescents, mais peu chez les adultes.

De temps en temps, il nous semble obtenir un petit déclic, une stimulation cérébrale inhabituelle, permettant un contact social plus ouvert. Toute petite amélioration est la bienvenue, c'est peut-être une porte ouverte à d'autres progrès, nous avons pu aider plusieurs patients à mieux s'adapter socialement.

Ce que nous suggérons

- Relâcher la première zone révélée par l'écoute initiale.
- Traiter le gyrus fusiforme qui est situé à la face inférieure médiale du lobe temporal, il est chargé de la reconnaissance des visages et de la lecture.
- Équilibrer les champs électromagnétiques du cerveau.

Des exercices

Ces enfants ont une bonne vue, mais voient trop le détail. On débute la technique en partant d'un détail du visage, ensuite du visage vers le détail.

On montre des images en leur demandant de les voir très vite, puis de les voir lentement et enfin de retenir l'ensemble et non le détail.

On peut décrire aussi le visage d'une personne qui leur est proche et leur demander de le faire à leur tour.

De même pour leur chambre, en partant d'un détail, on reconstruit toute la chambre et on leur demande ensuite une description générale d'emblée.

On peut aussi leur présenter une phrase courte écrite et leur demander ce qu'elle suscite chez eux.

On repère les zones cérébrales activées par quelques exercices pour les travailler en intensification/stimulation. En voici quelques exemples :

- prononcer les mots du contact social, bonjour, au revoir, à bientôt, comment ça va ? en expliquant leur signification. La communication sociale se situe souvent dans la zone préfrontale gauche et à la partie antérieure du cortex cingulaire. On stimule cette zone pendant qu'ils disent bonjour, par exemple ;

- faire des exercices de mémoire utile, les autistes ont une mémoire mécanique, répétitive qui ne sert pas à grand-chose. On leur fait travailler les mémoires épisodique, émotionnelle, nominative (personnes qui leur sont proches) ;
- faire des stimulations physiques qui demandent une bonne coordination, pour ensuite ressentir ce qui se passe sur les zones motrices cérébrales et les stimuler si elles activent peu le cerveau.

On leur demande, par exemple, de faire un mouvement avec le pouce d'une main qui touche les autres doigts. Ils le font d'abord avec les yeux ouverts, puis fermés et ensuite avec la main derrière le dos.

- Repérer les zones cérébrales activées quand il se balance rythmiquement pour les travailler en dissipation/inhibition.
- Travailler en dissipation/inhibition, lorsque l'enfant refuse de collaborer ou est en échec, attention il se lasse très vite.

Les résultats sont inconstants, il s'agit surtout pour nous de travailler la plasticité cérébrale et parfois chercher l'ouverture d'une petite lucarne qui laisse entrer des informations qui, jusque-là, n'atteignaient pas le cerveau.

Infirmité motrice cérébrale

D'avoir organisé des soins gratuits pour les enfants handicapés nous a été d'un très grand secours, pour comprendre et respecter la complexité du cerveau et rester immensément émus et modestes en traitant ces enfants.

Nous avons traité des centaines de jeunes bébés et enfants avec des lésions réelles, objectivées par l'iconographie médicale. Elles nous ont permis de comparer le diagnostic manuel à celui de l'imagerie.

Définition

L'infirmité motrice cérébrale ou paralysie cérébrale est le résultat d'une atteinte précoce du cerveau, se produisant avant ou pendant les 2 premières années de la vie.

Il existe d'autres infirmités motrices cérébrales qui surviennent après des accidents, des noyades, des méningites et des encéphaliques.

Étiologie

Causes prénatales

- Malformation et agénésie d'une partie du cerveau.
- Anomalies chromosomiques ou génétiques.
- Malformations vasculaires pendant la gestation.
- Anoxie.
- Incompatibilité de rhésus des parents.
- Spina bifida avec hydrocéphalie.
- Infection fœtomaternelle (rubéole, toxoplasmose, cytomégalovirus, herpès, rubéole).
- Maladies métaboliques.
- Prématurité.
- Retard de croissance intra-utérin.
- Accident vasculaire cérébral.
- Insuffisance pondérale, retard de croissance intra-utérin.

Causes obstétricales et néonatales

- Accouchement trop long.
- Malposition du bébé.
- Traumatisme crânien par forceps, plus rarement par ventouse.
- Asphyxie périnatale.
- Troubles respiratoires par médication.
- Prématurité.

Causes postnatales

- Tumeurs cérébrales.
- Méningite.
- Accident vasculaire cérébral.
- Traumatisme crânien (chute de la table à langer, on en a traité beaucoup).
- Noyade.
- Enfant secoué.
- Fièvre trop élevée.
- Anévrisme.

Symptômes

Du fait que tout le système nerveux peut être atteint, les troubles varient dans leur forme et leur intensité. Finalement, toutes les fonctions peuvent être affectées, mais il est important de savoir que les troubles moteurs ne sont pas prédictifs d'un déficit intellectuel.

Les premiers signes qui inquiètent les parents apparaissent avant 18 mois, notamment les difficultés à se retourner, s'asseoir, ramper, marcher et aussi sourire.

Principales atteintes

Atteintes motrices

Elles sont manifestes avec paralysie et spasticité, pouvant provoquer : une quadriplégie, une hémiplégie ou une diplégie (atteinte des deux membres inférieurs), plus rarement une monoplégie.

Ces problèmes moteurs empêchent le tronc et les membres de se développer normalement, les scolioses sont fréquentes et les rétractions des membres dues à la spasticité et aux problèmes de croissance sont systématiques. Ils provoquent :

- équinisme (position anormale du pied par rapport à la jambe, le plus souvent par rétraction) ;
- achilléenne (position anormale du pied par rapport à la jambe, le plus souvent par rétraction achiléenne) ;
- clonus (contractions incontrôlables d'un muscle) ;
- mouvements choréiques (mouvements involontaires qui se répandent dans tout le corps) ;
- hémiballisme (mouvements violents des membres) ;
- atteintes optomotrices ;
- dyspraxie affectant les gestes volontaires ;
- dyskinésie (mouvements anormaux, non contrôlés) ;
- ataxie (troubles de l'équilibre) ;
- athétose (mouvements involontaires, parfois lents, reptatoires et violents).

Atteintes sensitives

- Paresthésies, accompagnant souvent les déficiences motrices.
- Dysfonctionnements oropharyngés et odynophagies.
- Modifications de la posture.
- Troubles neurosensoriels.
- Problèmes endocriniens (croissance limitée, puberté précoce).
- Troubles cognitifs et psychologiques, déficience mentale.
- Crises d'épilepsie.

Lésions cérébrales

Il peut s'agir de malformations ou d'anomalies cérébrales pendant la croissance du cerveau, de lésions de la substance blanche, souvent autour des ventricules, des parties corticales et des noyaux gris centraux.

Différents traitements

Ce sont des enfants qui nécessitent une prise en charge globale, longue et difficile où chacun essaie d'apporter son aide : médecins, kinésithérapeutes, psychomotriciens, ergothérapeutes, orthophonistes, éducateurs sont indispensables à leur développement.

Il n'existe pas de traitements médicamenteux de causalité des lésions du système nerveux, mais des traitements symptomatiques, surtout pour lutter contre les spasmes et les raideurs.

Parfois la chirurgie est indispensable, ce sont souvent des ténotomies pour libérer les fréquentes rétractions musculotendineuses et parfois une chirurgie de la colonne vertébrale quand les scolioses compressent trop le cœur et les poumons.

Le traitement ostéopathique

Intérêt de l'ostéopathie

L'ostéopathie à elle seule ne peut être le seul traitement, elle doit être associée aux autres thérapies ; notre longue expérience nous a montré qu'elle permet parfois de faire franchir un cap important à l'enfant.

Nous avons un métier fantastique qui nous oblige à un devoir de générosité : comment ne peut pas être ému et motivé devant un enfant innocent qui se trouve handicapé, quelle injustice ! C'est pour cette raison que nous avons institué des soins gratuits pour ces enfants. Nous avons fait de nombreuses séances, qui, manifestement, ne s'accompagnaient pas toujours de résultats probants, mais aussi d'autres qui ont permis aux enfants de vraiment progresser et de franchir un cap.

Nous nous souvenons parfaitement du premier enfant que nous avons suivi régulièrement. C'était une petite fille de 4 ans dont le pronostic initial évoquait seulement une hypothétique position assise.

Grâce à elle, ses parents et nos traitements, elle a considérablement évolué. Elle a toujours des mouvements athétosiques lorsqu'elle est émue, mais elle arrive à les contrôler dans la durée, elle est plus coordonnée dans ses mouvements et parle plus intelligiblement. De plus, elle a un compagnon, travaille et mène une vie sociale active !

Particularités du traitement ostéopathique

Si nous avons organisé des soins gratuits pour les enfants handicapés, c'est en raison du nombre de séances requis, c'est un travail de longue haleine qui demande aussi la participation des parents (elle ne nous a jamais fait défaut) et des autres thérapeutes.

Les soins ostéopathiques demandent d'exécuter des manœuvres précises, rapides et courtes. Il faut agir rapidement, à la fois pour l'écoute et le traitement, les enfants bougeant sans arrêt, c'est à nous de s'adapter et de travailler avec vélocité.

Indépendamment des déficits cérébraux, on doit parler à l'enfant et lui annoncer ce que l'on compte faire, cette communication est indispensable, même s'il ne la comprend pas forcément.

Il n'est pas question de traiter trop longtemps un enfant qui se débat involontairement, très rapidement et fortement, il faut une longue expérience pour ressentir en quelques secondes la zone à travailler. Ce n'est jamais la durée thérapeutique qui compte mais sa précision. Nous aimons prendre l'exemple du serrurier qui vient ouvrir une porte, ce n'est pas le temps qu'il reste devant la porte qui compte, mais le fait de l'ouvrir.

Le diagnostic ostéopathique posé, on doit d'abord, avant de traiter l'enfant, imaginer dans l'espace où mettre ses mains et décider de l'action à exécuter.

Ensuite, on a quelques secondes pour réaliser la technique avec l'aide des parents pour rassurer et tenir l'enfant.

Faites attention à ne pas recevoir des coups involontaires, l'enfant, quand il balance ses bras, peut vous heurter violemment.

Il nous est souvent arrivé de traiter aussi émotionnellement la maman, la prise en charge d'un enfant handicapé est un véritable sacerdoce qui nécessite un dévouement total, finalement leur vie passe largement après. L'amour et l'attachement des parents à leurs enfants sont tellement profonds, il fait régner une ambiance chaleureuse et positive indispensable à leurs progrès.

Ce que nous suggérons

Une prise en charge ostéopathique rapide de l'enfant, le potentiel d'évolution du système nerveux s'active plus dans les toutes premières années et les séquelles motrices se constituent vite.

Certaines techniques s'adressent surtout au système locomoteur, d'autres au crâne et enfin, d'autres au cerveau.

Le système locomoteur

Comme nos traitements d'ostéopathie pour ces enfants sont gratuits, ils permettent de travailler à deux sur un enfant pour dérouler les fascias et les muscles, c'est quasiment impossible à effectuer seul dans un cabinet libéral.

Le crâne

Ces enfants ont souvent un crâne très dur et déformé, aux sutures précocement fermées, en raison :

- de déséquilibre métabolique de l'enfant ou de la mère ;
- de contraintes mécaniques in utero ;
- de malposition fœtale ;
- d'accouchement lent, difficile et douloureux, avec souffrance fœtale par mauvaise oxygénation. Il est indispensable de libérer les sutures, les fixations intraosseuses et les tensions dure-mériennes avant de traiter le cerveau.

Les techniques crâniennes

Nous ne pouvons pas les décrire, il faudrait la totalité de ce livre pour les détailler, elles s'adressent aux fixations intraosseuses, suturales et méningées pour permettre un meilleur développement osseux du crâne et une meilleure répartition des pressions intracrâniennes.

Le cerveau

À une certaine époque, les techniques crâniennes s'intéressaient plutôt au crâne osseux et aux sutures. Nous nous sommes vite rendu compte qu'en plus du traitement crânien, il fallait surtout s'intéresser au cerveau, même si le traitement crânien a, lui aussi, un effet sur le cerveau. On ne parle plus de petites zones d'hyperdensité cérébrales, mais plutôt de fibroses, de cicatrices profondes et d'agénésie, l'écoute crânienne est manifeste pour toutes ces atteintes.

Les techniques cérébrales tissulaires

On utilise les mêmes techniques que pour les dysfonctionnements cérébraux, avec des pressions crâniennes plus fortes. La viscosité cérébrale fait défaut, on trouve à la fois des zones de haute densité et fibreuses qui demandent des manipulations précises et plus intenses.

Comme nous l'avons dit, le diagnostic met facilement en exergue les zones cérébrales touchées, on commence à manipuler les limites externes de la partie atteinte en intensification/stimulation pour mieux les préciser et ensuite en dissipation/inhibition.

La partie centrale se soigne d'abord en viscoélasticité et ensuite en dissipation/inhibition.

Les techniques fonctionnelles

Elles diffèrent de ce que nous avons l'habitude de faire, le patient ayant souvent des mouvements athétosiques et hémiballiques, ses centres moteurs automatiques sont très fréquemment en activité. Il faut travailler plutôt le ralentissement de l'activité cérébrale par dissipation/inhibition, lors des projections violentes et involontaires des membres et la coordination des mouvements.

Pour l'hémiballisme

Comme les mouvements sont répétés souvent, on peut repérer rapidement la partie cérébrale activée et la travailler en dissipation/inhibition. Les zones motrices frontales, périventriculaires, parfois spinales vertébrales sont impliquées, mais pas les noyaux de la base.

Répétons-le, c'est une prise en charge épuisante au long cours surtout pour les parents, il faut être déterminé dans la durée, c'est si important pour l'enfant. L'ostéopathie est vivement conseillée pour ces enfants.

Accidents vasculaires cérébraux

Ce terme regroupe les infarctus cérébraux, les hémorragies cérébrales intraparenchymateuses et méningées.

Les accidents ischémiques transitoires n'entrent pas dans ce groupe, alors qu'il existe des similitudes avec les infarctus cérébraux.

Seule la tomodensitométrie (TDM) et l'imagerie par résonance magnétique (IRM) peuvent différencier une atteinte ischémique du cerveau d'une atteinte hémorragique.

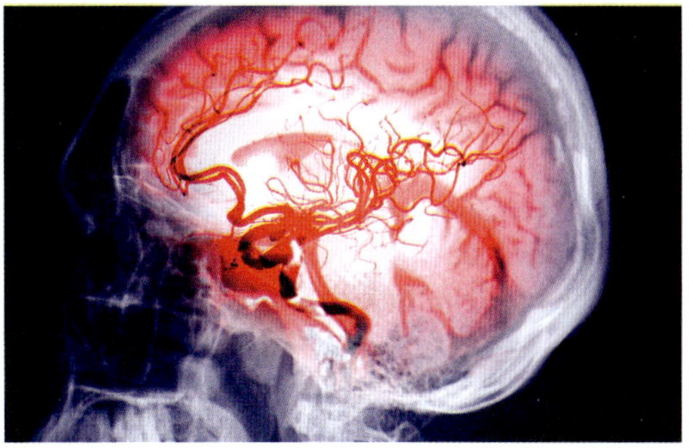

Figure 12.12. Image du cerveau en fusionnant une IRM et une ARM (angiographie par résonance magnétique), mettant en évidence une sténose vasculaire avec accident vasculaire cérébral.
Source : © Adobe Stock. Image : Samunella.

Étiologie

- L'âge.
- La génétique.
- L'hypertension artérielle (importance de prendre systématiquement la tension dans nos cabinets).
- Les problèmes cardiaques (fibrillations atriales, infarctus cardiaque, valvulopathie, endocardite).
- Le diabète.
- L'imprégnation éthylotabagique.
- Les sténoses carotidiennes.
- L'usage de stupéfiants.

Infarctus cérébraux (figure 12.12)

Ils sont consécutifs à un caillot sanguin qui obstrue une artère ou une artériole, créant une ischémie cérébrale à l'origine de signes neurologiques déficitaires.

Origine de l'infarctus

- Thrombose (caillot de sang formé dans un vaisseau sanguin).
- Embolie (largage de matière dans la circulation sanguine et lymphatique).
- Tumeur.
- Sténose artérielle par compression, épaississement ou rétrécissement.
- Athérosclérose caractérisée par des dépôts lipo-scléreux qui se forment dans les parois des artères de moyen ou gros calibre.

La carotide gauche reçoit directement et fortement l'ondée sanguine, les embolies du cœur gauche atteignent fortement la moitié gauche du cerveau.

Facteurs favorisants

- Tabagisme.
- Diabète.
- Surpoids ou obésité.

- Hypercholestérolémie.
- Hypertension artérielle.
- Maladie cardiaque.
- Sédentarité.
- Stress intense.
- Cardiopathie.

Hémorragies cérébrales et méningées (figure 12.13)

Les hémorragies intraparenchymateuses représentent moins de 20 % des accidents vasculaires cérébraux. Il en existe d'autres qui sont d'origine malformative, traumatique ou secondaire à une tumeur.

Les hémorragies intracérébrales spontanées sont dues à une rupture de petits vaisseaux, suite à une microangiopathie, parfois d'origine diabétique.

Quand elles touchent les régions profondes du cerveau, elles affectent surtout les noyaux gris comme le putamen, les globus pallidus et le thalamus.

Accidents ischémiques transitoires

C'est une ischémie cérébrale focale, rétinienne ou médullaire, entraînant des déficits neurologiques soudains et transitoires, non visibles à l'IRM (absence d'infarctus).

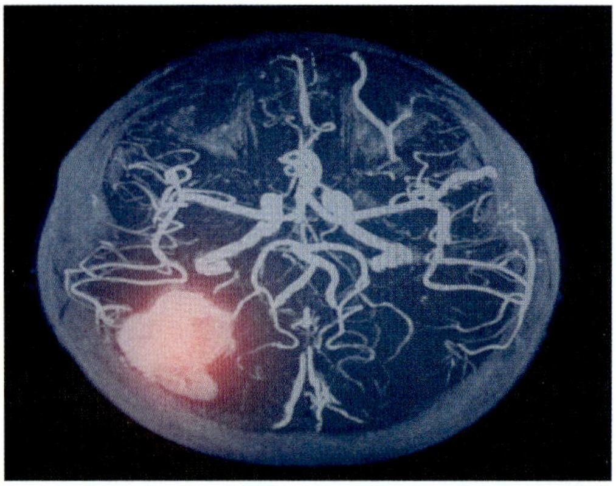

Figure 12.13. Angiographie par résonance magnétique d'une hémorragie cérébrale.
Source : © Adobe Stock. Image : Richman Photo.

La plupart du temps, les symptômes régressent très rapidement, cependant ils font craindre pour l'avenir un accident ischémique plus grave.

Le déficit neurologique est provoqué par la diminution ou l'arrêt de perfusion d'un territoire à la suite d'une embolie fibrinoplaquettaire.

Anévrismes cérébraux

C'est une dilatation focale d'une artère cérébrale qui peut se rompre.

Parmi les causes les plus courantes, retenons :

- le sex-ratio, c'est plus fréquent chez la femme ;
- la fragilité congénitale de la paroi artérielle ;
- le tabagisme ;
- l'hypertension artérielle ;
- les risques de rupture majorés pendant les efforts physiques et les stress.

Symptômes annonciateurs et d'installation

Ils surviennent assez tardivement, ils sont souvent discrets, à savoir :

- maux de tête discontinus et inhabituels ;
- maux de tête se déclenchant surtout la nuit ;
- engourdissement et faiblesse d'un côté du visage, souvent peu durables ;
- perte aiguë bilatérale de l'audition ;
- signes moteurs frustres, pas toujours évidents ;
- problèmes visuels inhabituels, vision floue, hémianopsie le plus souvent à gauche, diplopie, perte de vision rapide ;
- troubles cognitifs ;
- paroles non fluentes, débit saccadé ou lent, peu compréhensible ;
- alexie (difficulté à lire) ;
- subtils changements de personnalité (évoqués par l'entourage) ;
- impression de mal-être profond et de danger imminent ;
- vertiges pouvant être un signe initial ;
- instabilité, incoordination des membres ;
- photophobie récente ;
- raideur de la nuque, sans fixation cervicale particulière ;
- engourdissement ou perte de sensibilité d'un membre ;

- impression de voir des étoiles en toussant, éternuant ou en forçant aux toilettes ;
- sensations bizarres dans le crâne (vibrations, chatouillements, petits courants électriques).

Cervicalgie et AVC

Certains patients nous consultent pour des cervicalgies, parfois accompagnées de céphalées intenses, de migraines non habituelles, de paresthésies, de névralgies et de signes moteurs, ils n'ont rien en commun avec les symptômes habituels des problèmes mécaniques ostéoarticulaires. Parfois les signes sont très discrets, c'est pour cette raison que nous devons être vigilants et reconnaître les signes inauguraux et les voyants rouges.

Demander déjà au patient de siffler, s'il n'y arrive pas, alors qu'il le faisait facilement auparavant, conseillez-lui de consulter très rapidement son médecin.

> **Prenez garde à ces signes**
>
> - Instabilité, incoordination des membres (ataxie), vertiges.
> - Vomissements spontanés (atteinte du tronc cérébral et augmentation de la pression intracrânienne).
> - Hoquets chroniques (tronc cérébral), secousses rythmiques de la tête et des membres (tronc cérébral).

> **Méfiez-vous des chutes sur la tête**
>
> Prêtez une attention particulière aux personnes qui, après une chute sur la tête, vous consultent pour une cervicalgie et d'autres sympathiques généraux dont des maux de tête inhabituels qui se sont installés un peu plus tardivement. Il est rare qu'une chute sur la tête soit anodine, certains épanchements sanguins sont asymptomatiques juste après un traumatisme, leur migration peut être très dangereuse, conseillez à cette personne de consulter rapidement leur médecin.

Conduite à tenir devant ces symptômes

L'accident vasculaire cérébral est une urgence ; on dit que 1 million de neurones meurent chaque minute, ce n'est qu'un calcul quantitatif, mais qualitativement ça peut être désastreux. Ce n'est pas le médecin qu'il faut appeler, mais les urgences.

En attendant, ne donner rien à boire ou à manger à cette personne.

Le risque que vous soyez face à une urgence de ce type est faible mais réel, on doit pouvoir établir un diagnostic différentiel entre les symptômes d'une cervicalgie et ceux d'un accident vasculaire cérébral. Tout ce qui ne vous paraît pas conforme à une simple cervicalgie doit vous alerter.

Tests ostéopathiques

Au préalable

Être sûr qu'un bilan médical récent a été effectué et que le patient soit toujours suivi régulièrement par son médecin.

Dans les suites d'ischémie, il n'existe pas de contre-indications ; en revanche, soyez d'une très grande prudence dans les suites hémorragiques : jusqu'à un certain point, nous vous déconseillons de prendre en charge ces patients si vous êtes débutants.

Il est indispensable de :

- prendre les pouls radiaux pour évaluer une éventuelle modification en rotation cervicale ;
- mesurer la tension artérielle des deux bras ;
- faire un interrogatoire minutieux sur l'évolution des symptômes, parfois un petit détail peut être évocateur d'une autre crise ;
- effectuer une écoute générale et locale :
  - l'écoute générale peut indiquer un organe comme le cœur, le poumon ou le foie,
  - l'écoute locale précise la localisation de la zone cérébrale lésée ; elle peut parfois indiquer une direction opposée à la lésion, par attraction des tissus sains par la partie lésée, ce qui est très fréquent.

Traitement ostéopathique

Ce que nous suggérons

- Relâcher la zone révélée par l'écoute initiale, elle peut révéler un problème cardiaque ou rénal.
- Drainer les veines jugulaires externes et internes.
- Harmoniser les pressions intracrâniennes par les muscles du cerveau et des yeux.
- Travailler la viscoélasticité des zones lésées pour permettre une meilleure reconnexion des parties du cerveau qui ont été lésées. On trouve souvent des zones fibrotiques ou cicatricielles.
- Traiter la zone conflictuelle par des techniques vibrées.
- Stimuler la clairance cérébrale par les systèmes glymphatique et lymphatique.
- Activer les zones motrices affectées.
- Effectuer une intensification/stimulation pour favoriser les facultés de plasticité du cerveau.
- Faire une intensification/stimulation sur les zones peu réactives aux stimulations fonctionnelles.
- Traiter le champ électromagnétique cérébral.
- Activer la sensibilité des parties cutanées du corps qui ont été lésées sur le plan sensitif par effleurage et appuis plus ou moins profonds.
- Augmenter l'énergie de l'organisme, en traitant les glandes surrénales et les reins, les accidents vasculaires cérébraux, épuise la personne.
- Augmenter globalement la motilité globale cérébrale en stimulant le rythme, l'amplitude et l'intensité des phases d'expansion et de rétraction du cerveau.
- Stimuler spécifiquement la motilité lobaire de la zone lésée.
- Effectuer des dissipations émotionnelles.
- Donner des exercices musculaires et de coordination simples à faire chez eux. Chez un patient très jeune, dénommer un muscle ou une articulation. Par exemple, le biceps aura un nom d'animal de compagnie pour que le cerveau reçoive une information positive pour réaliser un geste.

Les techniques

La motricité

Le but est d'augmenter la réactivité et la coordination des aires motrices cérébrales.

Le patient en décubitus, vos mains reposent sur le crâne en position d'écoute fonctionnelle. Demandez-lui pour activer la zone motrice d'accomplir, comme nous l'avons préconisé dans le premier livre, des mouvements simples, à savoir :

- flexions dorsales d'un pied, puis de l'autre ;
- flexions palmaires ou dorsales d'une main, puis de l'autre ;
- mouvements du pouce contre les doigts ;
- mouvements alternés des pieds et des mains ;
- contacter rapidement de ses poings vos paumes bien ouvertes ;
- toucher rapidement une cible dessinée sur un papier avec la main gauche, puis droite ;
- mouvements genou-coude homolatéraux et controlatéraux ;
- associer aux mouvements généraux des membres supérieurs, des flexions/extensions des doigts et des flexions du genou, puis du pied et des orteils ;
- exécuter debout des flexions de jambe simples, accompagnées de petites abductions des bras, puis des mouvements des doigts.

En cas d'échec

Lorsque le patient est en échec, on salue déjà sa tentative, on lui dit, c'est déjà bien, mais essayons encore d'aller un peu plus loin.

Il est difficile pour nous d'apprécier la difficulté d'un patient à réaliser des mouvements qui nous paraissent si simples. Il faut aussi garder en mémoire la très grande fatigabilité des patients victimes de lésions cérébrales ; en cas d'échec, il se décourage vite et pleure même facilement.

Les dissipations émotionnelles

Toute atteinte cérébrale fragilise émotionnellement une personne, on vit comme si on était immortel et être atteint subitement d'un accident vasculaire cérébral réveille en nous la peur d'être handicapé et de mourir qu'on refoule au fond de nous-mêmes.

La main en écoute émotionnelle, on demande au patient d'évoquer son problème pour trouver la zone cérébrale qui lui correspond pour la dissiper en induction émotionnelle.

Le patient peut soudainement pleurer sans raison forcément réelle, le seuil de sensibilité émotionnelle est très bas, la moindre contrariété le fragilise et le déprime.

Tumeurs cérébrales (figure 12.14)

Nos limites

Là aussi, il nous faut être très clair, on n'a pas d'effet objectif sur la tumeur elle-même, mais sur ses conséquences fonctionnelles, d'autant plus que la tumeur est inopérable.

Origine des principales tumeurs

Tumeurs primaires

Ce sont essentiellement les tumeurs neuroépithéliales, touchant les neurones ou les cellules gliales et parfois les deux.

Elles font partie de la famille des gliomes, parmi celles-ci on trouve surtout des tumeurs :

- astrocytaire (astrocytome) ;
- méningée (méningiome) ;
- hypophysaire (adénome) ;
- neurale (touchant les nerfs crâniens, schwannomes et neurinomes).

Tumeurs métastatiques

Les plus fréquentes proviennent des poumons, des seins et de la peau.

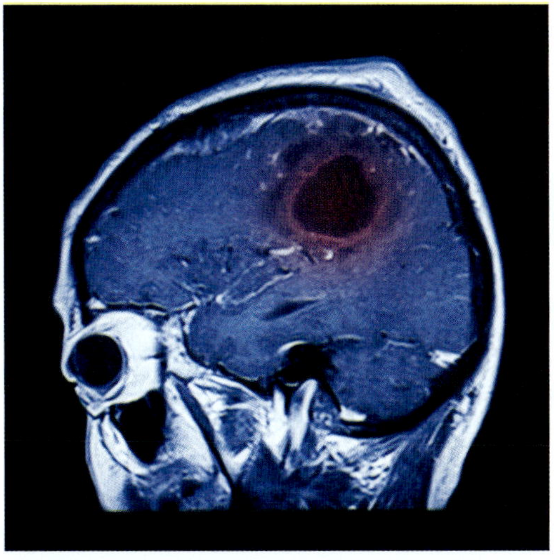

Figure 12.14. IRM d'une tumeur cérébrale.
Source : © Adobe Stock. Image : Stockdevil.

Nous allons étudier les principales tumeurs que nous avons vues en consultation, à savoir : méningiome, glioblastome, astrocytome et tumeur métastatique, mais auparavant nous allons voir les principaux symptômes qui font penser à une tumeur.

Physiopathologie des tumeurs

Une tumeur croissante fait augmenter la pression du liquide cérébrospinal et par conséquence la pression intracrânienne. La tumeur avec son cortège de réactions inflammatoires et œdémateuses créent une compression mécanique sur tous les composants du cerveau, sur le plan liquidien, parenchymateux et neural. C'est toute la chimie du cerveau qui est bouleversée, notamment par compression anormale de l'hypothalamus et l'hypophyse.

La dure-mère est en tension croissante, que l'organisme essaie de compenser par le canal vertébral, mais très vite les compensations s'épuisent et le patient souffre de la colonne vertébrale et des organes innervés par les nerfs vertébraux.

La pression intraoculaire est plus élevée, affectant les nerfs optiques, le chiasma et ses connexions vasculaires avec l'hypophyse.

Principaux symptômes d'une tumeur

Les tumeurs cérébrales peuvent toucher de très nombreuses fonctions du cerveau, il faut être très vigilant quand une personne vous déclare qu'elle ressent des symptômes qu'elle n'a jamais eu auparavant et qui commencent à l'inquiéter, comme :

- des céphalées inhabituelles :
  - elles surviennent la plupart du temps chez des personnes qui ne souffrent pas de céphalées ou de migraines,
  - elles se manifestent la nuit ou au chant du coq, parfois au réveil, elles deviennent vite persistantes et agressives,
  - elles peuvent s'accompagner de nausées, de vomissements, souvent par compression du tronc cérébral, agissant notamment sur le nerf vague,

- ces symptômes sont dus à l'hyperpression tumorale intracrânienne. Une tumeur qui croît fait augmenter la pression du liquide cérébrospinal et par conséquence intracrânienne. Le cerveau ne supportant pas les hausses de pression, des céphalées s'installent, supportables au début de la maladie, pour devenir ensuite un véritable handicap ;
- des problèmes visuels : ils affectent aussi bien la vue que la mécanique des yeux, au début, le patient a une légère perte de vision, il se cogne contre les objets du côté de l'œil le plus touché, il abîme sa voiture toujours du même côté. Très vite les symptômes s'aggravent avec ;
  - scotome (tache aveugle ou taches noires dans le champ visuel),
  - perte importante de l'acuité visuelle,
  - diplopie, amblyopie (le cerveau ne prend pas en compte l'image qu'il a reçue),
  - hémianopsie bitemporale,
  - perte de vision périphérique,
  - perte de perception des couleurs,
  - nystagmus qui s'installe au fur et à mesure du développement de la tumeur,
  - strabisme : il faut se méfier lorsqu'une personne a soudainement un strabisme, très souvent accompagné d'une diplopie brutale, c'est souvent les signes d'une tumeur ;
- des troubles sensitifs avec des paresthésies ;
- des vertiges, des étourdissements, des pertes d'équilibre, la marche dans le noir est hasardeuse, le patient se penche d'un côté pour conserver son équilibre ;
- des troubles moteurs : ils sont parfois unilatéraux, une atteinte de l'hémisphère droit donne des troubles moteurs situés du côté gauche du corps. C'est parfois évident, mais aussi plus discret, comme de ne plus pouvoir garder une vis dans la main et la visser, le patient est souvent dans le déni ;
- des problèmes hormonaux : quand la tumeur comprime directement ou indirectement l'hypothalamus et l'hypophyse, ça peut se traduire par une aménorrhée, une diminution ou une absence de libido, une galactorrhée et plus rarement une hypersexualité ;
- des troubles de la parole : ce sont essentiellement des difficultés d'élocution, d'association de mots, de construction de phrase, d'hésitation avant de parler et plus rarement de bégaiement ;
- des crises d'épilepsie et des convulsions : elles sont parfois minimes au début, plutôt épileptiformes, n'inquiétant pas immédiatement le patient et son entourage. Nous avons vu des patients qui pensaient avoir des petits tremblements anodins, mis sur le compte d'émotions, alors que c'était des crises d'épilepsie a minima, consécutives à une tumeur ;
- les crises importantes surviennent surtout quand la tumeur se développe à la surface du cerveau, les cellules nerveuses du cortex déclenchent plus d'orages électriques ;
- le patient peut avoir des myoclonies localisées et même des pertes de connaissance ;
- des troubles psychoémotionnels : la personne, parfois, se sent inconsciemment en danger, a un sentiment profond d'insécurité, de peur, d'angoisse, elle se sent différente et étrange et ne se reconnaît plus. Elle pleure pour rien et peut avoir des pulsions sexuelles ou d'agressivité inhabituelles. Les troubles de l'humeur et du comportement sont très fréquents, elle peut passer d'un grand abattement à une excitation irraisonnée ;
- de manière générale, elle est plutôt déprimée et irascible sans raison, son comportement général change et même les traits de sa personnalité ;
- des comportements bizarres : ses proches ont l'impression d'avoir à faire à une autre personne. Elle peut prendre des risques, ce qu'elle n'a jamais fait auparavant ;

L'exemple d'un patient

Ce patient très économe, même trop, soudainement s'est mis à fréquenter les casinos, payant à boire et à manger à tous ceux qu'il voyait ! Il avait effectivement une tumeur, heureusement bénigne et opérable, il a été opéré et il est redevenu encore plus économe qu'auparavant ; en revanche, cet épisode lui a fait perdre beaucoup d'argent !

- des hallucinations : la personne perçoit des choses qui ne sont pas réelles, c'est souvent en relation avec les systèmes sensoriels auditif, olfactif, gustatif et visuel. Il existe aussi des hallucinations qui affectent psychiquement la

personne, comme si elle était sous influence extérieure, ce n'est plus elle qui contrôle sa pensée, mais quelqu'un d'autre ;
- des troubles de la mémoire et de la vigilance : c'est souvent une perte de mémoire immédiate, le patient ne se souvient pas d'avoir eu une crise d'épilepsie ou un comportement étrange, ce qui lui fait dénier les problèmes ;
- une grande passivité : le patient a l'air passif, même absent, il se sent de moins en moins concerné par ce qui se passe autour de lui ;
- un apprentissage laborieux : toute tâche nouvelle et travail minutieux lui demandent beaucoup plus de temps et d'énergie et finalement il s'impatiente très vite et renonce ;
- des dysfonctionnements auditifs : ce sont des pertes d'audition pouvant passer d'un côté à l'autre, accompagnées parfois d'acouphènes.

Principales tumeurs

Il en existe de nombreuses, comme nous l'avons dit plus haut, nous nous limitons à celles que nous avons vues dans notre pratique ; voyons d'abord la principale des tumeurs bénignes, le méningiome.

Méningiome

C'est une tumeur bénigne des méninges, elle peut être totalement asymptomatique et découverte fortuitement lors d'un scanner ou d'une IRM indiquée, par exemple, suite à une chute sur la tête. Elle peut aussi avoir des conséquences néfastes en fonction de sa localisation, de son volume et de l'œdème cérébral qui l'entoure.

Symptômes

Parfois totalement inexistants, ils vont des maux de tête inhabituels à des crises d'épilepsie, des troubles de l'équilibre, des pertes de conscience. Selon sa situation, le méningiome peut atteindre de nombreuses fonctions, aussi bien motrice, sensitive ou verbale.

Étiologie

Les méningiomes apparaissent surtout chez les femmes autour de la quarantaine et de la ménopause. Ils sont dus au déséquilibre hormonal de la ménopause et peut-être aussi au traitement hormonal de substitution et même, certains chercheurs pensent à la prise au long cours de contraceptifs oraux.

Évolution

Elle est très lente ou absente, nous avons vu des patientes qui, 10 ou 15 ans après leur découverte, n'ont souffert d'aucun symptôme. En revanche, selon leur localisation et leur évolution, ils peuvent devenir un véritable handicap.

Traitement chirurgical

Il est indispensable quand les symptômes empêchent une vie normale et que le volume du méningiome ne cesse d'augmenter.

La présence des veines méningées, notamment au niveau du sinus longitudinal supérieur, rend la chirurgie très difficile.

Traitement ostéopathique

Il est évident qu'il dépend de la situation et du volume du méningiome.

Les cas graves relèvent de la neurochirurgie, pour les autres nous avons pu obtenir de bonnes améliorations fonctionnelles.

L'écoute manuelle permet de très bien sentir le méningiome, nous avons multiplié les tests sans regarder au préalable l'iconographie propre au méningiome, on arrive facilement à trouver la localisation exacte.

Ce que nous suggérons

Relâcher les tensions mécaniques

Les manœuvres consistent à relâcher la tension mécanique créée par le méningiome, facteur d'hypertension cérébrale et de troubles fonctionnels en traitant :
- la dure-mère crânienne et vertébrale ;
- les muscles barométriques du cerveau ;
- les bords de la tumeur d'abord en intensification/stimulation, puis en dissipation/inhibition ;
- le centre de la tumeur en viscoélasticité et en effectuant à la fin des compressions autour du méningiome, comme si on voulait le mobiliser.

Même un infime gain sur la compression cérébrale exercée par le méningiome permet d'améliorer certains symptômes, comme les céphalées et les nausées.

Accroître l'énergie du patient

Il est important aussi de faire un travail d'ensemble pour stimuler l'organisme ; rappelons que chaque atteinte cérébrale est source de fatigue. Pour cela, nous manipulons les reins et les surrénales, le foie et augmentons le rythme, l'amplitude et l'intensité de la motilité cérébrale.

Glioblastomes

C'est le cancer cérébral le plus fréquent chez l'adulte. Les tumeurs sont répertoriées de bas grade ou de haut grade, allant de 1 à 4.

C'est selon leur agressivité qu'ils ont cette dénomination, les tumeurs les moins agressives sont de bas grade, les tumeurs à évolution rapide sont de haut grade.

Le glioblastome, aussi dénommé glioblastome multiforme ou astrocytome, est de grade 4.

Il représente 15 % des tumeurs cérébrales et affecte plus les hommes ; il devient plus fréquent en vieillissant. Son incidence maximale se situe entre 50 et 75 ans, on ne connaît pas ses causes.

Description anatomique

Dans les glioblastomes multiformes, on trouve des petites zones nécrosées, entourées de cellules anaplasiques.

Ces tumeurs contiennent différentes sortes de cellules, c'est pour cette raison qu'on les appelle multiformes, mais les astrocytomes sont les plus fréquents. Ils peuvent se développer dans la matière grise, mais le plus souvent ils se situent dans la matière blanche.

Les glioblastomes peuvent devenir très volumineux et s'étendre contre les parois ventriculaires et méningées, les symptômes apparaissent tardivement, surtout quand la tumeur grossit.

Ce cancer peut s'étendre à la moelle spinale ou à la dure-mère, on le dénomme alors gliomatose méningée.

Le scanner montre souvent un déplacement des ventricules latéraux et du IIIe ventricule.

Symptômes particuliers liés aux glioblastomes

En plus des différents symptômes décrits au préalable, le malade présente :

- une faiblesse des membres supérieurs et inférieurs ;
- un manque d'équilibre et de stabilité.

Comme pour les autres tumeurs, les symptômes peuvent apparaître tardivement, le cerveau essayant toujours de compenser le volume et les pressions exercés par la tumeur.

Traitement médical et chirurgical

Traitement médical

Il n'y a pas de traitement causal, il reste palliatif et symptomatique. Il est décevant car les tumeurs sont particulièrement résistantes, le cerveau a une faible capacité de réparation et la plupart des médicaments ne traversent pas la barrière hémato-encéphalique.

La chimiothérapie est prescrite simultanément avec la chirurgie.

Le patient se voit administrer des anticonvulsivants, des corticoïdes et de la radiothérapie pour faire diminuer la tumeur et empêcher les proliférations.

Traitement chirurgical

Les chirurgiens essaient d'enlever le maximum de la tumeur, mais l'exérèse totale est impossible, le glioblastome envahissant aussi les tissus environnants.

Traitement ostéopathique

Il est décevant, on essaie de libérer quelques tensions intracérébrales, mais hélas ce cancer est brutal et la fin est inéluctable. Nous travaillons les motilités globale et lobaire cérébrales et aidons le métabolisme du foie et des reins, les dissipations émotionnelles semblent aider un peu le patient.

La position du thérapeute est difficile ; au fond de lui-même il connaît l'issue de la maladie, il ne peut pas créer de faux espoirs et ne peut pas se montrer optimiste. La bonne position est de se montrer généreux dans le traitement, à la fois par les techniques et par une présence positive et bienveillante, c'est surtout la main qui doit montrer cette générosité.

Astrocytomes

Différents astrocytomes

Les astrocytomes représentent la majorité des gliomes, ils se propagent dans l'ensemble du cerveau et se mêlent aux autres cellules, ce qui rend leur exérèse totale impossible.

Ils n'envahissent pas la moelle spinale, ils sont dits de bas grade ou de haut grade.

Astrocytomes de bas grade

Ils peuvent se transformer en astrocytome anaplasique (perte anormale de certains caractères de différenciation cellulaire, sans retour à l'état initial).

Astrocytome pilocytique (cellules cérébrales en forme de cheveux)

Fréquent chez l'enfant et l'adulte jeune, c'est une tumeur de grade 1.

Astrocytome diffus ou infiltrant

C'est une tumeur de grade 2, il affecte les jeunes adultes et tend à se propager et à devenir agressif.

Astrocytome anaplasique

C'est une tumeur de grade 3, son évolution est lente, il affecte plus les personnes autour de la quarantaine, il peut se transformer en glioblastome multiforme.

Traitement ostéopathique

Certains se posent souvent la question, est-ce que notre traitement pourrait activer les capacités expansives de la tumeur ? On s'est, bien sûr, nous-mêmes interrogés fréquemment sur ce risque ; au vu des réactions symptomatiques positives suivant nos traitements et sur l'ensemble de l'organisme, nous sommes sûrs que non.

En améliorant la circulation artérioloveineuse et glymphatique cérébrale et en diminuant les pressions intracrâniennes, nous pensons aider l'organisme à mieux se défendre. La plupart des défenses immunitaires sont véhiculées par les systèmes vasculaire et lymphatique, nos techniques améliorent la circulation cérébrale. Hélas, notre traitement n'empêche pas l'inéluctable progression de la maladie.

Il faut toujours rester à sa place, et surtout ne pas susciter d'espoir déraisonné, rappelons-nous du vieil adage de la médecine : aider toujours, soigner peut-être et en fonction des croyances, guérir si Dieu le veut !

Ce que nous suggérons

Sans intervention chirurgicale

- Diminuer la pression intracrânienne.
- Réaliser des dissipations/inductions sur les zones révélées par l'écoute tissulaire.
- Utiliser les manœuvres consacrées au nettoyage du cerveau et de l'organisme, sans oublier le foie et les reins.
- Dissiper les tensions émotionnelles, nombreuses et profondes.
- Stimuler l'énergie de l'organisme.

Après intervention chirurgicale

Nous vous proposons de voir le traitement chirurgical du cerveau, de manière générale et non uniquement après l'exérèse des tumeurs.

Traitement post-chirurgical du cerveau

Le traitement chirurgical consiste d'abord à ouvrir le crâne pour accéder ensuite au cerveau, il a donc des conséquences au niveau crânien et cérébral.

Trépanation et craniotomie

La trépanation est un perçage dans le crâne, alors que la craniotomie consiste à sectionner un ou plusieurs os du crâne.

La trépanation et la craniotomie sont utilisées pour faire l'ablation d'une tumeur, ou pour faire diminuer la pression intracrânienne après un traumatisme ou un saignement.

Le volet réalisé est refermé avec l'os de la personne ou parfois avec un volet synthétique ou métallique.

Pour la fosse crânienne postérieure, la fermeture du volet crânien n'est pas indispensable, on parle de craniotomie à « os perdu ».

Techniques ostéopathiques

On libère d'abord toutes les parties exocrâniennes, puis endocrâniennes ; on aide l'organisme à se débarrasser de toutes les toxines qu'il a accumulées au cours du traumatisme et de l'intervention chirurgicale. À la fin, on dissipe les nombreuses tensions émotionnelles que génère un acte chirurgical.

Ce que nous suggérons

Les manœuvres exocrâniennes

On attend 1 à 2 mois avant de les réaliser ; on peut, en revanche, effectuer des techniques superficielles très douces 3 à 4 semaines après l'intervention chirurgicale.

Le traitement concerne le crâne, au niveau de ses différentes couches, à savoir de la superficie à la profondeur :

- le scalp et ses fascias, la galéa en particulier ;
- les fibres nerveuses du trijumeau avec ses anastomoses avec le grand nerf occipital d'Arnold et le nerf facial ;
- les tensions intraosseuses ;
- les foramens émissaires ;
- les fixations suturales (surtout la coronale) ;
- les muscles de la voûte crânienne, les temporaux frontal, occipital, pariétal ;
- les muscles du cerveau, ptérygoïdiens, temporaux, buccinateurs, linguaux, constricteurs, tenseur et élévateur du voile ;
- les veines jugulaires interne et externe ;
- les artères carotides communes, externes et internes en vérifiant chaque fois la tension artérielle avant et après les techniques.

Les manœuvres endocrâniennes

- Les manœuvres de viscoélasticité : la chirurgie provoque des zones de densité très fortes pouvant même créer des microcicatrices, on emploie les techniques tissulaires de viscoélasticité cérébrale.
- La dure-mère.
- La technique pie-mérienne : on la trouve dans le chapitre 4, où l'on explique qu'il faut chercher en profondeur ses fixations, la technique pie-mérienne inclut toujours le parenchyme cérébral.

L'élimination des toxines

C'est essentiellement le foie et les reins qui éliminent les nombreuses toxines qui sont déclenchées par le traumatisme et l'intervention chirurgicale, notamment en raison des anesthésiques. Nous voyons au fur et à mesure de ce livre que le foie et les reins sont des éléments clés de la bonne santé du cerveau. Tous les traumatismes produisent un excès de toxines dans l'organisme. Nous allons évoquer la rhabdomyolyse qui ne se produit pas systématiquement lors d'un traumatisme du crâne, mais dans les traumatismes généraux de l'organisme ; elle nous permet de mieux comprendre l'importance du nettoyage des cellules.

La rhabdomyolyse

Elle est consécutive à une lyse de fibres musculaires striées, elle peut être d'origine traumatique, ischémique, toxique et infectieuse. Même si elle ne concerne pas directement le cerveau, elle nous permet de comprendre qu'une lyse limitée de fibres musculaires a des effets sur l'acidose générale, notamment sur les reins. Elle peut provoquer, à plus ou moins grande échelle, un syndrome urinaire avec coloration des urines, hyperkaliémie et taux de créatinine phosphokinase élevé.

Le déséquilibre acide/base modifie la PCO_2 et la concentration de bicarbonate du liquide extracellulaire cérébral, pouvant provoquer des complications neurologiques.

C'est pour cette raison que pour tout traumatisme, aussi bien général que crânien, on traite les reins et on exhorte les patients à boire très souvent des petites quantités d'eau toute la journée.

Les dissipations émotionnelles avant et après l'intervention

Le patient avant l'opération a le temps de penser à ses conséquences réelles ou supposées.

Avant l'opération

On ne peut pas s'empêcher d'avoir peur de mourir avant une opération, de nombreux patients confient cette peur de ne plus se réveiller. Montaigne disait : « Ce n'est pas la mort que je crains, c'est de mourir. » On peut ajouter : « ce n'est pas la mort que je crains, mais plutôt de ne plus être vivant ». On fait évoquer au patient tout ce qu'il a ressenti avant l'opération :

- la nuit précédant l'opération ;
- le parcours de la chambre jusqu'au bloc chirurgical avec un sentiment de très grande solitude, on est souvent seul face à la maladie, même si on est bien épaulé par son entourage ;
- l'impression d'inéluctabilité, « c'est trop tard, je ne peux plus revenir en arrière, je n'ai plus le choix ! » ;
- l'impression de danger, « et si ça se passait mal, et si je n'en revenais pas ? » ;
- la peur de ne plus jamais revoir les siens ;
- l'odeur et la température de la salle d'opération (cortex entorhinal et hypothalamus) ;
- la vue angoissante de tous les instruments et des systèmes de surveillance du bloc opératoire ;
- la présence de l'équipe chirurgicale, dont certains ont l'indifférence propre au technicien ;
- le réveil en salle de réanimation.

Après l'opération

Le réveil progressif où l'on devient conscient de respirer et de bouger, on voit les différents tuyaux qui nous font respirer et hydrater, et surtout on est en vie ! Pour certains, la peur de mourir subsiste et l'opération même réussie la renforce, il est important de leur apporter de l'aide, dans certains services hospitaliers, des psychologues les prennent en charge.

Les dissipations émotionnelles

C'est en faisant évoquer toutes ces impressions qu'on peut localiser la zone émotionnelle à relâcher, on la trouve en général à droite, proche de l'insula, de l'amygdale et du cortex cingulaire. Si le patient a déjà éprouvé la peur de mourir, l'hippocampe, l'amygdale et le cortex entorhinal sont souvent activés, en plus des autres centres émotionnels.

Pendant la technique, on demande au patient d'évoquer tout ce qu'il a vécu ou imaginé avant et après l'intervention chirurgicale. Ceci permet grâce à l'écoute émotionnelle de sentir ce qui a vraiment été important pour lui et d'être plus précis lors des dissipations.

Vieillissement du cerveau

C'est un phénomène qui nous préoccupe tous, « comment vais-je vieillir ? ».

Le vieillissement du cerveau génère des modifications du système nerveux central, il a longtemps été admis qu'il se produisait une perte neuronale, mais c'est finalement moins que ce que les neurologues pensaient. Du fait du ralentissement et même de l'arrêt de certaines activités, les neurones qui leur étaient consacrés disparaissent.

Cependant, la vieillesse ne favorise pas toujours un développement harmonieux du système nerveux, voyons quelques caractéristiques du vieillissement cérébral et les moyens pour maintenir le cerveau en bonne santé.

Symptômes classiques du vieillissement

L'un de nos professeurs déterminait ainsi la vieillesse, c'est une perte d'élasticité et de flexibilité du corps et du cerveau, les deux arrivent en même temps et interfèrent, on peut ajouter que soigner l'un joue sur l'autre. Le vieillissement nous guette tous, d'un côté c'est une chance de vivre âgé et d'un autre côté, on a un devoir de vigilance personnelle, de rester le plus possible actif, présentable et supportable et même agréable pour les autres et soi-même.

Voici les principaux symptômes du mauvais vieillissement :

- des troubles de la mémoire ;
- un raisonnement intellectuel rétréci ;
- une psychorigidité ;
- une apathie ;
- une marche hésitante et peu sûre (pensez aux effets iatrogènes de certains médicaments) ;
- des chutes (pensez toujours à ces médicaments) ;
- une surdité, une baisse de la vue ;
- un état dépressif ;
- des troubles sphinctériens ;

NB : dans la maladie d'Alzheimer, le patient perd aussi la mémoire, mais il n'en est pas conscient, alors que dans le vieillissement normal, la personne s'en rend compte.

- des problèmes dus à la consommation de trop nombreux médicaments.

Les personnes âgées ont des armoires à pharmacie regorgeant de boîtes de médicaments, à l'origine de certaines chutes et de pertes de mémoire. À chaque fois qu'on leur prescrit un nouveau médicament, il ne supprime pas les autres, pensant que leur accumulation est gage de santé et de pérennité.

Retentissements du vieillissement sur le cerveau (figure 12.15)

Conséquences traumatiques démesurées

Une chose nous a surpris, les personnes âgées quand elles tombent sur la tête, ou parfois juste en se cognant, ont des symptômes paraissant disproportionnés en regard du traumatisme subi.

Quand on étudie leurs scanners ou l'IRM, on voit bien que l'espace entre le cerveau et le crâne est plus grand que chez les jeunes personnes et les adultes.

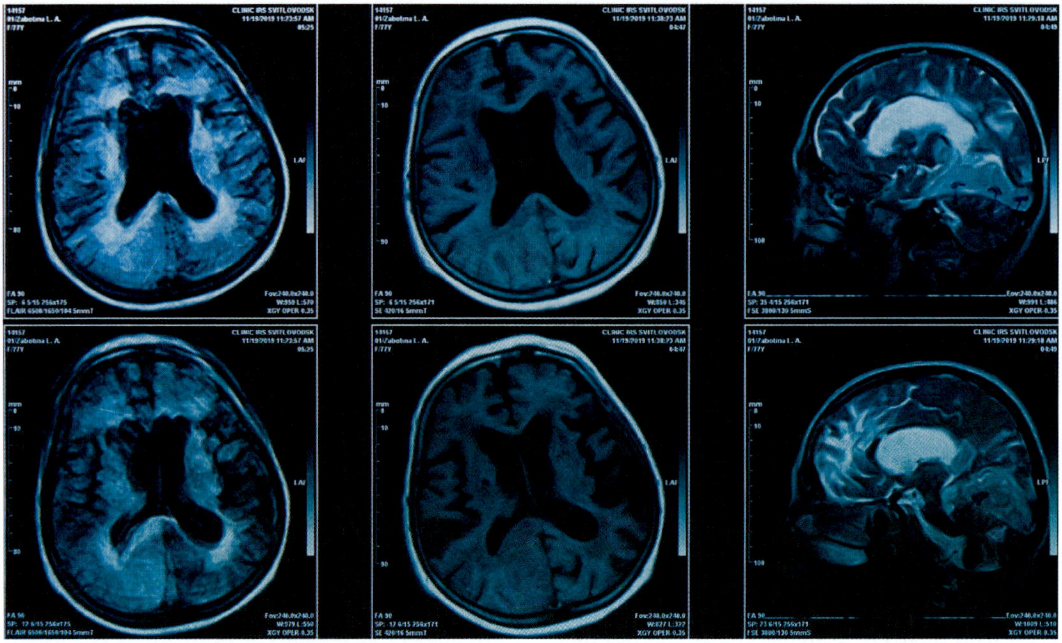

Figure 12.15. Vue du cerveau par scanner et IRM d'une personne âgée.
Source : © Adobe Stock. Image : Oleksandr Marchenko.

Cette caractéristique empêche le cerveau d'être bien maintenu dans la boîte crânienne, bougeant plus lors des chutes, il se blesse contre le crâne, en voici les effets :

- des espaces subarachnoïdiens agrandis, comme le cerveau se rétracte, ces espaces augmentent ;
- des ventricules plus larges, ils s'agrandissent en raison de la perte de substance grise ;
- un effet turgor diminué par relâchement des tissus intracrâniens.

Modifications parenchymateuses

Le cerveau en vieillissant perd du poids, environ 2 % par décennie, par atrophie sous-corticale [4].

Entre 50 et 100 ans, on perdrait environ 10 % du poids du cerveau, sans que cela influence forcément nos capacités intellectuelles, mais en créant une fragilité en cas de traumatisme.

Cependant, de nombreux paramètres entrent en ligne de compte pour relativiser ce pourcentage qui est quantitatif mais non qualificatif. Les activités intellectuelles et physiques, la vie familiale, le lieu de vie, la nourriture, le tabac, l'alcool, etc. ont une influence déterminante sur la réactivité cérébrale, toutes les personnes âgées ne se ressemblent pas !

Déclin du système glymphatique

Chez la souris, l'efficacité du système lymphatique devient moins performante avec l'âge. Le liquide cérébrospinal voit sa production et son élimination se ralentir provoquant, par exemple, une accumulation de bêta-amyloïdes.

De même, la pulsatilité artérielle diminue et la rigidité des artères augmente avec l'âge, ces deux facteurs sont importants à analyser dans les paramètres de prédictibilité des maladies neurodégénératives.

Le déclin du système glymphatique pourrait expliquer en grande partie l'origine des problèmes dus à l'âge, comme celui des maladies neurodégénératives. On assiste à une accumulation de déchets au niveau cérébral et une altération du système immunitaire perturbant la production de myéline par les oligodendrocytes.

La tension diastolique est à surveiller de très près et à traiter, indirectement elle a un effet sur l'élimination des déchets du liquide cérébrospinal.

> **Important**
>
> Nous n'insisterons jamais assez sur l'impact de l'activité physique pour favoriser l'élimination des déchets du cerveau. Toute activité créant une hyperventilation est favorable aux processus d'élimination des déchets du cerveau, de même que la respiration diaphragmatique ample et le régime alimentaire.
> Nous décrirons à la fin du paragraphe suivant les techniques propres à ce système.

Une réelle perte neuronale ?

Chose intéressante, il ne semble pas qu'il y ait une grosse perte neuronale, mais une baisse de leur connectivité et de leur efficacité.

> **Important**
>
> Les neurones dégénèrent dans les maladies neurodégénératives, mais dans le vieillissement, très peu, ce sont surtout les dendrites qui sont altérées et qui se raréfient. Les cellules gliales sécrètent des facteurs trophiques permettant la repousse des dendrites, qui, heureusement, sont beaucoup plus nombreuses que les neurones.

Accumulation de protéines

L'enchevêtrement de la protéine TAU (*Tubulin Associated Unit*) prolifère dans les cellules cérébrales et les détruit, la TAU participe à l'architecture des neurones et à leur intégrité.

Les processus de vieillissement sont au départ lents, progressifs et peu visibles. Le cerveau essaie de compenser les pertes de fonctionnalité par d'autres aires, si bien que les déficits existants sont peu manifestes, mais quand les compensations sont épuisées, les symptômes apparaissent très rapidement et fortement.

Défaillance de la myéline

Cette lipoprotéine se détériore avec l'âge. Les circuits cérébraux sont moins rapides, ce qui entraîne des problèmes d'équilibre et de pertes de mémoire.

Noyaux gris centraux moins efficaces

Ils perdent leur efficacité, empêchant une activité motrice performante, surtout pour la coordination motrice fine et l'équilibre.

Raréfaction des faisceaux de substance blanche

La substance blanche contient de nombreuses cellules gliales indispensables pour maintenir une bonne homéostasie des neurones, elles se font plus rares avec l'âge.

Niveau de la dopamine diminué

Ce neurotransmetteur nous stimule, il nous permet de prendre des décisions rapides, de courir des risques et de rechercher des sensations fortes.

Les personnes âgées aspirent à une vie calme, sans grande surprise, c'est l'une des conséquences de l'abaissement du niveau de la dopamine.

Radicaux libres proliférants

Certains chercheurs émettent la théorie dite « radicalaire du vieillissement » par la multiplication des problèmes dus à l'accumulation de radicaux libres dans les cellules, ce phénomène nous paraît probable.

Hélas, la vieillesse se caractérise aussi par une diminution des capacités d'adaptation aux problèmes physiques et psychologiques et aussi à un ralentissement des processus métaboliques et physiologiques dont les radicaux libres profitent.

Nous avons vu que notre organisme est constitué de molécules et qu'un radical libre est un fragment obtenu par scission d'une molécule qui possède un électron célibataire non apparié et instable, à la recherche d'un partenaire.

Cet électron est très réactif avec les molécules qui l'entourent et s'associe avec l'une d'entre elles très instable, c'est un radical libre. Un radical libre gagne un autre électron pour transmettre ses propriétés à une autre molécule, les atomes sont entourés d'électrons qui trouvent leur stabilité en se regroupant par deux.

Dans le cerveau normal, la production de radicaux libres est importante, mais ne dépasse pas une certaine limite. Il existe, par exemple, beaucoup de fer dans le cerveau qui, lui-même, est producteur de radicaux libres, les radicaux libres sont des apports normaux de la vie cellulaire, mais c'est leur accumulation excessive qui est pathologique. C'est ce qui arrive au cours de la vieillesse, les radicaux libres provoquent le stress oxydatif qui participe aux réactions inflammatoires du cerveau.

Rôle des cellules gliales

Ce sont elles qui interviennent pour diminuer la souffrance des neurones occasionnée par les radicaux libres. Elles développent normalement de nouvelles synapses et favorisent la croissance des axones, au cours de la vieillesse, ce processus est ralenti. Les parties du cerveau les plus touchées sont celles qui ont une densité faible de cellules gliales, comme le lobe temporal aux multiples fonctions.

Régime hydroalimentaire peu adapté

Les personnes âgées ont tendance à moins et mal manger et à boire peu, pour lutter contre les radicaux libres, comme nous l'avons déjà décrit, nous conseillons aux patients de manger :

- des légumes : poivron, tomate, épinard, choux rouge, betterave, carotte, etc. ;
- des fruits : agrumes, myrtille, pruneau, raisin, fraise, pêche. Il semblerait que la plante la plus efficace serait le gingembre ;
- des protéines : poisson, viande blanche et avocat ;
- de boire souvent de petites quantités d'eau.

En conclusion, lors des processus normaux de vieillissement, la perte neuronale est faible, il semble que ce soit surtout au niveau synaptique que l'interconnectivité fasse défaut.

À l'inverse, dans les maladies neurodégénératives, la perte de neurones est considérable.

Traitement ostéopathique

Ce que nous suggérons

- Étirer la dure-mère pour permettre une meilleure expansion du cerveau.
- Amplifier la motilité cérébrale et la fonction ventriculaire en l'accompagnant d'exercices respiratoires.
- Favoriser le drainage lymphatique et glymphatique du cerveau (voir chapitre 4).
- Drainer la veine jugulaire externe : les veines, avec l'âge, ont un trajet beaucoup plus tortueux et sinueux et leur circulation s'en trouve affaiblie, avec des conséquences sur le drainage lymphatique et glymphatique du cerveau.
- Manipuler certains organes comme l'intestin dont le transit devient lent, créant un risque de fécalome. L'apport de fibres alimentaires et d'eau est indispensable pour éviter ce problème.

Conseils

- Solliciter l'aide de la famille pour stimuler le plus possible le cerveau par des odeurs, des sons, de la musique, des exercices de mémoire, le rappel de situations émouvantes, la prise en charge de petits travaux, le soutien scolaire aux petits enfants.
- Procéder à des petites activités intellectuelles de culture générale, de calcul mental pour repérer en écoute les zones cérébrales moins activées, afin de les travailler en intensification/stimulation.
- Aiguillonner fréquemment le cerveau, sans que ce soit pénible ; la personne âgée a des souvenirs de son jeune âge, c'est déjà en les faisant évoquer qu'on peut éveiller le cerveau et aborder ensuite sur des souvenirs récents.
- Montrer à la famille des exercices respiratoires et leur demander de définir un périmètre de marche journalier.
- Donner quelques exercices faciles d'assouplissement, rappelez-vous, ils assoupliront aussi le cerveau.
- Lutter contre le flexum de hanche, du genou et de la cyphose dorsale.

Traumatismes cérébraux

Nous employons le mot « cérébral » au sens large pour exprimer tout ce qui se passe au niveau de l'encéphale.

Dans nos cours sur le traumatisme, nous donnons une part importante au traitement des traumatismes crâniens. Dans ce chapitre, nous abordons les effets des traumatismes crâniens sur le cerveau, en esquissant à peine les effets sur le crâne. Nous savons qu'il est arbitraire de séparer le cerveau du crâne, mais il faudrait ajouter des centaines de pages supplémentaires pour étudier les traumatismes osseux du crâne.

Important

Avant tout, on ne prend jamais en charge immédiatement une personne qui vient d'avoir un traumatisme crânien, un bilan médical sérieux doit être effectué au préalable !

Voici quelques notions générales sur le traumatisme qui sont intéressantes à connaître.

Hétérogénéité de la tête et de l'objet de l'impact

Les caractéristiques mécaniques de la tête et de l'objet de l'impact sont très variables. Le siège de l'impact compte plus que l'importance des forces collisionnelles mises en jeu : un choc sur la tête ne peut être comparé à un choc sur le pied et, en plus la localisation précise est un facteur primordial. Un choc direct sur la tempe a plus souvent des conséquences graves qu'un choc sur l'occiput.

Tolérance humaine aux chocs

Nous nous sommes servis, pour les données théoriques, d'une étude complète sur la tolérance humaine aux chocs d'Alain Wisner, Jean Leroy et Jacques Bandet du laboratoire des chocs de l'ONSER de Lyon-Bron datant de 1970. Voici quelques éléments indispensables à connaître…

Caractéristiques du choc

De nombreux facteurs coexistent pour caractériser les chocs :

- la vitesse ;
- la force appliquée (*input*) ;
- l'angle d'impact ;
- la résistance de l'objet percuté ;
- la réaction des structures du corps (*output*) ;
- la position du corps ;
- l'intensité et la direction du choc ;
- les seuils de tolérance du corps ;
- la durée du choc.

Une simple énergie de 4,5 kg/m est suffisante pour créer une fracture du crâne dans la mesure où elle est absorbée en un temps très court (0,0012 s) et sur une petite surface.

En revanche, le corps peut supporter de fortes énergies collisionnelles quand elles sont bien réparties dans le temps et dans l'espace.

Traumatisme craniocérébral

Il est très différent de tous les autres traumatismes, en raison de la présence du cerveau qui, atteint, peut modifier entièrement la personnalité et la vie du patient.

On distingue trois types de mécanisme du choc selon la vitesse d'application de la force, de son intensité et de sa durée et de la caractéristique de l'impact.

Différents impacts

Impacts directs par contact

Ils parcourent le crâne de la superficie à la profondeur du scalp au cerveau, voyons les différents niveaux.

Scalp

Le choc crée au préalable une blessure profonde du scalp, notons les propriétés amortissantes remarquables du scalp. Il existe dix fois moins de lésions crâniennes sur un crâne vivant que celui d'un cadavre, en appliquant la même force ! C'est dû à la fois au scalp et aux propriétés de l'os frais.

Foramens émissaires

Les chocs directs affectant l'os et le périoste ont un effet sur les foramens crâniens des veines émissaires, surtout au niveau pariétal postérieur où ils sont plus larges et constants.

En cas d'œdème cérébral, il semble que le système des veines émissaires soit une voie de secours pour aider le cerveau à combattre l'œdème vasogénique, au même titre que les espaces périvasculaires, périneuraux, les sinus paranasaux, les yeux, les oreilles et le foramen magnum.

Après un traumatisme, autour des foramens émissaires, on trouve une petite zone boursouflée qu'on ne trouve pas normalement. Les foramens émissaires contribueraient aussi à maintenir la température intracrânienne.

Les recherches de Mme Pélissier-Hermitte, anthropologue, tendent à prouver que le système veineux émissaire protège aussi le cerveau contre l'hyperthermie, après un traumatisme crânien, la température intracrânienne augmente. Nous l'avons souvent dit, le cerveau ne supporte pas les augmentations de température et de pression.

D'après cette chercheuse, l'homme moderne a des foramens émissaires plus importants que ses ancêtres [5].

Il est important de se rappeler des connexions veineuses entre le crâne et le cerveau, grâce à la présence des veines émissaires et diploïques qui font communiquer le sang veineux des sinus veineux dure-mériens du cerveau avec le scalp.

Lésions intraosseuses

Lorsqu'il n'y a pas de fractures visibles, il existe la plupart du temps des lésions intraosseuses non visibles (surtout au début) à la radiographie, cependant assez importantes pour modifier les pressions intracrâniennes. Elles créent des tensions méningées, sources de douleurs et de dysfonctionnements circulatoires et fonctionnels cérébraux.

Différents types de fracture

Linéaire ou en coquille d'œuf brisé, dépassant souvent la barrière osseuse et créant pratiquement systématiquement une lésion méningée.

Lésions cérébrales

- Focales, elles sont dues au choc sur le crâne par contusion, attrition (frottement) et hématome cérébral.
- Diffuses, elles sont liées à des phénomènes de cisaillement dus aux mouvements du cerveau dans la boîte crânienne (commotion cérébrale). Elles sont à l'origine de lésions d'attrition, de contusion et de lésions axonales diffuses ; celles-ci sont des lésions mécaniques du cytosquelette axonal, observées communément à la jonction des substances grise et blanche. Elles provoquent un œdème cérébral diffus (*brain swelling*) et un effacement des ventricules.

Lésions dure-mériennes

Elles sont consécutives aux chocs directs sur le crâne ou aux déplacements intracrâniens de l'encéphale.

Attention aux rhinorrhées et otorrhées qui sont le témoin de fistules du liquide cérébrospinal. Nous avons plusieurs patients qui ont toujours ces écoulements, une dizaine d'années après le traumatisme, malgré tous les traitements qu'ils ont pu recevoir.

Lésions vasculaires

- L'hématome extradural (figure 12.16).
- C'est un cas d'urgence absolue, une fracture de la voûte avec lésion de l'artère méningée. Son saignement décolle la dure-mère avec risque d'engagement le plus souvent au niveau pariéto-temporal où le crâne est particulièrement mince (voir le muscle temporal dans le volume 1, p. 121).
- Le patient peut parfois se remettre immédiatement debout sans problème, être lucide et progressivement perdre sa vigilance et sa conscience, et même mourir subitement.
- L'hématome subdural aigu (figure 12.17) : c'est une rupture du cortex par attrition au pronostic très défavorable ; par exemple, on le trouve dans le syndrome de l'enfant secoué (*Shaken Baby Syndrome*) qui laisse des lésions cérébrales irrécupérables.
- L'hématome subdural chronique : c'est une complication tardive d'un traumatisme crânien, le patient parfois ne se souvient même plus

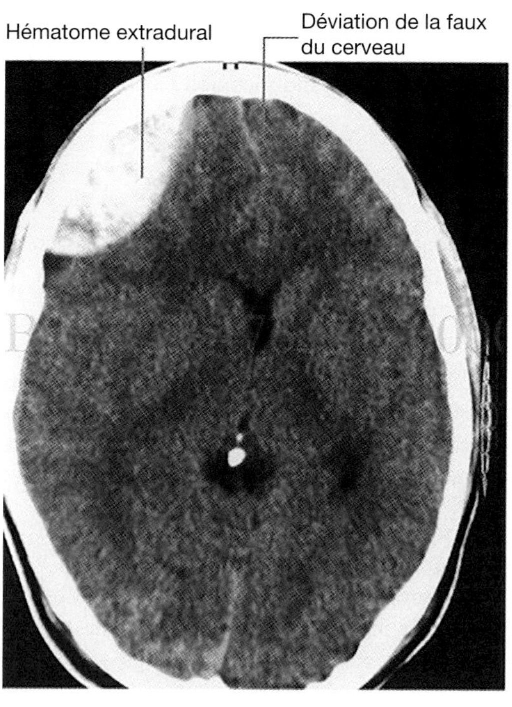

Figure 12.16. Hématome extradural. Coupe TDM axiale du cerveau.
Source : Richard L. Drake, A. Wayne Vogl, Adam W.M. Mitchell, Gray's Anatomy for Students, 4e. 2020 Elsevier.

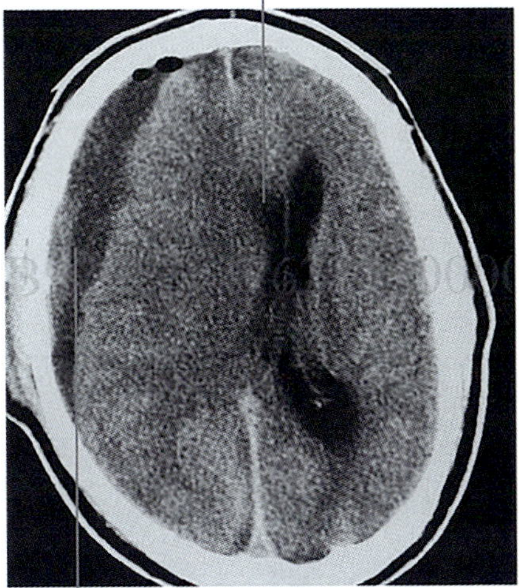

Figure 12.17. Hématome sous-dural chronique.
Source : Richard L. Drake, A. Wayne Vogl, Adam W.M. Mitchell, Gray's Anatomy for Students, 4e. 2020 Elsevier.

de sa chute. Le traumatisme a pu être léger, ne provoquant qu'une petite hémorragie, le sang se durcit plus tard et migre vers des zones qui donneront dans un deuxième temps des symptômes. Nous avons traité des patients chez qui les symptômes se sont manifestés plus d'une année après le traumatisme.

Engagement cérébral (figure 12.18)

C'est la masse de l'encéphale qui se déplace vers les orifices du crâne en raison d'une pression intracrânienne trop forte provoquée par les forces collisionnelles.

Les pressions intracrâniennes majorées, après avoir parcouru le cerveau, se dirigent vers les orifices oculaires, auditifs et le foramen magnum qui servent de compensation.

Lorsque les pressions sont trop fortes, on assiste à l'engagement du tronc cérébral qui, en fonction de son importance, peut provoquer rapidement le décès de la personne.

Il existe cependant des cas moins dramatiques où l'engagement est minime, mais qui occasionne une stase veineuse occipitovertébrale et un changement de la pression intracanalaire vertébrale. Ils sont sources parfois des microlésions médullaires, nos techniques sur la pression intracanalaire vertébrale peuvent aider ces patients.

Lésions secondaires cérébrales

Très complexes, elles surviennent par effets chimique et neuro-endocrine, l'œdème cérébral post-traumatique crée des lésions ischémiques vasculaires sur les macro- et microcirculations du cerveau, facteurs d'hypoxie. Il entraîne aussi une gêne circulatoire sur :

- le système glymphatique, sa basse pression le rend très sensible aux moindres variations de la pression intracrânienne ;
- la circulation artérielle, on trouve des variations importantes de la tension artérielle, aussi bien à type d'hypo- ou d'hypertension ;
- au niveau extracellulaire, le glutamate qui est neurotoxique et le potassium qui est un excitant, des cellules nerveuses s'accumulent dans celles-ci. On observe aussi un dysfonctionnement mitochondrial et une glycolyse avec augmentation du lactate, annonciateur d'une crise énergétique.

Impacts indirects

Ce sont des lésions dues aux effets de l'accélération et de la décélération, à l'origine de véritables déplacements de l'encéphale dans la boîte crânienne. Elles créent des lésions du cerveau par compression et décompression provoquées par le choc sur la boîte crânienne, le tissu cérébral et ses neurones sont étirés et comprimés.

Les lésions concernent surtout les lobes frontaux et temporaux, simultanément apparaissent des étirements et cisaillements des axones, des vaisseaux et de tout le système fluidique.

Le cerveau étant une structure hétérogène, les parties aux densités différentes réagissent les unes contre les autres à l'origine de lésions axonales diffuses.

Commotion cérébrale (ou traumatisme crânien léger)

C'est un état anatomico-physiologique transitoire du cerveau avec manifestations neurologiques réversibles et variés, suite à une secousse violente du cerveau contre le crâne.

Les déplacements des forces de cisaillement et les modifications de pressions intracrâniennes créent des troubles physiologiques ; on évoque un orage chimique et neurométabolique affectant le fonctionnement du cerveau.

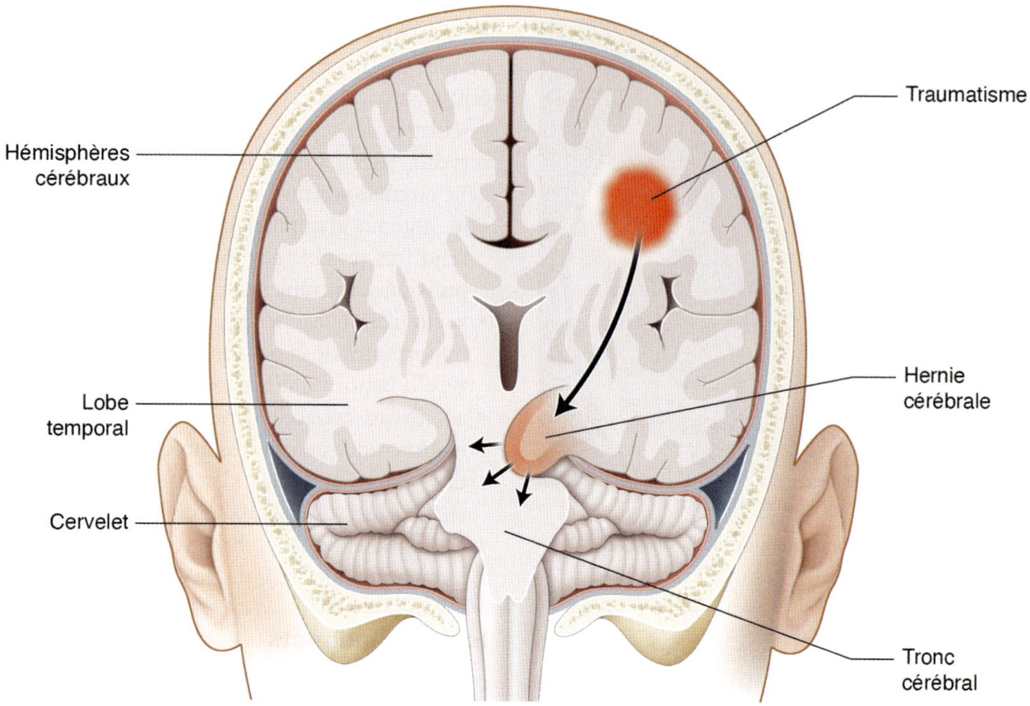

Figure 12.18. L'engagement cérébral.
Source : Cyrille Martinet.

La commotion cérébrale peut aussi avoir comme cause un cisaillement de la jonction craniospinale, un traumatisme facial, du cou et de toute autre partie du corps.

La plupart du temps, il n'existe pas de fracture du crâne évidente, ni de lésions apparentes de la tête.

Phénomène de cavitation

C'est l'apparition de bulles gazeuses microscopiques due aux changements de pression.

Il se produit à l'opposé du point d'impact. Ce phénomène peut expliquer pourquoi l'écoute tissulaire peut entraîner la main du côté opposé à la lésion.

L'augmentation de la pression intracrânienne est dépendante initialement de la pression intracrânienne moyenne et de la durée et de l'intensité des forces collisionnelles. Elle peut être causée par la déformation du crâne et la décélération de la masse cérébrale.

Par exemple, une simple projection d'un ballon mouillé avec la tête, en jouant au football (*soccer*), peut créer une commotion cérébrale, surtout quand c'est répété (effet répétitif).

Conséquences de l'augmentation de la pression intracrânienne

Elle peut déclencher :

- des microlésions tissulaires ;
- une hyperréactivité neuronale ;
- une inflammation du tissu cérébral ;
- une modification de l'oxygénation cérébrale ;
- un déséquilibre chimique et métabolique cérébral (calcium, glucose) ;
- une perturbation électromagnétique du cerveau ;
- un vieillissement prématuré du cerveau ;
- un facteur favorisant des maladies neurodégénératives (Alzheimer, Parkinson), ce qui a été constaté chez les boxeurs.

Syndrome post-commotionnel

Il s'installe quelques semaines après la commotion cérébrale ; voici les symptômes les plus fréquents :

- troubles de la mémoire, de l'attention et des fonctions cognitives ;
- céphalées ;
- étourdissements, désorientations, déséquilibres ;
- vision floue avec photophobie, éblouissement et acouphobie ;
- troubles caractériels très difficiles à supporter pour les proches.

Le *whiplash* et la commotion cérébrale

Le *whiplash* peut être une cause de commotion cérébrale, les forces d'hyperflexion et d'hyperextension de la colonne cervicale peuvent se propager au niveau crânien par la dure-mère ; elles favorisent les augmentations de pression intracrânienne provoquées par les forces cinétiques. Elles ont aussi un effet sur les pressions intracanalaires vertébrales.

Les conséquences du *whiplash* dépendent de la violence du choc, de l'angulation du cou par rapport à la tête et de la durée de l'impact. Le *whiplash* est aussi à l'origine de problèmes veineux cervicocrâniens.

Système veineux

La jonction craniocérébrale est une zone fragile, faisant courir le risque de lésions neurologiques graves. Dans les cas où le système neurologique n'est pas atteint, il faut se souvenir de l'importance du confluent veineux suboccipital.

Les veines vertébrales avec les veines jugulaires dorsales et externes sont les principales voies d'écoulement des plexus veineux intra- et extrarachidiens.

C'est dans le confluent veineux que se trouvent aussi les anastomoses entre les plexus intrarachidiens et les sinus crâniens.

Les jonctions craniocervicale et surtout encéphalomédullaire doivent aussi être traitées sur le plan veineux.

Thorax et cerveau

En principe, la partie antérieure du thorax est plus vulnérable aux chocs, surtout dans les accidents de voiture.

Dans les traumatismes du thorax, les gros troncs vasculaires sont une cible privilégiée, souvent par déplacement du cœur, même sans fracture de côtes, c'est l'effet hydraulique des traumatismes.

Le cerveau est connecté au thorax par les troncs vasculaires, les forces collisionnelles se répercutent sur les parois vasculaires et leurs contenus ; elles peuvent créer des phénomènes de cavitation liquidienne.

Ce sont surtout les carotides et les veines jugulaires, au niveau du défilé thoracique, qui participent à ce phénomène.

Précaution

Avant de prendre en charge le patient, il se passe parfois plusieurs mois. Le patient n'est plus comme avant le traumatisme, il a vécu de nombreux traitements avant de nous consulter. Pour mieux comprendre notre traitement, il est bon d'analyser les différentes phases se déroulant pendant l'accident.

Effets neuro-endocrines des traumatismes

L'hypophyse et l'hypothalamus nécessitent une très bonne vascularisation ; quand elle est déficiente, les symptômes sont multiples et imprévisibles : aménorrhées, impuissance, fatigue intense, dépression, diabète, etc.

Les vaisseaux portes hypophysaires traversent le diaphragme sellaire pour rejoindre la tige hypophysaire et ensuite l'hypothalamus ; c'est souvent sur cette zone que les lésions apparaissent par effet mécanique direct ou par l'œdème cérébral.

Différentes phases d'un accident de voiture

Au cours de l'accident, le cerveau mémorise des informations dont la victime n'est pas toujours consciente car elles se déroulent au millième de secondes. Tous les sens paraissent inertes, mais ils enregistrent inconsciemment tout ce qui se déroule lors de l'accident. Nous nous rappelons d'un patient qui s'est souvenu, plusieurs années après un accident, de l'odeur d'une étable qui était proche du lieu de l'accident.

Essayons d'analyser les réactions inconscientes et conscientes d'une victime d'un accident de voiture.

Impression d'inéluctabilité

Elle n'a pas toujours lieu selon les circonstances, mais la personne se rend compte un très court instant qu'il n'y a plus rien à faire pour éviter l'accident et ses conséquences. Ceci réveille dans l'inconscient les notions de fragilité et de mortalité profondément ancrées en nous.

Bruit du choc

L'impact génère un bruit énorme qui crée une peur profonde interne, très fugacement consciente au tout début, et plus tardivement inconsciente, le tout est entièrement mémorisé.

Perte de conscience

Elle a lieu après le bruit du choc, le cerveau semble cependant continuer parfois d'enregistrer tout ce qui se passe à l'intérieur et autour de la personne, c'est-à-dire des milliers d'informations qui seront plus tard sources de stress.

Silence

La conscience du silence signifie qu'on commence à émerger ; même si la personne est hébétée, elle sait qu'il s'est passé quelque chose d'important. Le silence, quand il survient après un grand bruit, est particulièrement anxiogène, la personne tente difficilement de comprendre ce qui est arrivé.

Odeurs

Ce sont essentiellement des odeurs d'essence, de brûlé et parfois d'urine ou de matière fécale, le stress relâche les sphincters. Les odeurs vont directement informer l'amygdale, sans passer par le thalamus.

Certains se souviennent aussi de l'odeur aigrelette de l'adrénaline sécrétée par leurs glandes surrénales.

Présence des autres

Les centres auditifs commencent à véhiculer des bruits propres aux personnes qui viennent sur le lieu de l'accident. Ils sont très fondus et discrets au départ, et ensuite de plus en plus perceptibles et intelligibles.

Les personnes qui accourent pour porter secours viennent avec leur propre peur, ce qui ne rassure pas toujours la victime.

Peur

Il est difficile de savoir à quel moment la peur submerge le patient, tout dépend de la gravité de l'accident, du moment où il redevient conscient et aussi de sa capacité de résilience.

Normalement, c'est le système sympathique qui réagit immédiatement lors d'un traumatisme avec le fameux *fight or flight*. Or, le patient se trouve dans l'incapacité de réagir, il ne peut pas libérer les tensions qu'il ressent, ce qui a comme effet de les augmenter.

Finalement, les réactions du système sympathique vont fréquemment se tourner contre la personne, en principe, la tachycardie est l'une des premières réactions après la perte de connaissance. Nous avons eu des patients qui ont développé juste après l'accident un ulcère duodénal ou un diabète.

Premières réactions physiologiques

Ce sont fréquemment les effets du système sympathique avec : tachycardie, polypnée, augmentation de la tension artérielle, angoisse, écoulement de sueurs et pâleur.

Certaines personnes semblent apparemment plutôt être sous l'effet du système parasympathique avec : hébétude, ralentissement psychique et indifférence, mais faire objectivement la différence des deux systèmes n'est pas si simple.

Sensation de douleur

Elle n'intervient pas toujours de suite, c'est naturellement fonction de la gravité des blessures, de l'état de conscience du patient et du temps de latence des soins.

Par exemple, un patient a eu une double luxation des épaules suite à un accident de camionnette, son passager lui a fait remarquer qu'il n'avait plus d'épaules ! C'est au moment où il a regardé ses épaules qu'il a commencé à souffrir intensément !

Présence des secours

Le traumatisé est déjà entouré de personnes bienveillantes, sans qu'elles soient forcément très utiles. Les secours arrivent avec leur technologie de pointe, ce qui est à la fois rassurant et inquiétant, surtout lorsqu'il faut désincarcérer la personne et ensuite l'immobiliser.

Trajet en ambulance

Le blessé est pris en charge totalement, il est forcément passif, médicamenté, il est plus ou moins conscient, il essaie de comprendre avec peine ce qui lui est arrivé.

Prise de conscience à l'hôpital

La prise en charge médicale met en évidence la plus ou moins grande sériosité de l'accident ; c'est vraiment à ce moment-là que la victime se rend compte qu'il s'est passé quelque chose de fondamental dans sa vie, aux conséquences multiples et souvent insoupçonnables. Elle pense à sa famille, à son travail, à la longueur de l'hospitalisation, aux séquelles qu'elle aura.

Le bilan médical lui laisse entrevoir un présent et un futur problématique.

Traitement ostéopathique

Délai d'attente

En principe, après un traumatisme cérébral sans grande gravité, on attend au minimum 1 mois en général pour laisser l'organisme se reposer, assurer ses défenses naturelles et permettre au patient de réfléchir aux différents messages générés par l'accident.

Pour les traumatismes qui ont nécessité des interventions chirurgicales ou un traitement lourd, le patient ne pourra venir se faire soigner que tardivement.

Les précautions avant la prise en charge sont : savoir si le patient a toujours un suivi médical ou paramédical, a consulté son médecin récemment, a un traitement anticoagulant ; il faut connaître son dossier médical pour éviter certaines erreurs.

Un dossier d'assurance en cours, notant bien tous les problèmes objectifs et subjectifs.

À vérifier d'abord sur le plan clinique

- Le pouls des artères radiales.
- Les tensions artérielles des deux bras.
- Le rythme cardiaque.
- Les difficultés respiratoires.
- Une tension anormale des éléments du scalp.
- Un éventuel emphysème subcutané cervical ou du défilé thoracique.
- Une anisocorie.
- Un œdème oculaire.
- Un débit de parole laborieux, des difficultés de compréhension et de concentration.
- Une perte d'audition, la présence d'acouphènes.
- Une hyposmie ou agueusie.
- Un problème d'équilibre.
- Une marche difficile ou ébrieuse.
- Une agueusie ou dysgueusie.
- L'impossibilité de siffler, activité qui met en route de nombreux muscles de la face, signifiant une atteinte centrale.
- Une apathie, une irritabilité et une fatigabilité anormales.
- Un problème urinaire (dysurie, polyurie).
- Une fragilité et une instabilité émotionnelles exagérées.

Ce que nous suggérons

- Traiter d'abord la zone initiale de l'écoute, nous avons pu voir au ralenti les mouvements qu'accomplissait un corps lors d'un accident. C'est incroyable, tout le corps est tordu dans tous les sens, il ne faut pas avoir d'idée préconçue, par exemple penser qu'un *whiplash* se limite aux seules cervicales est très loin de la réalité.
- Soigner les différentes structures révélées par l'écoute générale et les tests de mobilité.
- Libérer les tensions du scalp, sur les plans vasculaire et neural.
- Traiter ensuite le crâne et les organes de haute densité qui sont particulièrement la cible des forces collisionnelles comme les reins, le foie et les poumons.
- Drainer les veines jugulaires externes, rappelez-vous dans le syndrome du *whiplash*, il existe une congestion veineuse importante au niveau de la jonction occipitovertébrale (voir chapitre 4).
- Diminuer la pression intracrânienne : on relâche les tensions des muscles ptérygoïdiens, temporal, buccinateur, tenseur et élévateur de la voile et les attaches des ligaments ptérygomandibulaires (voir volume 1, p. 115-130 et le chapitre 4).
- Rétablir une bonne viscoélasticité cérébrale générale ; certaines zones du cerveau qui ont été traumatisées sont œdémateuses et congestionnées et perdent leur viscoélasticité normale.
- Augmenter la clairance cérébrale.
- Traiter les zones cérébrales dysfonctionnelles, celles qui sont en relation avec les déficits les plus marqués, aussi bien pour les zones motrice, auditive, sensitive, visuelle, etc.
- Aider le patient à retrouver une bonne forme générale ; rappelons que toute atteinte cérébrale cause une fatigue profonde, la personne ne peut même plus gérer son quotidien.
- Renforcer l'action de l'organisme pour se débarrasser de ses déchets, nous le détaillons avec le prochain paragraphe.
- Dissiper les zones émotionnelles : elles ne sont pas toutes en relation directe avec le traumatisme, certaines plus anciennes sont notoirement réactivées.

Le nettoyage des toxines

L'exemple du crush syndrome

C'est intéressant d'étudier le *crush* syndrome, c'est souvent ce qui se passe a minima après les traumatismes sérieux où l'organisme est intoxiqué par ses propres toxines.

Il provoque une insuffisance rénale, entraînant une acidose métabolique par libération du contenu cellulaire (potassium, phosphore, créatine, acide urique, production de radicaux libres et de cytokines).

De nombreux paramètres biochimiques sont perturbés après un traumatisme, déjà la sécrétion exagérée initiale de cortisol et d'adrénaline contribue à un déséquilibre métabolique considérable ; il est primordial de traiter le foie et les reins après un accident.

On se rend compte qu'une personne qui boit peu après un accident a la peau qui garde le pli, son regard est terne et il a des poches sous les yeux qui paraissent plus enfoncés (énophtalmie apparente) et le blanc de ses yeux est plus terne, son taux d'urée est plus élevé.

Donc boire !

Surtout des petites quantités fréquentes, expliquer au patient que ses urines doivent être claires, que la coloration foncée est due à la dégradation des globules rouges au niveau du foie (urobiline) et à un manque d'hydratation. Les reins fonctionnant mal, ils créent une fatigue profonde qui s'ajoute à celle du traumatisme cérébral, ce qui fait beaucoup !

Manger léger, éviter tout ce qui oblige le foie à trop travailler.

Les dissipations émotionnelles

Notre but est de permettre au patient de mieux s'adapter aux différents messages que le stress a provoqués. L'accident et ses conséquences seront toujours présents, ils font partie de sa vie, mais nous pouvons améliorer la résilience face à son traumatisme et permettre une meilleure adaptation/compensation de l'organisme.

Le traitement émotionnel sur la zone spontanée

Le cerveau privilégie émotionnellement une zone qui est soit uniquement consécutive à l'accident, soit plus en relation avec une autre zone qui a déjà été mémorisée lors d'un autre traumatisme ou d'une peur intense. On la libère en induction émotionnelle.

Le traitement émotionnel en réponse aux questions

Nous avons vu toutes les phases qui suivent un accident ; la main en écoute émotionnelle sur le crâne, on demande au patient de se rappeler les différentes impressions dont il se rappelle pendant l'accident : le bruit, le silence, les odeurs, la réaction des autres, les secours, l'hôpital et les traitements prodigués.

C'est l'écoute émotionnelle qui nous montre la zone la plus importante à dissiper.

On commence à traiter les zones du cortex cérébral les plus marquées en dissipation/inhibition ; par exemple, si c'est celle de l'odorat, ce sera peut-être la partie médiane du lobe temporal ou du bulbe olfactif. Ce n'est pas toujours l'amygdale qui mémorise les conséquences de l'accident, mais aussi le thalamus, le cortex cingulaire, l'insula et l'hippocampe.

Ensuite, en écoute émotionnelle, on demande au patient d'évoquer les différentes peurs ou impressions physiques ressenties pendant et après l'accident pour les travailler en dissipation émotionnelle.

Exemple d'une séance

- Traiter d'abord les atteintes physiques qui laissent une trace profonde au niveau du crâne, des méninges, de la colonne vertébrale, des organes et des membres, ne pas oublier que nous sommes avant tout des mécaniciens du corps.
- Traiter les répercussions sensorielles.
- Très souvent, le bruit causé par le traumatisme suivi du silence et les odeurs ont laissé des traces très ancrées dans le cerveau. C'est indispensable de les relâcher, elles sont responsables de tensions physiques et émotionnelles difficilement supportables et particulièrement durables.
- Diminuer les réactions émotionnelles provoquées par l'accident qui plongent le patient dans un bain d'insécurité et de peur.
- Donner des conseils pour aider l'organisme à se débarrasser de ses déchets.

Références

[1] Brain, a journal of neurology, Oxford academy, January 2018.
[2] Valérie Mclin, faculté de médecine de Genève et de Lausanne.
[3] Luc Mallet, unité Inserm 1 127, équipe neurophysiologie des comportements répétitifs.
[4] B. Mazoyer, chimie et cerveau, EDP, Sciences 2015.
[5] Foramen émissaire et évolution humaine ; Anthropo 11/p : 209-211.

Chapitre 13

Les maladies neurodégénératives

Plan du chapitre

Ostéopathie du cerveau - Applications thérapeutiques

Ce sont des maladies qui touchent de plus en plus de patients, l'espérance de vie augmentant, on imagine volontiers que c'est un problème crucial qui sera de plus en plus fréquent, récurrent et socialement difficile à gérer.

Définition

Les maladies neurodégénératives affectent les neurones du cerveau et de la moelle spinale jusqu'à leur mort (apoptose). Les neurones sont les fondements du cerveau, leur atteinte a des conséquences multiples sur les fonctions vitales et supérieures de l'organisme.

Étiologie

Maladies différentes et hétérogènes

Les plus connues sont la sclérose en plaques, les maladies de Parkinson et d'Alzheimer.

Ce sont des maladies dont la cause n'est généralement pas connue, on évoque des facteurs géographiques et environnementaux (pesticides, métaux lourds, virus, stupéfiants) : la vieillesse, la génétique et les stress psychologiques et physiques intenses et continus.

En tout cas, on assiste, au niveau neuronal, à une agrégation toxique des protéines, une réaction inflammatoire et une apoptose.

Pathogénie

Apoptose

C'est une mort cellulaire programmée, plusieurs signaux amènent la cellule à se détruire. Parfois, c'est physiologique pour sélectionner les meilleures cellules et détruire celles qui ne remplissent pas leur rôle ou qui sont en surnombre. Dans certaines pathologies, les cellules semblent ne pas avoir d'autre choix que de se « suicider ».

Stress oxydant

La bonne fonction des neurones dépend d'une bonne oxygénation, ce qui les rend très sensibles au stress oxydant. Nous avons étudié le stress oxydant, il est en cause dans ces maladies, revoyons ses traits essentiels.

Ce n'est pas l'oxygène qui est indispensable à la vie, mais le dioxygène (O_2), il fournit le comburant indispensable au fonctionnement cellulaire et à la respiration cellulaire.

Chez les vertébrés, le dioxygène diffuse à travers les membranes cellulaires dans les poumons et les globules rouges, l'hémoglobine se lie au dioxygène. Les neurones sont très sensibles au stress oxydant en raison de leur grande consommation d'énergie. Les produits du métabolisme du dioxygène sont toxiques pour la cellule, à la suite d'une mauvaise élimination ou d'une trop forte concentration, certaines cellules vont mourir (apoptose).

Élévations de pression intracrânienne

Elles ont été démontrées dans l'hydrocéphalie, les hémorragies cérébrales, les traumatismes crâniens, les accidents vasculaires cérébraux par ischémie et, semble-t-il, dans certaines maladies neurovégétatives comme la sclérose en plaques et nous pensons aussi dans les maladies de Parkinson et d'Alzheimer.

C'est en raison de l'œdème cérébral, qui s'installe après une élévation de la pression intracrânienne, que la production et la circulation du liquide cérébrospinale sont perturbées. À ces phénomènes s'ajoute une gêne à la circulation artérioveineuse et glymphatique due à l'augmentation de la pression cérébrale.

Du fait de leur faible pression, ce sont d'abord les circulations lymphatique, glymphatique et veineuse qui sont touchées, elles participent à l'œdème cérébral et à l'hypoxie qui en découlent.

Manuellement, nous sentons bien que la pression intracrânienne est plus élevée dans les maladies neurodégénératives, surtout là où les atteintes tissulaires sont les plus importantes, donnant des zones de densité plus fortes.

De plus, les recherches prouvent que dans le crâne les pressions ne sont pas totalement homogènes, on donne toujours une valeur totale de la pression qui, en réalité, est composée de la somme de petites variations de pression. La pression augmente aussi selon la densité, et l'activité du tissu cérébral peut être différente selon les lobes.

Mauvaise élimination des déchets

Tout ce que l'organisme a du mal à éliminer risque de venir « encrasser le cerveau ». Les principaux organes épurateurs sont le foie, les reins, l'intestin et le cerveau lui-même. C'est pour cette raison que, même pour un problème qui semble uniquement cérébral, il est indispensable de s'occuper de tout l'organisme et de donner des conseils alimentaires au patient.

Principales maladies neurodégénératives

Nous nous sommes limités à celles que nous voyons dans nos consultations, c'est-à-dire la sclérose en plaques, les maladies de Parkinson et d'Alzheimer. Nous sommes conscients de ne pas avoir d'effets sur leurs causes, mais sur leurs effets, néanmoins cela permet de contribuer à améliorer la vie de ces patients et c'est déjà beaucoup !

Parfois, nous obtenons des résultats surprenants en stimulant la plasticité cérébrale et en reconnectant des zones qui ne communiquaient plus entre elles. D'autres fois, les effets sont très minimes et loin de nous décourager, ils nous poussent à étudier encore plus.

Le nettoyage de moins en moins efficace du cerveau semble être l'une des grandes causes du déclin de son fonctionnement ; pour cette raison, pour toutes les maladies neurodégénératives, il est important de stimuler la clairance cérébrale.

Il nous a fallu de très nombreuses années pour affiner nos techniques et ne garder que celles qui se sont avérées efficaces.

Donner l'exemple d'une séance

Pour certaines maladies neurovégétatives que nous avons l'habitude de traiter, on ajoutera un traitement type, attention, cela ne veut absolument pas dire qu'on se contente toujours de ces traitements. Ce sont des exemples et les traitements varient en fonction de chaque personne et de ce que la main ressent.

Sclérose en plaques

C'est la plus fréquente des maladies démyélinisantes, c'est une maladie neuro-inflammatoire chronique du système nerveux central. Elle se caractérise par la présence de plaques touchant le cerveau, la moelle spinale et certains nerfs, particulièrement les nerfs optiques.

Étiologie

Les causes sont inconnues, si ce n'est l'activité anormale du système immunitaire.

La médecine penche de plus en plus pour une origine auto-immune de la maladie liée au système HLA (*Human Leucocyte Antigen*).

On incrimine des facteurs :

- liés à l'âge et au sexe, la sclérose en plaques est une maladie de l'adulte jeune entre 20 et 40 ans, avec une prépondérance féminine très marquée ; nous avons surtout traité des femmes jeunes, c'est la première cause de handicap non traumatique ;
- génétiques, mais non héréditaires ;
- environnementaux et géographiques, il semblerait que les régions géographiques les plus ensoleillées pourraient être un facteur de protection. Cette pathologie inflammatoire est aussi plus fréquente dans les régions tempérées que tropicales ;
- intoxicatoires, l'alcool, le tabac, les polluants respiratoires, les pesticides et insecticides pourraient favoriser la maladie ;

- carence en vitamine D, cette vitamine pourrait avoir un rôle protecteur du système immunitaire ;
- viraux (Epstein-Barr), la mononucléose est presque systématiquement trouvée chez ces patients, le virus infecte en général 95 % de la population adulte et 99 % des patients atteints de sclérose en plaques ! Le risque de sclérose en plaques se manifesterait surtout lorsque l'infection à Epstein-Barr a lieu après 20 ans.

Les personnes venues nous consulter ont souvent évoqué des infections de la petite enfance, comme des angines répétées, des infections urinaires :

- bactériennes, comme des infections à chlamydiae ou des gastro-entérites ;
- circulatoires, le Dr Paolo Zamboni pense que la sclérose en plaques apparaît en raison d'anomalies du système vasculaire cérébral, après une :
  - obstruction ou un rétrécissement des veines du cou et de la tête,
  - augmentation de la pression veineuse cérébrale amenant un reflux de sang au niveau cérébral,
  - fuite de sang et un dépôt de fer dans les fibres nerveuses. Cette explication ne convainc pas les neurologues ; même si elle n'est vraie qu'en très petite partie, elle nous persuade de continuer à traiter le système veineux du cou et du cerveau ;
- microbiotiques.

La composition du microbiote semble avoir un effet important dans les processus inflammatoires et immunitaires de l'organisme. Phénomène retrouvé dans la plupart des maladies neurodégénératives. De nombreux chercheurs dans le monde se penchent sur ce problème, comme Catherine Lubetzki et Bruno Stankoff, qui travaillent sur la remyélinisation dans la sclérose en plaques [1], et notre ami Bruno Donatini.

Les manipulations vasculaires de l'intestin que nous avons décrites sont très importantes pour le traitement de la sclérose en plaques (voir chapitre 4).

Pathogénie

La gaine de myéline entourant les axones est atteinte par les lésions inflammatoires qui altèrent la conduction des influx nerveux par dégénérescence axonale. On trouve des foyers inflammatoires dans la substance blanche et la moelle spinale.

La myéline a comme fonction de protéger et d'isoler les fibres nerveuses et d'assurer l'accélération de l'influx nerveux.

Les trois causes de lésion du système nerveux

- L'inflammation.
- La démyélinisation.
- La dégénérescence neuronale.

Cette maladie auto-immune chronique est multifactorielle et multigénique. Les cellules immunitaires, comme les lymphocytes, passent la barrière hémato-encéphalique et pénètrent dans le système nerveux central. Ils libèrent ensuite des cytokines pro-inflammatoires affectant les oligodendrocytes et la myéline. Les zones œdémateuses et inflammatoires empêchent la remyélinisation et créent des pertes atonales.

D'autres éléments participent à l'agression du système nerveux en produisant des anticorps détruisant la myéline, comme les macrophages et les lymphocytes B.

Lésions neurologiques

On trouve des plaques dans les substances blanches et grises de tout le système nerveux central, cerveau, tronc cérébral, moelle spinale et parfois les neurones eux-mêmes. Et des zones œdémateuses et inflammatoires qui empêchent la remyélinisation et crée des pertes axonales.

Les lésions sont motrices, sensorielles, sensitives et sphinctériennes (urinaires et anales).

Les territoires les plus souvent atteints sont situés près du cortex, des ventricules, sous la tente du cervelet et sur la moelle spinale.

Symptomatologie, évolution et pronostic

Les symptômes sont variés, à la fois physiques, cognitifs et psychoémotionnels.

Signes inauguraux

Ils sont souvent difficiles à reconnaître et ont tendance à apparaître et à disparaître rapidement ; pour cette raison, les patients ne consultent pas immédiatement.

Ils touchent souvent la vue et se manifestent aussi sous forme de paresthésies et d'engourdissements, ils commencent fréquemment autour de la trentaine.

Une patiente nous avait consultés pour des démangeaisons légères de la cuisse, pensant que cela provenait d'un problème cutané ou lombaire ; hélas, c'était un signe inaugural de la sclérose en plaques.

Attention à ces signes inauguraux :

- névrite optique et douleurs périoculaires et oculaires, surtout lors des mouvements de l'œil, avec baisse de l'acuité visuelle ;
- photophobie soudaine ;
- flou visuel brutal, cécité monoculaire, absence de couleurs et de contraste ;
- diplopie par atteinte du nerf abducens, avec impossibilité de l'abduction du côté homolatéral à la lésion du nerf ;
- tache au centre du champ de vision ;
- anomalie de la vision des couleurs et contrastes ;
- faiblesse musculaire ;
- fatigue inexpliquée ;
- démangeaisons, picotements ;
- diminution de la sensibilité tactile ;
- engourdissements ;
- douleurs cutanées ;
- douleurs articulaires ;
- constipation inhabituelle ;
- petites incontinences urinaires ;
- dysfonctionnements intestinaux : comme dans presque toutes les maladies neurodégénératives, le patient a des problèmes intestinaux récurrents, commençant souvent par une constipation chronique ou plus rarement par des diarrhées dès le jeune âge ;
- diminution de l'odorat, du goût et de l'ouïe.

Ces troubles sont communs aux maladies neurodégénératives, on peut même dire que quand leur apparition est rapide et sans raison, ils en sont prédictifs.

Signes plus tardifs

- Névralgie du nerf trijumeau, la douleur est homolatérale au nerf atteint.
- Incoordination, instabilité, vertiges.
- Douleurs vertébrales, surtout lombaires et dorsales.
- Manque de coordination.
- Incontinence urinaire, plus rarement anale (cette dernière est socialement très difficilement supportable et, hélas, son traitement est décevant). La personne ne fait pas état spontanément de ces problèmes, il faut les évoquer avec beaucoup de délicatesse et lui expliquer que pour son incontinence urinaire, nos techniques peuvent l'améliorer.
- Impériosité urinaire.
- Difficulté à uriner, le patient doit comprimer sa vessie pour uriner.
- Troubles sexuels.
- Troubles cognitifs.
- Mémoire épisodique atteinte par atrophie de l'hippocampe et du thalamus (Sicotte et al., 2005).
- Concentration intellectuelle défaillante par atrophie des zones préfrontales.
- Défaut d'application et lenteur d'exécution.
- Difficulté d'apprentissage.
- Fatigue intense, découragement.
- Atteinte de la moelle spinale avec les nombreux troubles sensitifs et moteurs qui en découlent.
- Dysarthrie, incoordination des membres.
- Marche ébrieuse, troubles de l'équilibre et de la proprioception.
- Tonus musculaire inadapté.
- Activité ralentie et récupération lente.

Tests et signes généraux

Il n'existe pas de tests vraiment spécifiques pour poser un diagnostic de sclérose en plaques, c'est plutôt un ensemble d'arguments cliniques qui peut faire penser à cette maladie.

Dans la plupart des cas, c'est l'apparition de symptômes neurologiques durant quelques heures ou jours qui disparaissent ensuite progressivement qui fait évoquer la maladie.

L'IRM (imagerie par résonance magnétique) met en évidence les lésions propres à la sclérose en plaques et aussi des lésions qui sont cliniquement muettes.

Dans notre pratique, certains patients nous ont consultés pour des troubles neurologiques discrets qui nous ont fait penser à cette maladie, nous leur avons toujours conseillé de consulter un neurologue.

Signe de Lhermitte

C'est une décharge électrique dans les membres à la flexion du cou. On utilise aussi cette manœuvre pour mettre en évidence une méningite chez l'enfant, elle lui fait écarter involontairement les membres supérieurs et inférieurs quand on fléchit la colonne cervicale.

Nous pensons que c'est dû à la fois à l'étirement et à l'inflammation de la moelle spinale dans le canal vertébral et à l'augmentation des pressions crânienne et intracanalaire vertébrale.

Douleurs à la mobilisation des globes oculaires

La plupart du temps, un globe est plus sensible que l'autre, mais dans le cas de la sclérose en plaques, on ne parle plus de sensibilité mais de douleur.

Instabilité psychoémotionnelle

Parfois, le patient est ému ou bouleversé par des événements sans grande importance, il peut passer du rire aux pleurs sans raison évidente, les troubles bipolaires sont fréquents. Il peut alterner l'hyper- et l'hyporéactivité émotionnelles.

État dépressif

Il est pratiquement systématique chez les personnes atteintes de sclérose en plaques, en raison du développement de la maladie, de l'atteinte neuronale et des problèmes sociofamiliaux que la maladie génère.

Le patient passe par des périodes de répit, lui laissant penser que la maladie a disparu, à des épisodes de stress intense quand la maladie resurgit. Il est constamment en état de vigilance à l'affût du moindre symptôme.

Il passe par des stades de colère, de revendication, de grande irritabilité, d'effondrement et de culpabilité vis-à-vis des siens.

Alexithymie

Ce déficit de l'affect rend incapable une personne d'exprimer naturellement ses ressentis, ses émotions et même ses sentiments. Introvertie, elle paraît neutre et ne cherche pas à plaire, son visage ressemble progressivement à un masque, l'alexithymie se manifeste assez tardivement.

Elle n'arrive pas à analyser correctement ce qu'elle pense et éprouve, elle n'est plus capable d'introspection. Elle se contente de généralités et de banalités sur le temps, la température et le paysage.

Troubles cognitifs

Ils surviennent plus tardivement, comme des pertes de mémoire, d'attention, de vitesse de réaction, d'apprentissage. Ce pourrait être dû à l'atteinte de l'hippocampe et du thalamus qui s'atrophient.

Modification de la personnalité

La personne est pessimiste, instable émotionnellement, ce qui va de pair avec l'instabilité physique, elle devient imprévisible, posant des problèmes à l'entourage.

À l'IRM (figure 13.1)

Au niveau cérébral, on retrouve des atteintes ovoïdes dans la substance blanche, supérieures à 3 mm, théoriquement perpendiculaires à l'axe des ventricules.

Les taches blanches sont des hypersignaux et les taches noires des hyposignaux.

Les lésions peuvent être nombreuses, sans grandes manifestations cliniques, quand elles sont situées dans des zones du cerveau dites muettes. Elles donnent peu de symptômes, elles sont peu destructrices, souvent réparées ou bien compensées.

Au niveau spinal, on les trouve plutôt dans les parties neurales postérieures cervicothoraciques.

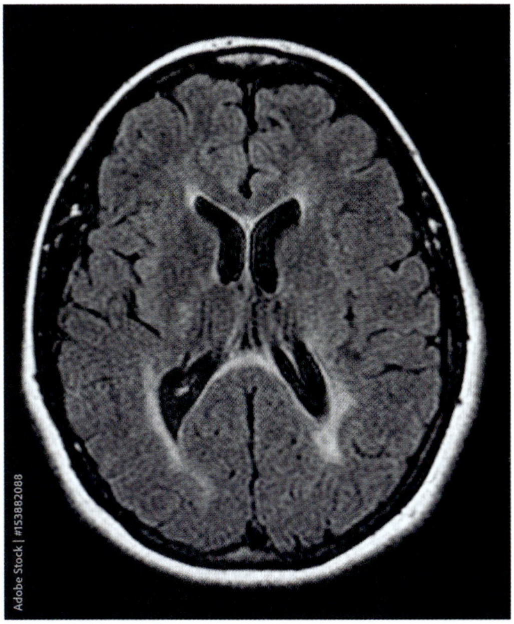

Figure 13.1. IRM d'une sclérose en plaques chez une femme de 42 ans.
Source : © Adobe Stock. Image : Image Source.

Évolution

On distingue deux types d'évolution : la forme récurrente/rémittente et la forme évolutive d'emblée.

Forme récurrente/rémittente

C'est la plus fréquente, dans plus de trois quarts des cas. Elle évolue par poussées durant quelques heures ou jours.

Le déficit neurologique s'accroît ou prend d'autres formes avec une récupération plus ou moins complète.

Le patient se sent très fatigué et déprimé ; de plus, si la période de rémission a été longue, il a cru que la maladie avait disparu et se retrouver ainsi face à la cruelle vérité le désespère.

La survenue d'autres crises est imprévisible, chaque patient est différent, certains peuvent avoir des rémissions d'une dizaine d'années.

Au début de la maladie, les récupérations sont assez rapides et complètes ; au cours de l'évolution de la sclérose en plaques, il reste des séquelles mais avec moins de poussées.

Forme évolutive (ou progressive d'emblée)

Elle est minoritaire, dans environ un quart des cas, et elle apparaît plus tard, souvent après la quarantaine.

Le déficit neurologique se fait progressivement et continuellement ; il n'existe pas de poussées et de rémissions, comme pour la forme récurrente/rémittente.

C'est surtout l'équilibre et la marche qui sont touchés.

Traitements médicamenteux

Il n'existe pas de réels traitements médicamenteux, ils ont surtout comme finalité de diminuer les différentes poussées de la maladie. Ce sont essentiellement des corticoïdes, immunosuppresseurs, immunomodulateurs, alpha-bloquants, antispasmodiques, anticholinergiques, myorelaxants, antalgiques, antidépresseurs et anxiolytiques.

Grossesse et sclérose en plaques

À une certaine époque, on déconseillait vivement à une femme atteinte de la sclérose en plaques d'avoir un enfant. À l'heure actuelle, on l'autorise, car elle n'aggrave pas le handicap au long terme.

Cependant, les médecins demandent de planifier la grossesse pour qu'elle se déroule pendant les périodes d'accalmie.

Il peut néanmoins exister un risque de réactivation de la maladie au cours du post-partum.

L'anesthésie péridurale ne semble pas créer une poussée de la maladie.

En tout cas, il semble plus sage de demander à la patiente de prendre l'avis de son neurologue et de son obstétricien avant une grossesse.

Traitement ostéopathique

Soyons toujours bien clair, nous préférons répéter encore et encore que nous n'avons pas d'effets sur les causes de la maladie qui restent méconnues, mais sur ses conséquences.

Nous pouvons améliorer les symptômes et parfois faire espacer et diminuer la puissance des différentes attaques neurales.

Prenons garde aussi aux soi-disant bons résultats que certains s'attribuent, la maladie évoluant par paliers, parfois très espacés, ils peuvent faire croire que les traitements en cours sont très efficaces. Le patient peut rester des années sans poussées après une séance, mais c'est peut-être dû uniquement à l'évolution naturelle de la maladie.

Écoute

Même si à l'IRM, on trouve de nombreux points d'atteinte inflammatoire du cerveau, à l'écoute manuelle, il existe toujours une atteinte dominante qui attire plus particulièrement la main. Elle peut être plus ou moins précise et délimitée. On retrouve souvent des zones situées latéralement aux ventricules.

Contre-indications

Il se pose toujours cette question, doit-on traiter les patients en période de crises ? Pour nous, il n'existe pas de contre-indications formelles, mais la grande fatigabilité de l'organisme et le découragement de la personne ne les rendent pas toujours réceptifs à nos traitements pendant les crises. De plus, ils ont une corticothérapie qui n'aide pas l'organisme à bien réagir à nos traitements.

On fait attention de ne pas manipuler les globes oculaires en cas de névrite optique.

Selon leur état de fatigabilité, on essaie quand même de prendre en charge ces patients quand ils nous sollicitent.

Ce que nous suggérons

- Traiter la zone initiale révélée par la première écoute.
- Harmoniser les pressions intracrâniennes et intracanalaires vertébrales.
- Relâcher les tensions méningées crânienne et vertébrale.
- Faciliter la clairance cérébrale.
- Stimuler les foyers sclérotiques d'abord en intensification/stimulation pour mieux les préciser.
- Effectuer ensuite des dissipations/inhibitions tissulaires cérébrales sur les foyers sclérotiques.
- Employer les manœuvres des ventricules latéraux.
- Utiliser des techniques parenchymateuses en vibrations.
- Manipuler les parties cérébrales moins viscoélastiques.
- Équilibrer les systèmes fluidiques lymphatique, glymphatique, extracellulaire.
- Libérer les contraintes intracanalaires vertébrales.
- Améliorer les fonctions hépatiques intestinales et rénales.
- Relâcher les tensions musculaires lombosacrées.
- Libérer les tensions des nerfs crâniens.
- Harmoniser le champ électromagnétique cérébral.
- Traiter les différents organes qui sont affectés, en particulier la vessie et l'intestin.
- Prêter une attention particulière aux reins et surrénales.
- Donner des conseils alimentaires.
- Recommander des activités physiques.
- Effectuer des dissipations émotionnelles.

Quatre axes du traitement

Axe cérébral

Écoute tissulaire

Quand la main est attirée superficiellement, l'atteinte est le plus souvent corticale superficielle ; quand elle est plus profonde et latéromédiale, on se rapproche des ventricules latéraux, des ganglions de la base et du mésencéphale.

Normalement, quand l'écoute est dite pleine, celle qui donne l'impression d'avoir « de la matière sous les doigts », elle signifie une hyperdensité qu'on aborde en dissipation/inhibition.

Dissipation/inhibition

Comme nous l'avons exploré dans le chapitre 4, on commence par traiter les bords de la zone dense, en employant une technique linéaire de dissipation/inhibition précise. Il nous arrive aussi fréquemment d'intensifier et de stimuler la partie linéaire pour mieux la délimiter ensuite, ce qui rend plus facile sa dissipation.

Pour la partie corticale plus centrale, on pose une paume sur la partie indiquée par l'écoute et l'autre sur la partie opposée du crâne qui lui est symétrique, pour nous servir de contre-appui.

Seule la main en regard de la partie corticale effectue une dissipation/induction.

Ensuite pour la partie latéromédiale, les deux paumes se font face et agissent de concert en dissipation/inhibition, comme dans le traitement des ventricules.

NB : il est important de suivre l'écoute manuelle et non systématiquement les zones révélées par l'imagerie. Ce n'est pas pour les négliger, mais la main peut trouver des zones plus importantes au plan de la dysfonction, ce n'est pas forcément la superficie de l'atteinte qui en fait son importance, mais sa toxicité.

Technique vibratoire

On l'exécute sur les zones de forte densité qui sont plus sensibles aux vibrations, les zones molles sont peu conductrices. On s'applique à changer fréquemment les axes de compression/vibration.

Systèmes lymphatique et glymphatique

On le travaille systématiquement, reportez-vous au chapitre 4, il nous permet de favoriser le nettoyage du cerveau.

Axe neural

Nerf optique

Dans la mesure où il n'existe pas de contre-indication, comme une névrite du nerf optique, on peut procéder à des étirements du nerf optique qui est entouré des méninges. Ceci permet de relâcher mécaniquement les méninges crâniennes et avoir un effet au niveau vasculaire et lymphatique sur l'œil et le cerveau. Reportez-vous au premier volume pour la technique en latérocubitus ; nous répétons que cette manœuvre doit être indolore et effectuée très doucement, souvent on demande au patient de poser ses doigts sur l'œil et on manipule les globes oculaires par l'intermédiaire de ses doigts.

Axe cérébroméningé

Les techniques dure-mériennes ne sont pas suffisantes pour avoir un effet complet sur la pie-mère qui épouse étroitement tous les nombreux contours du parenchyme cérébral. À l'inverse de la dure-mère qui ne passe pas en pont sur les parties profondes, la pie-mère suit fidèlement le parenchyme et nous permet de le traiter et d'améliorer sa circulation fluidique, reportez-vous au chapitre 4.

Axe médulloméningé

Il ne faut pas oublier que, dans la sclérose en plaques, la moelle spinale peut être touchée : il est indispensable de libérer la dure-mère spinale, le cône médullaire et le filum terminal, reportez-vous au chapitre 4, revoici quelques précisions qui justifient l'intérêt qu'on leur porte.

Caractéristiques de L2 et du cône

Il faut se rappeler que la deuxième lombaire reçoit 4 à 5 filets nerveux constituant le nerf sinuvertébral, soit 2 à 3 fois plus que les autres vertèbres lombaires et, de plus, elle collecte toutes les voies afférentes des vertèbres lombaires basses. Son nerf sinuvertébral est issu directement du ganglion spinal, alors que pour les autres vertèbres lombaires, il naît de la partie ventrale de ce nerf.

C'est dire combien est sensible et réactive la région du cône médullaire !

Reportez-vous au chapitre 4 pour la manœuvre en procubitus et en latérocubitus.

Ganglion impar (ou sacrococcygien) (figure 13.2)

C'est un ganglion nerveux situé juste en avant l'articulation sacrococcygienne, c'est la fusion de l'extrémité caudale des chaînes sympathiques latérovertébrales, il innerve le périnée, l'urètre, la vessie, le rectum et une partie du vagin. C'est une région extrêmement riche sur le plan nerveux ; on assiste à un assemblage de nombreux nerfs reliés au plexus hypogastrique.

La disposition du système nerveux au niveau sacrococcygien est très complexe et ne fait pas l'unanimité chez les anatomistes car les fibres nerveuses sont toutes entremêlées. Nous employons une technique centrée sur la partie antérieure de l'articulation sacrococcygienne pour traiter l'hyperréactivité vésicale.

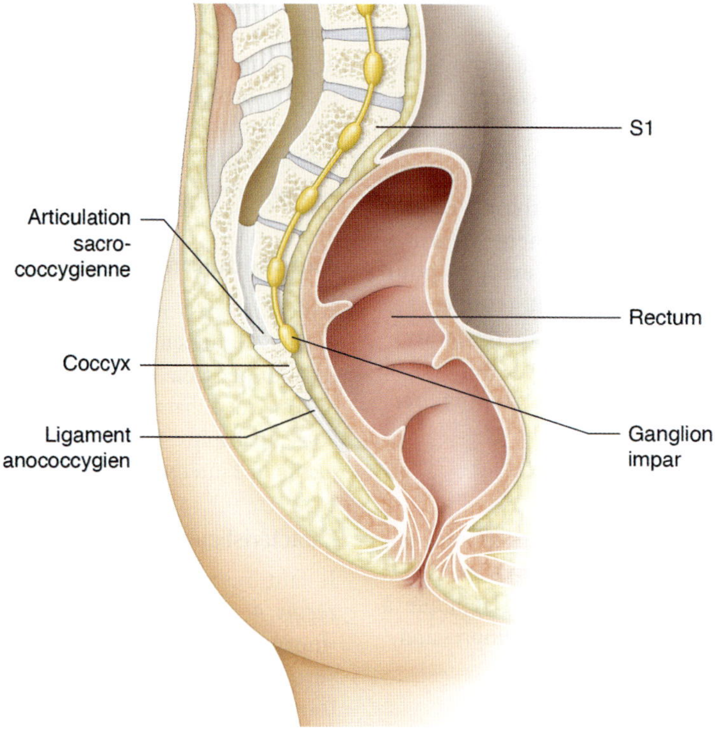

Figure 13.2. Le ganglion impar.
Source : Cyrille Martinet.

Technique en latérocubitus

Elle s'effectue bilatéralement, on positionne la paume d'une main sur la partie postérolatérale du sacrum et un pouce sur le versant latéral opposé du coccyx, la paume pousse le sacrum en direction antérolatérale, pendant que le pouce entraîne le coccyx en direction postérolatérale du côté opposé. Le point important est de dissocier le mouvement du sacrum de celui du coccyx, en insistant bien sur la mobilisation en latéroflexion postérieure du coccyx.

De votre thorax, vous entraînez le bassin en direction postérieure pour mieux antérioriser le sacrum et postérioriser le coccyx, on répète la manœuvre cinq, six fois. À cette technique, on ajoute celle du ligament sacrospinal qui est décrite dans le chapitre 4.

Axe viscéral

Intestin grêle

C'est celui qui mémorise en grande partie les atteintes infectieuses de notre existence, pas uniquement celles de l'intestin, mais de l'organisme en général.

Nos techniques consistent à améliorer son système circulatoire, en s'adressant d'abord à ses principales artères, les artères mésentériques supérieure et inférieure et leurs branches.

Pour le système veinolymphatique, on associe des mouvements respiratoires lents et continus.

Reportez-vous au chapitre 4 pour les manœuvres concernant le grêle.

Côlon

On trouve très souvent la zone rectosigmoïdienne de Sudeck, notamment dans les constipations chroniques qui accompagnent la sclérose en plaques.

On mobilise le mésosigmoïde et on ouvre l'angle rectosigmoïdien, comme nous l'avons vu précédemment.

Notre but est de relâcher les zones fixées, souvent fibrosées qui cessent de donner les bonnes informations mécaniques et barométriques du rectum au niveau central, il s'en suit une congestion veinolymphatique associée à une constipation.

Foie

Traiter le côlon implique de traiter aussi le foie, nous avons vu qu'il permet, entre autres, d'éliminer les bactéries nuisibles amenées par la veine porte (voir « Foie », chapitre 6).

Vessie

Très fréquemment, les patientes atteintes de sclérose en plaques ont des incontinences urinaires difficiles à soigner. Ce n'est pas comparable à la simple ptôse vésicale, ce sont des suites de lésions démyélinisantes touchant les centres nerveux de la vessie. On utilise d'abord les techniques de mobilisation et stabilisation de la vessie qui sont décrites dans nos ouvrages et aussi ceux d'Olivier Bazin et Marc Naudin.

Nous employons ensuite des techniques neurales paravertébrales dorsolombaire, sacrococcygienne et centrale et celle du ganglion impar. Par ces techniques, nous cherchons à obtenir une diminution de l'hyperréactivité vésicale, revoyons succinctement l'innervation vésicale.

Innervation de la vessie

Elle est complexe, la miction est sous contrôle de fibres nerveuses parasympathiques et sympathiques provenant des racines nerveuses S2, S3 et S4, sa régulation se fait au niveau du pont cérébral. Notons que certaines fibres du nerf pudendal ont aussi pour rôle de contrôler la vessie.

Il existe plusieurs théories sur l'innervation de la vessie, ce que nous retenons c'est que le centre parasympathique est dans la colonne latérale de la moelle sacrée, au niveau de S2, S3 et S4 (nerfs érecteurs) et le centre sympathique thoracolombal dans le tractus intermédio-latéralis de Th11 à L2, sans oublier le ganglion impar qui reçoit les fibres sympathiques latérales de la colonne lombosacrée.

Les mécanorécepteurs de la vessie transmettent le degré d'étirement de la vessie au tronc et au cerveau, notamment à l'insula qui donne le signal du besoin d'uriner. Le détrusor (muscle de la vessie) se contracte, le sphincter lisse se relâche et au moment où l'on urine, le sphincter externe se détend sous le contrôle de la personne.

Manœuvres de dissipation/inhibition centrales

1. Le patient est en décubitus, la vessie vide, nous posons les mains en position classique sur le crâne. On lui demande d'imaginer d'avoir une envie impérieuse d'uriner, et on place au préalable une couche pour éviter tout accident, on effectue une dissipation/inhibition sur la zone stimulée au niveau cérébral.
2. Le patient se place en procubitus pour effectuer des compressions directes sur les processus épineux et transverses des vertèbres dorsolombaires, pour inhiber les différentes parties nerveuses correspondantes à la vessie, on relâche ensuite les filets sensitifs des muscles paravertébraux de ces mêmes zones.
3. Le patient en décubitus, on repère les parties cérébrales qui ont été éveillées par ces manœuvres pour les traiter en dissipation/inhibition, on trouve souvent le tronc cérébral, le thalamus et l'insula. Pour ces formations, on emploie les techniques du tronc cérébral en procubitus.

Conseils hygiénodiététiques

- Attention à certains médicaments ; par exemple rappeler au patient que les antibiotiques détruisent une grande partie des bactéries commensales du microbiote et que les calmants ont tendance à constiper et favoriser l'incontinence urinaire.
- Consommer des légumes avec des fibres comme : les artichauts, le fenouil, le chou, les fruits aux longues fibres (figues, raisins, prunes), en tenant compte des sensibilités personnelles particulières.
- Éviter les laitages et fromages.
- Avoir un suivi dentaire régulier.
- Bien vérifier le système viscéral et en particulier l'intestin.

Rappelons le rôle indéniable de la majorité des organes sur les pressions intracrâniennes. On a souvent évoqué le foie, les poumons et le cœur, cependant tous les organes attachés au diaphragme participent aussi, plus ou moins directement, à la régulation des pressions atmosphériques.

Par exemple, une colite peut créer un reflux gastro-œsophagien par les tensions mécaniques qu'elle exerce sur les parties latérales du diaphragme. Ce dernier peut gêner la circulation lymphatique en raison de la trop forte tension de ses piliers qui peuvent comprimer la citerne du chyle.

L'intestin irrité et congestionné tire beaucoup plus sur ses attaches diaphragmatiques, ce qui nuit à une bonne respiration et indirectement au retour veineux cérébral.

L'intestin grêle repose sur la vessie, en cas de spasme, d'irritation et d'inflammation, son appui vésical devient pesant, c'est alors l'un des facteurs d'impériosité et d'incontinence urinaires.

Dissipations émotionnelles

Elles sont fondamentales, on peut difficilement imaginer le stress et le désespoir d'une personne qui sait qu'à tout moment la maladie peut ressurgir. Il est difficile d'être objectif sur le déclenchement et l'importance indéniables des stress émotionnels sur les maladies en général, qu'elles soient innées ou acquises.

Les bouleversements émotionnels sont des facteurs déclenchants et déstabilisants, non seulement émotionnellement, mais aussi physiquement et particulièrement sur le système immunitaire.

Certains affirment que la sclérose en plaques pourrait être uniquement d'origine émotionnelle, ce qui est difficile à croire, mais dire que la survenue des crises apparaît après une période de stress importants est évidente et facilement vérifiable.

Techniques

Dans un premier temps

On ne demande pas au patient d'évoquer les stress et les angoisses propres à sa maladie. On cherche en écoute émotionnelle la zone la plus manifeste qu'on travaille en dissipation/inhibition.

Dans un deuxième temps

On fait évoquer au patient ce qui lui procure le plus de stress, par rapport aux autres, on repère ces zones qu'on travaille aussi en dissipation émotionnelle. On se rend compte combien le sentiment de honte est omniprésent, quand le corps n'assure plus correctement les fonctions musculaires et sphinctériennes. À cela s'ajoute un sentiment de culpabilité dû aux inconvénients apportés aux siens et à son entourage social.

Exercices à conseiller

La sclérose en plaques attaque le système moteur, c'est souvent après une crise que les patients nous consultent. Selon le degré d'atteinte, on adopte différents exercices, il ne faut surtout pas décourager les patients, pour cette raison, on propose des exercices faciles comme :

1. marcher les yeux ouverts le long d'une ligne ;
2. marcher les yeux fermés selon une ligne virtuelle, en principe, la marche sur les talons les yeux ouverts ou fermés que l'on fait pour le tronc cérébral et le cervelet est trop difficile ;
3. faire un cercle en marchant dans les sens horaire et antihoraire ;
4. marcher en exagérant le mouvement de balancements des bras ;
5. marcher, s'arrêter et recommencer plusieurs fois, au début, on donne l'ordre lentement et ensuite on accélère les séquences ;
6. marcher en se tenant droit (tête et tronc) comme pour le Parkinson, les patients ont une marche précautionneuse, les jambes en flexion, donnant l'impression qu'ils trottinent.

Exemple d'une séance

La sclérose en plaques n'affecte pas uniquement le cerveau, mais tout le système nerveux de la colonne vertébrale, ce qui explique les problèmes qui touchent la vessie et l'intestin.

On commence par le cerveau en diminuant la pression intracrânienne et en relâchant les zones de haute densité qu'on libère en dissipation/inhibition.

On équilibre ensuite les pressions intracanalaires vertébrales par compression/induction des processus épineux et transverses.

On évalue et on traite les tensions dure-mériennes, surtout au niveau de la jonction occipitocervicale, du cône médullaire, du sacrum et du coccyx.

On relâche les zones émotionnelles et on donne quelques exercices à faire, le plus souvent en présence d'un ami ou d'un membre de la famille.

Résultats

Même si nous n'avons pas d'effet sur les causes de la maladie et la survenue des crises, nos traitements ont un effet bénéfique sur la récupération des atteintes après une crise et sur l'état général du patient. On peut penser qu'en améliorant l'état général de l'organisme, il pourra mieux se défendre sur le plan immunitaire ; pour cette raison, nous conseillons fortement aux personnes atteintes d'une sclérose en plaques de consulter un ostéopathe.

Maladie de Parkinson

C'est James Parkinson qui a décrit en premier cette maladie neurodégénérative qui affecte particulièrement les neurones à dopamine de la substance noire cérébrale.

Définition

C'est une maladie dégénérative du cerveau, se caractérisant par la destruction des neurones à dopamine entraînant des troubles moteurs, sensitifs, sensoriels, cognitifs et mentaux.

Étiologie

- L'âge : les causes de la dégénérescence neuronale ne sont pas bien connues, l'âge est le principal facteur de risque, la maladie de Parkinson touche plutôt les sujets âgés de 70 ans, mais hélas aussi d'autres plus jeunes.
- Des causes génétiques, mais non héréditaires.
- Des facteurs environnementaux, comme l'exposition aux pesticides, insecticides, solvants, métaux lourds et aluminium.
- Des processus inflammatoires, métaboliques.
- La maladie de Crohn, la rectocolite hémorragique, la constipation chronique, un microbiote de qualité médiocre ou détruit par une antibiothérapie récurrente.
- Des traumatismes crâniens répétés, chez les boxeurs, par exemple.
- Curieusement, le tabac et le café pourraient avoir un rôle protecteur !

Pathogénie

Les neurones à dopamine subissent une dégénérescence progressive accompagnée de dépôts d'une protéine appelée alpha-synucléine dans la substance noire, le striatum, le thalamus et le noyau subthalamique.

Cette protéine s'agrège dans certains neurones et empêche la production de dopamine, l'équipe du neurologue Andrew Siderworf de l'université de Pennsylvanie a pu montrer la valeur du dosage de l'alpha-synucléine dans le liquide cérébrospinal, pour identifier les personnes atteintes de la maladie de Parkinson et éliminer les personnes saines.

Symptômes moteurs

- Akinésie ou plutôt hypokinésie, avec limitation d'amplitude des mouvements, comme ceux des bras en marchant.
- Dyskinésie (pauvreté des mouvements).
- Blocage du pied au sol.
- Pertes d'équilibre.
- Hypomimie, faciès peu expressif.
- Lenteur et incoordination des mouvements.
- Instabilité posturale.
- Difficulté à réaliser des mouvements fins (exemple : boutonnage).
- Changements difficiles de position dans un lit.
- Hypertonie extrapyramidale, en lâchant un bras, il reste dans la même position.
- Rigidité musculaire : elle est en partie responsable de la posture penchée en avant des patients.
- Dystonie, la posture n'est pas naturelle, les orteils sont en griffe.
- Diminution du balancement des bras en marchant et clignement des yeux.

- Altération de la marche, *freezing* et festination étudiés plus loin.
- Gestuelle limitée et peu harmonieuse.
- Dysarthrie touchant la parole, tachyphémie (accélération du débit verbal).

Examen clinique

La plupart des patients nous consultent avec un diagnostic de Parkinson posé et une iconographie le confirmant. D'autres viennent en première intention (ils ont souvent peur de consulter directement un neurologue) en pensant qu'ils ont peut-être cette maladie, mais préfèrent nous demander notre avis.

Il n'est pas simple au début de faire un diagnostic, les troubles sont mineurs et comme nous allons le voir, communs à d'autres maladies, même si les différents tests décrits ci-dessous sont positifs, nous préférons leur dire que seul l'IRM peut diagnostiquer objectivement la maladie.

On détermine les parties du corps qui sont atteintes, les circonstances d'apparition, leur répétition, leur amplitude et leur fréquence. D'autres signes fonctionnels sont impliqués, comme des problèmes d'équilibre, de coordination, de motricité.

Le tremblement peut être postural, intentionnel ou en action.

Tremblements

Définition du tremblement

C'est une activité rythmique, régulière d'une partie du corps qui survient ou au repos ou lors d'une activité.

Différentes causes de tremblement

Certaines pathologies ou addictions peuvent provoquer un tremblement, il est donc indispensable au départ de faire préciser au patient l'éventuelle existence :

- d'une insuffisance rénale ou hépatique ;
- d'un dysfonctionnement thyroïdien ;
- d'un traitement médicamenteux lourd et prolongé ;
- de prise de stupéfiants et de consommation excessive d'alcool, de tabac et de café ;
- de tremblements existant dans la famille ;
- d'une période émotionnellement particulièrement éprouvante.

Caractéristiques du tremblement

Il est important de préciser si le début a été rapide ou lent, s'il disparaît pendant le sommeil, si le repos ou l'activité intellectuelle l'aggrave, si sa localisation est plus marquée aux membres et son unilatéralité.

Diagnostic différentiel des tremblements

Il n'est pas toujours évident, au niveau symptomatique, de faire la différence entre les troubles cérébelleux et la maladie de Parkinson.

Il existe de nombreux signes qui peuvent faire penser à des tremblements (myoclonie, hémiballisme, tics, chorée, ballisme, dystonie) et qui peuvent se déclencher au repos, lors d'une activité ou spontanément. Nous allons dans un premier temps énumérer les différents tremblements non parkinsoniens et ensuite ceux qui sont spécifiques à la maladie de Parkinson.

Tremblements non parkinsoniens

Attention ! Certains tremblements n'ont rien à voir avec la maladie de Parkinson, mais laissent un doute à la personne, ils peuvent avoir comme origine :

- l'âge ;
- une grande asthénie ;
- une fatigue musculaire ;
- une période de stress ;
- l'anxiété ;
- une hyperémotivité ;
- un traumatisme physique ou psychologique ;
- des tics ;
- des myoclonies ;
- une ataxie cérébelleuse ;
- une ataxie vestibulaire ;
- une ataxie frontale ;
- un syndrome des jambes sans repos ;
- des dystonies (touchant le tonus musculaire) ;

- une crampe de l'écrivain, plus locale que centrale ;
- un surdosage de café et de nicotine ;
- une imprégnation éthylique ;
- une consommation de drogues ;
- une hyperthyroïdie ;
- un long et lourd traitement médicamenteux (corticoïdes, bêtastimulants, traitement thyroïdien surdosé) affectant surtout le sujet âgé polymédiqué.

Les tremblements cérébelleux affectent plutôt la vitesse d'exécution, la précision du mouvement et sont plus marqués dans certaines postures, ces tremblements ne sont pas contrôlables.

Tremblements parkinsoniens

- Survenant au repos et cessant dès que la personne commence un mouvement.
- Souvent lents, unilatéraux ou asymétriques.
- Affectant les lèvres, le menton et la langue.
- Touchant les doigts, à type d'émiettements.
- Augmentant lors de stress émotionnels.
- Disparaissant pendant le sommeil.

Autres signes de la maladie de Parkinson

- Hyposmie, anosmie, hypogueusie, agueusie. Nous l'avons souvent souligné, on se méfie toujours d'une personne qui, sans traumatisme, perd progressivement l'odorat et le goût, c'est peut-être le signe inaugural d'une maladie neurovégétative.
- Troubles cognitifs.
- Indécision.
- Planification absente.
- Dépression, hyperémotivité.

C'est extrêmement difficile d'accepter de voir son corps vous trahir, le patient au fur et à mesure des handicaps déprime et réagit de moins en moins, il comprend rapidement que son avenir est sombre et rumine tout ce qui noircit sa vie. La dépression nerveuse peut se manifester dans toutes les atteintes cérébrales, en raison de l'intense fatigue physique et morale qu'elles provoquent et de l'incertitude de l'avenir.

- Constipation.
- Urgence mictionnelle.
- Douleurs vertébrales, ce sont souvent des lombalgies consécutives à la position penchée en avant due à l'hypotonie des muscles paravertébraux.
- Sommeil difficile et perturbé, avec parfois des déclenchements de gestes brutaux, ce qui est assez dangereux pour la personne qui partage le lit !
- Micrographie, progressivement le parkinsonien écrit de plus en plus petit, c'est typique de cette maladie.

Tests cliniques

Troubles moteurs

Ils sont rapidement détectés, revoyez la liste plus haut. Quand un patient n'est pas encore diagnostiqué comme parkinsonien, c'est la raideur musculaire et la lenteur des mouvements qui interpellent immédiatement.

Leur démarche est précautionneuse du fait de l'incoordination et de la faiblesse musculaire.

Manœuvre de Froment (Drs Jules Froment et Henri Gardère)

On imprime des mouvements passifs de flexion/extension au poignet du patient et ensuite on lui demande d'exécuter un geste continu de l'autre main (comme faire les marionnettes). Quand le mouvement démarre, la rigidité augmente.

Signe du comptoir (Henri Roger)

Lorsque le patient fait un geste pour prendre un verre au comptoir, le bras opposé accentue sa rigidité et son tremblement.

Manœuvre du serment (figure 13.3)

Le patient maintient tendues ses mains en flexion dorsale devant lui, on assiste à une chute progressive des bras.

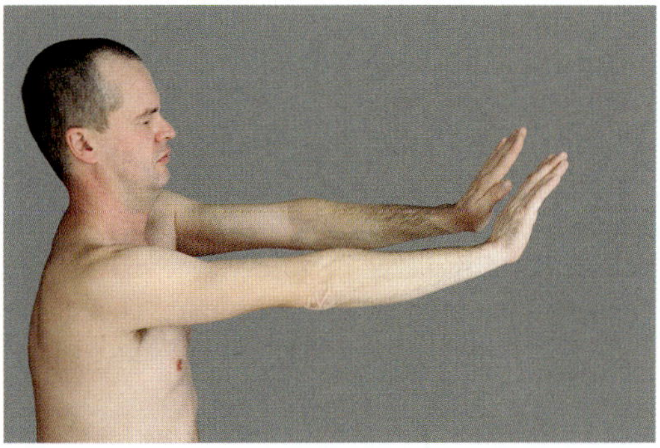

Figure 13.3. Manœuvre du serment.
Source : Photographie de Pierre-François Couderc.

Manœuvre du bretteur (figure 13.4)

Le bretteur est la personne qui combat avec des épées. Le sujet tend ses bras, les index se rapprochant de plus en plus l'un de l'autre, la personne se met à trembler. Ce test est utile pour diagnostiquer un tremblement d'attitude et d'action, c'est un tremblement essentiel qui est le signe d'une maladie neurologique. Ce n'est pas un signe uniquement propre à la maladie de Parkinson qui est une maladie neurodégénérative. Dans la maladie de Parkinson, le tremblement apparaît plutôt au repos et disparaît ou diminue lors d'une action.

Mouvement doigt-nez

Avec un grand mouvement, la personne doit se toucher le bout du nez. C'est normalement un signe cérébelleux, confirmant une hypermétrie, mais il est aussi présent et en plus tremblé dans la maladie de Parkinson.

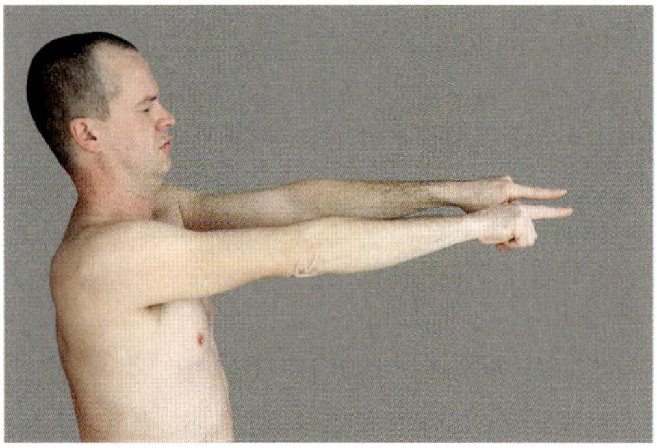

Figure 13.4. Manœuvre du bretteur.
Source : Photographie de Pierre-François Couderc.

Dessin

On demande au patient de dessiner un cercle ou une spirale sur une feuille, pour vérifier si le trait est régulier, haché, ondulé et très petit.

Micrographie

Le patient écrit de plus en plus petit, c'est une caractéristique des parkinsoniens.

Verre d'eau

On demande à la personne d'amener un verre d'eau à sa bouche, lorsque le mouvement est difficile, accompagné de tremblements, c'est souvent un signe de Parkinson.

Marche

Freezing

La marche s'enraye, les mouvements s'arrêtent progressivement, on évoque le « bégaiement de la marche » ; c'est surtout au démarrage que ce phénomène a lieu, si le patient insiste il risque la chute.

Festination

Le patient piétine, ce qui fait emballer la marche, il accélère pour compenser et doit marcher à petits pas.

Marche précautionneuse

C'est à la fois automatique et volontaire, le patient n'est pas sûr de lui et a peur de tomber, il élargit alors son polygone de sustentation.

Danse des tendons

C'est une contraction incessante des muscles tibiaux antérieurs quand le patient a peur ou éprouve des difficultés en marchant.

Marche parkinsonienne

Elle est accompagnée généralement d'un tremblement d'une main.

Marche asymétrique

Le patient ne balance pas symétriquement ses bras, celui du côté atteint est peu mobile et souvent en rotation médiale.

Marche ébrieuse

Elle existe aussi dans les problèmes cérébelleux.

Pronostic

L'évolution est défavorable en fonction de :

- la date d'apparition des symptômes ;
- l'âge ;
- la présence de déficits associés, comme la vue et l'ouïe ;
- la marche difficile ;
- la rigidité ;
- l'instabilité posturale ;
- l'attitude psychologique.

Évolution

Premièrement, il est souvent difficile de savoir quand la maladie a commencé. La phase présymptomatique est lente et progressive, le cerveau utilise tous ses moyens de compensation et met en route d'autres connexions pour suppléer les déficits moteurs. On estime que les patients sont relativement asymptomatiques jusqu'à ce que la moitié des neurones à dopamine soit inactivée et détruite, le patient aussi cache ses symptômes, le déni est fréquent.

Classification de Hoehn-Yahr

Il existe cinq stades de Parkinson :

- stade I, les symptômes très légers se manifestent d'un seul côté et passent souvent inaperçus ;
- stade II, l'atteinte est bilatérale, sans trouble de l'équilibre, elle dure entre 3 et 8 ans, certains appellent cette période la lune de miel ;
- stade III, l'atteinte bilatérale entraîne une incapacité légère avec altération des réflexes posturaux ;
- stade IV, la maladie devient difficile à supporter, mais le patient marche encore et peut se tenir debout ;
- stade V, la dépendance est totale, la personne est alitée ou assise en fauteuil roulant.

Devant un tremblement atypique, il n'est pas toujours facile d'affirmer que le patient a un syndrome dégénératif parkinsonien ; nous avons vu des patients dont les symptômes ne laissaient aucun doute quant à l'origine des tremblements, alors qu'ils ont finalement totalement disparu 1 ou 2 ans après.

À l'IRM

En principe, il existe environ 20 % de faux positifs à l'imagerie.

Les lésions ressemblent à de petits noyaux diversement placés ; d'origine récente, c'est un hypersignal ; plus anciennes, elles se traduisent par un hyposignal.

Les lésions sont généralement assez postérieures, sans que ce soit systématique.

Traitement médical

Il est à base de lévodopa ou L-Dopa qui agit sur les troubles moteurs, les tremblements, la lenteur et la rigidité.

Les agonistes dopaminergiques miment l'action de la dopamine, ils agissent sur les problèmes moteurs et aussi sur la dépression.

De nombreuses expérimentations ont lieu pour essayer d'améliorer la vie des parkinsoniens. Au centre hospitalier universitaire de Lille, ils injectent directement de la dopamine dans le cerveau avec des effets qui semblent prometteurs.

Traitement chirurgical (figures 13.5 et 13.6)

Nous avons eu la chance de rencontrer lors d'une conférence le Pr Alim-Louis Benabid qui a vraiment été un pionnier nobélisable de la chirurgie stéréotaxique dans le monde (technique ultraprécise pour atteindre certaines zones du cerveau).

Il a mis au point l'implantation d'électrodes et leur stimulation à haute fréquence pour inhiber les structures cérébrales profondes, responsables des tremblements, de l'akinésie et de la rigidité dans la maladie de Parkinson.

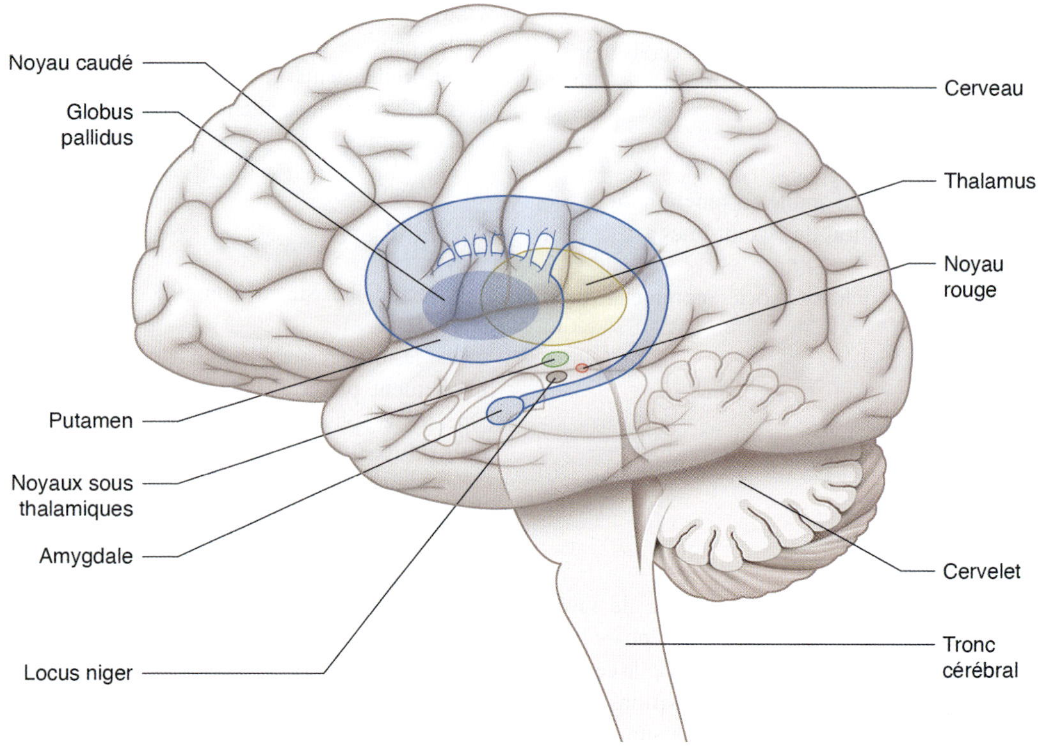

Figure 13.5. Les noyaux subthalamiques.
Source : Cyrille Martinet.

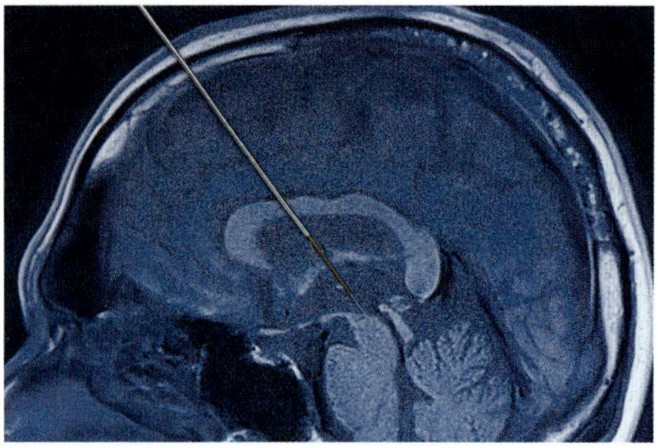

Figure 13.6. Concept d'enregistrement cérébral pour le traitement chirurgical de la maladie de Parkinson.
Source : © Adobe Stock. Image : Teeradej.

Le traitement chirurgical consiste à implanter des électrodes dans le noyau subthalamique pour le stimuler électriquement, afin de rendre les mouvements plus harmonieux.

Tous les patients ne sont pas éligibles à la chirurgie, ils doivent être en bonne santé, avoir moins de 70 ans, être « parkinsonien » depuis plus de 5 ans et être améliorés par les médicaments à base de dopa.

Les résultats sont assez spectaculaires, certains patients ne prennent plus de dopa, d'autres doivent quand même continuer avec des doses plus faibles. Hélas, au bout d'un certain temps, les effets bénéfiques de la chirurgie ont tendance à s'estomper.

Écoute et traitement ostéopathiques

Écoute tissulaire

Parmi les différentes atteintes cérébrales, l'écoute tissulaire révèle la zone problématique la plus active ; comme d'habitude, on commence par la zone révélée par l'écoute la plus forte, et une fois celle-ci traitée, on s'adresse aux autres.

La paume de la main est principalement attirée en profondeur, souvent en direction postérieure vers le tronc cérébral, par exemple vers la substance noire et le noyau rouge, c'est pour cette raison qu'on effectue aussi l'écoute en procubitus.

Parfois à la fin de l'écoute, on ressent un tout petit changement de direction, c'est cette petite zone cérébrale qui est importante à traiter précisément ; rappelez-vous, il faut toujours chercher les derniers millimètres ! Les atteintes semblent plus attaquer les synapses.

Écoute fonctionnelle en provocation

On provoque les zones cérébrales par différentes stimulations.

En poussée

En se mettant derrière le patient, on le pousse légèrement en avant, sur les côtés, en arrière pour apprécier sa rapidité à réagir. Ensuite, on lui demande de s'allonger sur la table pour localiser la zone cérébrale qui s'est activée.

En tremblement volontaire

On peut aussi réveiller les zones cérébrales en demandant au patient de trembler intentionnellement.

Avec la manœuvre de pianotage, les doigts contre le pouce

Le patient l'effectue des deux côtés, les doigts viennent à l'encontre du pouce, on apprécie la différence d'exécution d'un côté par rapport à l'autre et les réactions du cerveau en écoute fonctionnelle. En cas d'échec, le patient s'agite et même pleure, on doit toujours procéder d'abord à des exercices plus simples.

Techniques

Ce que nous suggérons

- Relâcher la première zone révélée par l'écoute.
- Diminuer la pression intracrânienne.
- Libérer les zones cérébrales tissulaires globalement, et ensuite lobe par lobe.
- Traiter les zones fonctionnelles défaillantes révélées par les tests d'écoute fonctionnelle en provocation.
- Libérer les zones cérébrales denses ou indurées en technique vibratoire et viscoélastique.
- Faciliter la clairance cérébrale (voir chapitre 4).
- Stimuler les zones cérébrales motrices défaillantes.
- Traiter le tronc cérébral en décubitus et procubitus.
- Relâcher la dure-mère crânienne et vertébrale.
- Soulager les muscles lombaires.
- Traiter les zones olfactives souvent peu fonctionnelles (voir chapitre 4).
- Harmoniser le champ électromagnétique cérébral.
- Traiter le foie et les reins.
- Traiter spécifiquement les patients opérés (voir plus loin).
- Ajuster la marche.
- Dissiper les zones émotionnelles.
- Donner des exercices à faire.

Diminuer la pression intracrânienne

Nous avons vu que dans les maladies neurodégénératives, la pression intracrânienne est trop élevée ou parfois inégale. Nous employons les techniques des muscles du cerveau du premier volume, celles des muscles tenseur et élévateur de la voile et celles de la dure-mère crânienne et vertébrale.

Libérer les zones cérébrales tissulaires globales et lobaires

On utilise les techniques de dissipation/inhibition, mais il nous arrive souvent de commencer par les techniques d'intensification/stimulation pour mieux cerner la zone, ce qui facilite le traitement.

On demande, par exemple, au patient de trembler intentionnellement pour dissiper plus précisément la partie activée. On commence par le pourtour linéaire de cette zone et ensuite sa partie centrale. Sa localisation est parfois un peu plus difficile à trouver que celle de la sclérose en plaques.

À la fin, on demande encore au patient de trembler intentionnellement pour apprécier la différence d'écoute et les éventuelles modifications des tremblements.

Fréquemment, au début du traitement, le tremblement s'accentue pour des raisons émotionnelles, ce n'est pas du tout une contre-indication. On rassure le patient en lui disant qu'on est sur une partie intéressante à traiter, ce qui fait diminuer rapidement le tremblement.

Au cours de la séance, on fait marcher plusieurs fois le patient, à la fois pour noter un changement et surtout pour mettre en éveil et mieux traiter les aires qui sont activées lors de difficultés motrices.

Effectuer des techniques vibratoires

Il existe au fur et à mesure de l'évolution de la maladie de nombreuses zones semblant fibreuses qu'on ressent en écoute et en test vibratoire. Le traitement s'accomplit avec les mains de part et d'autre de la partie cérébrale détectée, quand on sent un relâchement, on refait une écoute et on traite une nouvelle zone et ainsi de suite.

Traiter le tronc cérébral

Ce sont les parties du tronc cérébral en relation, plus ou moins directe, avec la sécrétion ou la libération de dopa, le locus niger, le noyau rouge, le subthalamus, les noyaux de la base, sans oublier le cervelet, voir le chapitre 4.

Nous vous avons proposé, dans « Poumons », chapitre 4, une technique en décubitus, en voici une autre en procubitus.

La manœuvre (figure 4.84)

Le patient est en procubitus, la tête fléchie légèrement en dehors de la table, le front reposant sur ses mains, la colonne cervicale doit avoir une angulation d'une trentaine de degrés environ pour mettre le tronc cérébral en flexion, votre thorax est contre le crâne de manière à faire une poussée en direction postérieure. De vos paumes, vous comprimez les parties latérales de la fosse crânienne postérieure et simultanément de votre thorax et de vos paumes, vous accentuez la pression occipitale, la technique s'adresse au tronc cérébral, au cervelet et au IVe ventricule.

Il faut respecter ces différentes phases :

1. traction axiale de la tête, pour bien associer le tronc cérébral et la moelle spinale à notre action, en la maintenant pendant la phase d'expansion ;
2. compression latérale des paumes pendant la phase de compression, en partant de la jonction occipitovertébrale ;
3. accompagnement actif de la phase d'expansion crânienne avec le thorax ;
4. mettre, tour à tour, une jambe pendante en dehors de la table, pour s'adresser plus particulièrement aux parties latérales neuroméningées vertébrales ;
5. harmoniser le champ électromagnétique (voir chapitre 4) affecté par l'hétérogénéité du parenchyme cérébral. On utilise la technique en décubitus et procubitus.

Améliorer la marche

La manœuvre pour le freezing

Le patient est en décubitus, on effectue une écoute crânienne d'évaluation, on lui demande ensuite de se mettre debout et de marcher. On lui met gentiment la pression pour susciter le phénomène de *freezing*. On repère, en décubitus, la zone cérébrale qui est activée pour la travailler en dissipation/inhibition, on lui redemande de marcher pour vérifier si le *freezing* est modifié, on peut recommencer plusieurs fois cette technique.

La manœuvre pour la festination

Comme pour le *freezing*, on essaie de trouver au niveau central la zone activée par la festination pour la travailler en dissipation/inhibition.

La marche précautionneuse

Elle est plus marquée que pour la sclérose en plaques ; premièrement on demande de marcher pour ressentir la première écoute, puis on demande au patient de se tenir droit et de marcher de manière plus sûre en regardant bien où il veut se diriger. En cas de succès, on évalue la nouvelle écoute pour la stimuler.

En cas d'échec répété, on lui suggère de penser à des personnes qu'il aime bien, à un bon repas où il se sent à l'aise et de recommencer à marcher.

Les changements de direction

Ils sont difficiles, déjà le patient les appréhende, on lui demande de faire un mouvement avec la main juste avant de changer de direction, du côté où il va tourner, pour que son cerveau perçoive bien le message.

L'aide d'une canne

Parfois, l'aide d'une canne est déterminante, autant lui en faire prendre une très belle, son entourage sera plus fixé sur son esthétique que sur sa finalité.

Solliciter le cerveau par des techniques fonctionnelles

Comme l'écriture, en agrandissant très nettement les lettres, pour lutter contre la micrographie.

- Utiliser l'effet Stroop.
- Faire lire à haute voix.
- Effectuer des mouvements de la main dans l'espace, en cas de difficulté, détourner son attention par des petites stimulations intellectuelles ou physiques pour que le cerveau se focalise plus sur une autre stimulation.
- Comme d'habitude, on salue toujours le moindre petit progrès et en cas d'échec, on minimise les conséquences en lui disant que l'exercice était vraiment difficile et qu'on le reprendra plus tard.
- Les techniques consistent à intensifier les zones qui ont bien fonctionné et dissiper les autres.

Dissipations émotionnelles

Comme dans presque toutes les pathologies cérébrales, la personne devient hypersensible et hyperréactive. Toute lésion cérébrale a des conséquences sur l'état émotionnel, c'est pour cette raison qu'il faut faire très attention à ce que l'on dit. Un mot banal peut déclencher un blocage, des pleurs et même une décompensation à type de dépression.

On a du mal à imaginer et forcément à ressentir ce qu'éprouve une personne consciente, diminuée sur le plan physique et hyperréactive émotionnellement. Comme pour toutes les maladies neurodégénératives, la maladie de Parkinson n'est pas uniquement d'origine émotionnelle, on a tellement entendu d'explications déraisonnables, on reste conscient que ses symptômes s'exacerbent lors d'un conflit psychologique.

Technique

La main en écoute émotionnelle, on demande au patient ce qui lui paraît le plus difficile à accepter dans cette maladie : par exemple, ses tremblements, sa difficulté de marcher, d'écrire, sa démarche particulière, son image que les autres reçoivent.

Quand on a repéré l'aire cérébrale émotionnelle qui est éveillée, on la libère en induction émotionnelle.

Ensuite, on fait répéter au patient ce qui le gêne le plus pour constater si l'écoute émotionnelle a été modifiée et si le patient peut évoquer plus librement ses problèmes.

Cas particulier des patients opérés porteurs d'électrodes

Il vaut mieux s'abstenir ou être très prudent pour effectuer des intensifications/stimulations en direction de la zone opérée. En effet, les électrodes peuvent migrer légèrement et ne plus jouer leur rôle contre les tremblements, mais c'est extrêmement rare, rappelez-vous, les pressions qu'on exerce sont infimes par rapport à celles qui sont mises en jeu en toussant, éternuant ou en forçant pour aller aux W-C.

En écoute, on sent très nettement l'emplacement des électrodes, comme l'illustre le cas suivant.

Anecdote

Un patient parkinsonien opéré qu'on suivait régulièrement est venu nous consulter à la suite d'une aggravation de ses symptômes. Très rapidement, l'écoute a dirigé notre paume vers le subthalamus, avec à la fin une rotation radiale gauche, jamais ressentie auparavant. On lui a conseillé de revoir son neurochirurgien en lui disant qu'il y avait peut-être un problème sur une électrode qui pourrait avoir bougé. Celui-ci a effectivement constaté qu'une électrode (celle située à gauche) avait bougé. Notre but en racontant cette expérience n'est pas de rechercher des compliments, mais de confirmer que l'écoute nous permet vraiment de trouver avec finesse les aires défectueuses et à traiter.

Exemple d'une séance

Le patient se plaint souvent de lombalgies qui ne sont pas d'origine mécanique mais plutôt neurales. Il est bon de relâcher les tensions neurales qui sont souvent issues du plexus lombaire, affectant les nerfs ilio-inguinal, iliohypogastrique, génitofémoral et fémoral et provoquant des douleurs sacro-iliaques.

C'est intéressant d'évoquer le cas de certains patients qui se plaignaient de douleurs sacro-iliaques récurrentes, qui faisaient nettement penser à une spondylarthrite, alors que c'était le signe initial de leur maladie de Parkinson. Bien sûr, les techniques de *thrust* direct ne sont pas forcément la meilleure indication., il vaut mieux s'adresser au système nerveux.

- On relâche ensuite les zones cérébrales de haute densité et on équilibre les ventricules latéraux.
- On fait exécuter au patient des exercices concernant la festination et le *freezing*.
- Par exemple, on fait marcher le patient et s'il s'arrête brutalement et involontairement (*freezing*), on lui demande de se rallonger pour chercher en écoute fonctionnelle la structure en cause, pour la traiter en dissipation.
- On finit par une dissipation émotionnelle.

Résultats

Comme d'habitude, ils sont à la fois encourageants et décourageants, les patients n'ont pas tous les mêmes lésions, les paramètres du traitement sont multiples, dépendant du moment où l'on agit, de notre précision, du traitement suivi et de la forme générale du patient.

Pour notre part, on recommande fortement aux ostéopathes d'utiliser ces méthodes, en stimulant et reconnectant certaines parties du cerveau, le patient reprend confiance, ce qui le change des nombreux messages négatifs qu'il reçoit en permanence.

Maladie d'Alzheimer

Alois Alzheimer, psychiatre et neurologiste bavarois, a décrit en 1906 la maladie qui porte son nom. En réalisant l'autopsie d'une patiente

atteinte de démence, il a découvert des particularités de cette maladie au niveau neuronal, à savoir :
- des plaques amyloïdes (ou plaques séniles) ;
- une dégénérescence neurofibrillaire.

Définition (figure 13.7)

La maladie d'Alzheimer se caractérise par une lente dégénérescence du cerveau, commençant le plus souvent au niveau de l'hippocampe, s'étendant ensuite au lobe temporal et enfin à tout le cerveau.

La perte des neurones rétrécit le cortex cérébral et élargit les ventricules latéraux. Il existe d'autres maladies qui ressemblent à la maladie d'Alzheimer, comme :
- la maladie à corps de Lewy, consécutive à des dépôts anormaux de la protéine alpha-synucléine dans les cellules cérébrales bloquant certains messages, les symptômes sont cognitifs, intellectuels, allant parfois jusqu'à la démence ;
- la maladie de Pick, c'est une démence donnant des troubles sévères du langage et du comportement.

Étiologie

- Le sexe, on trouve plus de femmes, mais il faut tenir compte qu'elles vivent plus longtemps !
- L'âge, surtout après 80 ans, mais parfois hélas bien plus tôt.
- La sédentarité, l'inaction, l'endormissement pendant la journée (cause et conséquence).
- La génétique, les formes héréditaires se déclarent plus tôt.
- Le diabète, l'hypertension, l'hyperlipidémie.
- Les microtraumatismes crâniens.
- Les anesthésies fréquentes et trop rapprochées.

Physiopathologie

Protéines bêta-amyloïdes

Il existe des dépôts extracellulaires de protéines bêta-amyloïdes, normalement trouvées dans le cerveau, mais c'est leur accumulation qui pose problème. Elles s'accompagnent souvent d'un processus inflammatoire aboutissant à une dégénérescence et à une mort neuronale.

Les bêta-amyloïdes proviennent d'une glycoprotéine importante pour la synaptogenèse et la migration neuronale.

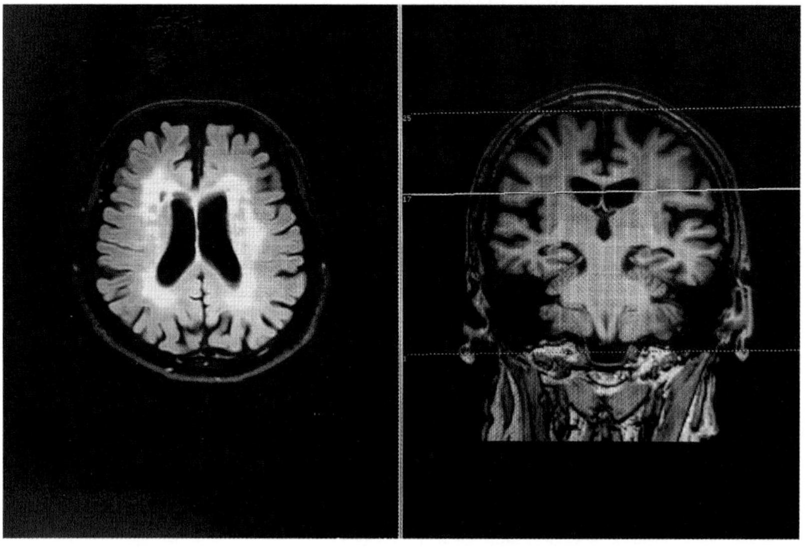

Figure 13.7. IRM d'un patient ayant la maladie d'Alzheimer.
Source : © Adobe Stock. Image : Atthapon.

En plus du cerveau, on le retrouve dans le sang et dans les synapses. Sa prolifération serait due à une production plus forte ou à une clairance diminuée.

On ne sait toujours pas si c'est la perte de neurones qui entraîne une accumulation de la protéine bêta-amyloïde ou si c'est cette dernière qui provoque la perte de neurones.

Les chercheurs pensent que c'est d'abord la dégénérescence neurofibrillaire qui commence, puis l'installation des plaques séniles, et c'est seulement à la fin que commencent les symptômes de la maladie d'Alzheimer. Ceci démontre la nécessité de commencer dès les premiers symptômes le traitement. Comme dans de nombreuses maladies, à partir du moment où les symptômes apparaissent, c'est déjà un peu tard.

Protéine TAU (*Tubulin Associated Unit*)

Elle fait partie des protéines associées aux microtubules, c'est une protéine de structure des neurones, elle assure la stabilité et la flexibilité des microtubules des axones.

Les dépôts intracellulaires de protéines TAU dans les cellules nerveuses cérébrales entraînent une dégénérescence neurofibrillaire ou une mort cellulaire (apoptose). Ils vont migrer à partir de l'hippocampe vers d'autres aires cérébrales, entraînant des troubles de la mémoire, suivis d'aphasie, d'apraxie, de déficiences intellectuelles et visuelles.

Relation avec l'insuline

David Blum et Luc Buée de l'université de Lille ont découvert la relation entre cette protéine et sa réponse à l'insuline, indispensable à la plasticité cérébrale. En dehors de son rôle sur la structure des neurones, la protéine TAU serait impliquée dans les effets de l'insuline au niveau cérébral, éléments clés de la mémoire et de l'homéostasie glucidique.

Les patients souffrant de la maladie d'Alzheimer ont une résistance de leur cerveau à l'insuline et même de l'assimilation du glucose, alors que le cerveau a un besoin fondamental de sucre.

La perte neuronale ne correspond pas à un dysfonctionnement général du cerveau, mais elle est localisée sur certaines parties, comme la région temporale et notamment l'hippocampe et la région entorhinale qui sont les premières structures à être affectées, et ensuite c'est tout le cortex qui est atteint.

Lente évolution

Les dépôts se multiplient et stagnent dans le cerveau pendant de longues années sans causer de symptômes notables. À la fin des compensations, les symptômes apparaissent rapidement et fortement.

Symptômes

Pertes de mémoire

Il est important d'établir un diagnostic précoce, plus il est fait tôt, plus on peut espérer retarder l'évolution et la sévérité de la maladie. Au début, le patient compense ses oublis avec des pense-bêtes et quelques subterfuges qui retardent la découverte de la maladie. Plus tard, le patient oublie les événements récents et les projets.

Revoyons quelques caractéristiques de la mémoire

Mémoire personnelle

Nous l'avons étudié dans le premier volume, la mémoire suit un processus complexe, loin d'être objectif, finalement chacun a sa mémoire. Peu importe, jusqu'à un certain point, si elle est personnelle, mais on doit être capable de stocker et de se rappeler de ses souvenirs qui nous servent à aller de l'avant, c'est un socle indispensable à l'intelligence.

En fonction de nos aptitudes, de notre éducation, de notre mode de vie, de notre métier et de nos exigences, nous avons notre propre mémoire.

Nous avons eu récemment une réunion de confrères, où chacun racontait les événements qui les avaient marqués pendant leurs études. On a tous eu l'impression qu'on n'avait pas suivi les mêmes cours et emprunté les mêmes lieux ! Les oublis, les embellissements, les exagérations et les dénis ont permis à chacun de forger sa propre histoire ; c'est de là que naissent les légendes et parfois aussi les conflits !

Mémoires rétrogrades et antérogrades

Dans la maladie d'Alzheimer, les oublis affectent les souvenirs, mais hélas aussi la mémoire récente, celle qui permet de gérer sa vie et d'être efficace. Notre action est donc de stimuler le cerveau, en évoquant des activités bien précises, pour tenter de reconnecter les zones qui n'entraînent pas d'écoute fonctionnelle.

Répétition

Le patient répète souvent les mêmes anecdotes, l'entourage par charité fait semblant de ne pas le remarquer, ceci arrive bien avant les pertes de mémoire.

Autres symptômes

- Activités intellectuelles très ralenties.
- Troubles des fonctions exécutives (programmation, projets).
- Perte d'objets.
- Difficulté et ensuite impossibilité de reconnaître les personnes et les objets.
- Jugement appauvri.
- Désorientation temporospatiale et confusion temps et lieu.
- Lenteur, passivité et difficultés dans les tâches domestiques et familiales.
- Pauvre acteur de sa vie, mais vaguement spectateur.
- Difficulté à interpréter les images.
- Problèmes de propreté du corps.
- Expression orale pauvre.
- Atteinte du langage, jusqu'à l'aphasie.
- Dysorthographie.
- Apraxie (difficultés à accomplir certains gestes).
- Difficultés relationnelles.
- Humeur changeante avec irritabilité et comportement paranoïde complexe.
- Alexithymie.
- Troubles chroniques du sommeil.
- État dépressif, avec une angoisse profonde fluctuante.
- Démence progressive.

Examens cliniques médicaux

- L'imagerie cérébrale pouvant montrer une diminution du volume cérébral avec une atrophie de l'hippocampe.
- La tomographie par émission de positons (TEP) permettant de visualiser les plaques amyloïdes et les dégénérescences neurofibrillaires (IRM).
- Les tests cognitifs mettant en évidence les limites intellectuelles.
- Les marqueurs biologiques inclus dans le liquide cérébrospinal.

Traitement médical

À l'heure actuelle, il n'existe pas de médicaments qui aient un effet réel sur la maladie, mais les recherches se multiplient, en raison de la fréquence et du coût de cette maladie.

Nécessité d'un diagnostic précoce

Il reste à l'heure actuelle le meilleur traitement pour retarder l'apparition et l'installation de nouveaux symptômes. On interroge le patient sur sa vie, les lieux où il réside, sa famille, rapidement on se rend compte de sa déconnexion avec certains faits, on fait le test des 5 mots qui est loin d'être indispensable pour prouver l'atteinte cérébrale.

Test des 5 mots (test de Dubois)

On montre au patient une liste de 5 mots qu'il doit répéter immédiatement 5 minutes après.

Cela permet d'évaluer l'enregistrement, le stockage et la récupération de l'information.

Comment se protéger de la maladie ?

On ne peut pas pour le moment ni éviter ni guérir de la maladie d'Alzheimer, mais retarder le plus possible son évolution. Voici ce qu'on peut conseiller :

- avoir une vie professionnelle ou une retraite intéressante ;
- avoir des contacts sociofamiliaux fréquents et plaisants ;
- avoir une activité physique, même limitée, mais régulière ;
- avoir des stimulations intellectuelles simples et attrayantes ;
- ne pas dormir longuement pendant la journée.

> **Le traitement ostéopathique**
>
> Hélas, les patients nous consultent souvent très tard et les améliorations sont difficiles à obtenir.

Ce que nous suggérons

- Libérer la première zone révélée par l'écoute.
- Diminuer la pression intracrânienne.
- Augmenter la clairance du cerveau à l'aide de la circulation glymphatique et de la respiration.
- Relâcher les zones d'hyperdensité cérébrale.
- Effectuer des compressions vibratoires sur les zones révélées par l'écoute tissulaire.
- Harmoniser les champs électromagnétiques du cerveau.
- Stimuler les zones cérébrales où l'écoute fonctionnelle par stimulation est faible.
- Améliorer les fonctions hépatiques et rénales pour mieux éliminer les protéines.
- Donner des conseils hygiénodiététiques.
- Encourager les activités intellectuelles, notamment concernant la géolocalisation et la mémorisation ; il ne faut pas hésiter au départ à être simpliste, on essaie de provoquer une réaction du cerveau avec des exercices très faciles. L'exécution d'exercices très simples, ne mettant pas la personne en échec, lui évite d'être découragée et l'incite à continuer. Par exemple, lui faire compléter des phrases, chercher des synonymes, mimer une activité, lui demander de décrire le trajet pour aller de la cuisine à la chambre.
- Ensuite, lui faire décrire le trajet pour aller de l'appartement ou de la villa vers la rue où l'on dépose les sacs poubelles.

Solliciter l'activité physique c'est fondamental !

Le corps est fait pour bouger, ce qui accélère le débit sanguin et tout le métabolisme général, en passant par l'apport d'oxygène, de glucose, de vitamines, de sels minéraux et l'élimination du dioxyde de carbone et de l'ammoniac.

Pour nous, l'activité physique est fondamentale : on voit progressivement les personnes, avec la maladie d'Alzheimer, sombrer dans une profonde léthargie, le cerveau moins irrigué devient de plus en plus inerte et s'intoxique littéralement, ce qui bloque tout le système neuronal et l'envie de s'en sortir.

La première des choses est de demander à la personne de marcher souvent et peu, et d'inciter l'entourage à trouver des prétextes pour la faire marcher, ce qui n'est pas si facile. Avoir un chien peut décider le patient à marcher, mais souvent il doit être accompagné car le risque de se perdre est fréquent.

La stimulation de la géolocalisation (voir volume 1)

L'hippocampe et le cortex entorhinal, qui permettent, entre autres, la géolocalisation, sont parmi les premiers à être atteints dans la maladie d'Alzheimer. Le cortex entorhinal reçoit les informations des aires corticales associatives faisant la synthèse des différentes voies sensitives (vue, audition, olfaction, mémoire, langage, planification, etc.) ; il les fait parvenir ensuite au cortex parahippocampique qui le transmet à l'hippocampe. L'atteinte de ces parties cérébrales provoque une amnésie antérograde, c'est-à-dire, l'incapacité à stocker de nouveaux souvenirs.

En 2005, John O'Keefe, Maj-Briit Moser et Edvard Moser ont reçu le prix Nobel en découvrant une carte neuronale de l'environnement spatial chez le rat. Les neurones du cortex entorhinal présentent des champs de lieu suivant un motif hexagonal, dénommés « cellules de grille ».

En fonction des capacités du patient, on lui demande d'abord de décrire des directions simples pour aller dans les autres pièces de la maison, puis à l'épicerie, la boulangerie, peut-être aussi de se rappeler les noms des rues… On évalue ses réactions en écoute fonctionnelle et on stimule les zones cérébrales qui répondent peu ou pas assez.

Importance du régime alimentaire

Certaines expériences ont eu lieu sur des souris pour montrer que les mauvais régimes alimentaires ont une influence délétère sur le cerveau et notamment sur la maladie d'Alzheimer. L'une a été effectuée par des neuroscientifiques de l'université de l'Australie du Sud, par les Prs Xin-Fu Zhou et Larisa Bobrovskaya, les résultats ont été publiés dans la revue *Metabolic Brain Disease*. Les souris nourries avec une alimentation riche en graisses ont bien sûr grossi, mais leurs capacités cognitives ont été diminuées, notamment celle de l'apprentissage. L'étude a montré que l'obésité et le diabète altèrent le cerveau, accélèrent le déclin cognitif et, de plus, peuvent entraîner des troubles psychiatriques.

Un mauvais régime alimentaire, associé à une faible activité physique, favorise nettement l'évolution de la maladie d'Alzheimer.

Exemple d'une séance

L'une des causes de la maladie d'Alzheimer est le dépôt de protéines bêta-amyloïdes et TAU au niveau neuronal et synaptique, notre but est d'abord de favoriser l'élimination et le drainage des déchets du cerveau en :

- activant la circulation des ventricules latéraux ;
- étirant la dure-mère ;
- augmentant la circulation lymphatique du cou ;

- manipulant le foie et les reins ;
- donnant des conseils alimentaires et des exercices physiques et mémoriels très simples.

Ensuite, nous appliquons les techniques crâniennes fonctionnelles pour stimuler la mémoire.

Conclusion

Peut-on vraiment donner une conclusion à un livre dédié au traitement ostéopathique du cerveau ? Ce n'est pas parce qu'on a entrouvert une toute petite lucarne qu'on peut se sentir satisfait et comblé. Déjà pour toutes les autres parties du corps, on se rend bien compte des immenses progrès à réaliser, alors pour le cerveau restons encore bien plus modeste !

C'est la qualité majeure que doit posséder un ostéopathe, cette modestie se renforce naturellement et forcément au fur et à mesure de la prise en charge des patients. Comprendre, soigner et soulager un patient demandent du temps et beaucoup d'efforts, nous aimons cette citation de Marcel Proust : « Je savais très bien que mon cerveau était un riche bassin minier, où il y avait une étendue immense et fort diverse de gisements précieux, mais aurais-je le temps de les exploiter ? » [2].

De très grands progrès ont été accomplis et réalisés par l'ingénierie médicale et la médecine pour mieux comprendre le fonctionnement d'un cerveau et apporter de nouvelles solutions thérapeutiques, et c'est loin d'être fini. Mais ce que nous faisons, nous, est unique car on s'adresse manuellement directement au cerveau.

Notre approche manuelle du cerveau apporte une aide précieuse aux patients, nous pouvons de ce fait jouer un rôle social important, à nous de le mériter. Le cerveau a mis des millions d'années pour se développer, ce qui explique en grande partie sa complexité et son mystère, les recherches le concernant sont finalement très récentes de même que nos traitements. Nous sommes sur un chemin difficile et il nous reste tant à faire, mais c'est tout de même encourageant !

Références

[1] Institut national de la santé et de la recherche médicale. Institut du cerveau et de la moelle épinière à Paris. Sclérose en plaques (SEP). Une recherche active pour améliorer la prise en charge des patients. 17 septembre 2017. www.inserm.fr/dossier/sclerose-en-plaques-sep/.

[2] Proust M. À la recherche du temps perdu. Tome 7 : Le Temps retrouvé. Paris : Gallimard ; 1927.

Index

Elsevier Masson SAS
65, rue Camille-Desmoulins
92442 Issy-les-Moulineaux Cedex

Dépôt Légal : novembre 2024

Composition : Thomson

Imprimé en Pologne par Dimograf